최신 산림치유개론

SHINRIN IGAKU 2 : Kankyo to Ningen no Kenkou—Kagaku
edited by Gen Oi, Yoshifumi Miyazaki, Hideki Hirano
Copyright ⓒ 2009 by Gen Oi, Yoshifumi Miyazaki, Hideki Hirano
All rights reserved.
Original Japanese edition published by Asakura Publishing Co., Ltd.

This Korean language edition is published by arrangement with
Asakura Publishing Co. Ltd., Tokyo in care of Tuttle—Mori Agency, Inc., Tokyo
through Imprima Korea Agency, Seoul

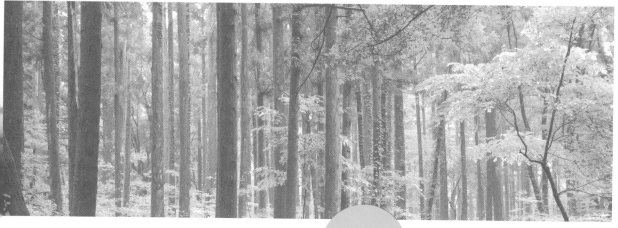

산림치유의

효과검증을 위한

과학적 연구사례

최신

산림치유 개론

저자 오오이 겐, 미야자키 요시후미, 히라노 히데키 외
역자 (사)한국산림치유포럼
감수 신원섭

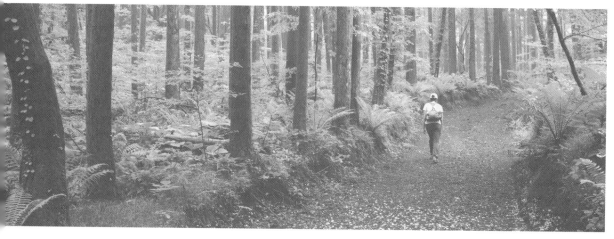

전나무숲

다양한 학문 분야의 융복합적 접근을 통한 산림치유의 발전

산림의 다양한 기능 중에서 '치유'에 대한 사회적 수요가 크게 증가하고 있다. 복잡해지고 도시 지향적인 현대인들의 삶, 고령인구의 증가, 환경 오염, 삶의 질 저하와 같은 다양한 환경적 변화들로 인해 치유를 위해 숲을 찾는 사람들의 수가 해마다 늘고 있다는 사실이 이를 보여준다. 이러한 수요의 증가에 대응하는 노력들이 우리나라에서도 지난 10여 년에 걸쳐 펼쳐지고 있다.

산림치유의 이용과 효과는 매우 오래전부터 있어 왔지만 이에 대한 학문적 접근은 그리 오래되지 않았다. 2005년 국내에 (사)한국산림치유포럼이 결성되고, 산림학을 비롯해 의료 및 다양한 분야의 관심 있는 학자들이 연구 활동을 시작하면서 새로운 분야의 학문으로 부각되고 있다. 대학에서는 충북대학교 대학원에 '산림치유학과'가 개설되는가 하면 국립산림과학원에서도 '산림복지'의 일환으로 산림치유에 관한 효과 검증과 정책추진 등을 위한 전문적 연구를 수행하고 있다.

'치유'란 인간의 건강과 행복, 그리고 삶의 질과 밀접하게 연관되기 때문에 과학적으로 검증하고 해석하기 위해서는 다양한 학문의 융복합적 접근이 필요하다. 산림치유의 연구는 매우 복잡하고 여러 요인들이 복합적으로 작용하는 경우가 많아 객관적인 결론을 이끌어내기 위해서는 과학적이고 근거중심적 연구 결과가 필수적이다. 이러한 측면에서《최신 산림치유개론》은 산림치유의 최근 연구를 이해하기에 매우 적합한 책이라 할 수 있다. 이 책은 일본에서 출간한《산림의학II(森林醫學II)》를 번역한 것이다. 일본의 사례와 연구들을 위주로 소개하고 있으므로 우리나라의 현실과 차이가 있는 점도 있을 것이다. 그러나 가능한 주를 달아서 독자들에게 이해할 수 있도록 배려하였다는 점을 알린다. 또한 우리나라의 산림치유를 소개하는 장에서는 최근 우리나라의 동향을 추가하여 보완하였다.

 본서는 총 4부로 구성되어 있다. 제1부에서는 산림의학의 영역과 전망, 그리고 산림욕과 산림의학과의 관계, 보완대체의료로서의 산림의학에 대한 정의와 개념을 먼저 소개한다. 또한 산림의학이 새로운 학문으로 부각하면서 그 성격과 다른 의학적 개념과 어떤 관계가 있는지를 설명하고 있다.

 제2부 '세계의 산림치유'에서는 산림과 인류의 건강에 대한 연구 및 실천에 대한 세계적 동향을 소개하고 있다. 우선, 국제산림연구기관연합(IUFRO)의 '산림환경과 건강(Forest and human Health)' 특별위원회의 활동과 학술관련 동향을 소개하고 이 위원회에서 일본과 한국의 연구자들이 어떤 역할을 하는지를 기술하고 있다. 또한 전통적으로 다양한 방법에 의해 산림치유가 활발히 실천되어 온 독일의 기후요법이 소개되고 있다. 기후는 산림에서 인간에게 가장 밀접하게, 그리고 직접적으로 영향을 주는 인자로 기후의 각 요소들이 인간의 생리적 변화와 어떤 연관과 영향을 주는지를 연구 결과를

통해 설명한다.

우리나라의 산림치유에 대한 동향도 소개하고 있는데 국내에서 산림치유가 본격적으로 시작된 계기가 된 (사)한국산림치유포럼의 활동으로부터 현재까지의 연구, 인프라 구축, 정책추진 등에 관한 내용이 개략적으로 설명되어 있다. 짧은 기간에 우리나라의 산림치유가 얼마나 큰 발전을 이루어왔는지 그 모습을 볼 수 있다.

제3부에서는 일본의 다양한 산림의학 연구가 소개되고 있다. 우선 제1장에서는 일본의 산림의학 연구가 어떻게 시작되었는지에 대한 경위와 함께 현재 진행되고 있는 연구의 실험방법, 그리고 일본 전국의 다양한 숲을 배경으로 실시한 현장실험의 결과가 소개되고 있다. 마지막으로 일본의 산림치유 연구의 연구 진행 방향에 관련한 미래 전망이 담겨 있다.

제2장부터는 연구의 구체적 주제들에 대한 설명이 이루어져 있는데, 산림치유와 면역기능, 생리적 효과, 산림의 간접체험, 즉 산림 동영상을 바라볼 때의 생리적·심리적 반응에 대한 연구 등에 관한 내용을 자세히 소개하고 있다. 이러한 연구가 왜 필요하며 어떤 의미가 있는지, 이런 연구를 수행하기 위한 방법은 어떠하였는지, 또 연구 결과와 이가 시사하는 바는 무엇인지에 대한 자세한 설명이 있어 산림치유를 연구하는 학자와 학생들에게 큰 도움이 되리라 생각한다.

제3장에서는 기업에서 수행하고 있는 산림치유에 대한 연구를 소개하고 있어 흥미로운 주제를 제공하며 산림치유의 산업적 응용에 대한 이해를 깊게 해준다.

마지막 제4부에서는 일본에서 산림치유 활동이 이루어지고 있는 '산림치유 기지와 로드'에 대해 소개하고 있다. 특히 산림치유를 위한 환경 설계와 시설 디자인에 대한 세부적인 사항들은 국내에서 추진 중인 '치유의 숲' 등 산림치유 인프라 조성에 참고가 되는 귀중한 내용이다.

산림치유의 사회적 수요는 향후 지속적으로 증가할 것이다. 이와 더불어 산림치유 연구에 대한 신뢰성과 타당성 확보에 대한 요구도 날로 커지고 있다. 산림의학은 객관적인 연구 데이터를 바탕으로 산림치유의 과학적 기반을 구축하는 융복합 학문 분야로서 향후 그 역할은 더욱 중요해질 것이다. 이 교재가 근거중심의 산림의학이 우리나라에서 발전하는 데 큰 참고도서가 될 거라 믿으며 산림치유 분야의 연구자뿐 아니라 학생, 또는 현장에서 산림치유를 적용하는 실무자들에게 학문적이고 이론적인 길잡이가 되길 기원한다. 이 책을 기반으로 더 많은 과학적 연구가 이루어지고 산림의학이 더욱 공고한 학문적 위치로 발전하기를 기원한다.

마지막으로 이 책이 우리나라에 소개될 수 있도록 힘써주신 (사)한국산림치유포럼 이사진과 회원들께 감사의 말씀을 전한다.

충북대학교 교수 신원섭

차 례

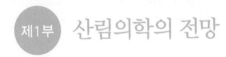

제1부 　산림의학의 전망

제1장 ｜ 보완대체의료와 산림의학

저자 _ 세가미 기요타카

제2장 | 산림욕에서 산림의학으로

저자 _ 미야자키 요시후미

제2부 세계의 산림치유

제1장 | 산림과 인류의 건강
– 연구 및 실천에 대한 세계적 동향

저자 _ 하누 라이티오

저자 _ 스네츠쿠 유코, 박범진, 미야자키 요시후미

제2장 │ 독일의 기후의학과 이를 활용한 일본의 산림치유

저자 _ 미야지 마사노리, 카네야마 히토미, 가가미모리 사다노부

제3장 │ 한국의 산림치유

저자 _ 박범진

저자 _ 손진훈, 석자우, 박범진, 미야자키 요시후미

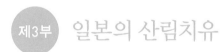

제3부   일본의 산림치유

제1장 │ 일본 산림의학 연구의 흐름과 전망

저자 _ 스네츠쿠 유코, 박범진, 이시이 히데키, 미야자키 요시후미

제2장 │ 면역기능과 산림치유

저자 _ 리 게이

제3장 │ 산림치유의 생리적 효과 평가 시스템

저자 _ 스네츠쿠 유코, 박범진, 미야자키 요시후미

제4장 | 산림치유의 생리적 효과 연구를 위한 일본 내 생리실험

저자 _ 박범진, 스네츠쿠 유코, 가가와 다카히데, 미야자키 요시후미

저자 _ 미우라 다카시

저자 _ 차하라 도시테루

제4부 산림치유와 산림기지 설계방법

제1장 | 산림치유의 환경계측

저자 _ 다카야마 노리마사

제2장 | 산림치유의 주관평가

저자 _ 가세타니 다마미

제3장 │ 산림치유의 환경 설계

저자 _ 가가와 다카히데

제4장 │ 산림치유 기지 디자인

저자 _ 가가와 다카히데

산림의학의 기초와 발전

우리는 왜 숲에 들어가 천천히 산책할 때 기분이 좋아지고 편안함을 느끼는 것일까? 녹음을 만드는 나무들, 흔들리는 나뭇잎 사이로 새어드는 햇빛과 새들의 지저귐, 숲 속 오솔길을 따라 불어오는 산들 바람의 향기로움, 나무 사이로 비치는 호수에서 반사되는 빛들. 이들 산림환경은 도시의 소란스러움을 피해 찾아온 사람들에게 쾌적감을 느끼게 해준다. 그리고 이러한 효과는 일본이나 한국뿐 아니라 유럽의 독일과 핀란드, 혹은 북미 대륙의 캐나다와 미국 등지에서도 마찬가지다.

그렇다면 왜 우리는 산림환경 속에 있을 때 치유된다고 느끼는 것일까? 그것은 아마도 우리가 산림 속에 있을 때 도시화된 생활 속에서 겪는 과도한 스트레스로부터 해방되는 느낌을 받기 때문일 것이다. 이런 이유로 산림치유는 현대 의료가 대처할 수 없는 현대인들의 스트레스를 해소하는 보완대체요법(complementary and alternative medicine : CAM) 가운데 하나로 여겨지고 있다. 아직까지 현대 의학은 원인이 확실하지 않은 막연한 심리적 불안,

건강 상태가 고르지 못한 부조(不調)에 대해 적절히 대처할 수 없는 것이 많다. 서양에서는 보완대체요법을 이용하는 사람들이 현대 의료를 이용하는 사람들과 거의 동등할 정도로 늘고 있다.

현대 사회생활에서 생기는 스트레스의 성격을 분석하기 위해서는 우선 인간이 700만 년이라는 진화 과정 중 대부분의 시간을 숲에서 보냈다는 사실에 주목해야 한다. 그 기간 중 100~200만 년은 비교적 소수 집단을 이루어 수렵과 채집 활동을 하면서 언어를 사용한 커뮤니케이션과 사고 체계, 윤리 의식 등을 발달시켰다. 인간의 표층의식이 환경 변화에 적응하고 문화를 창조하며 계승하고 기술을 발전시켜온 것은 분명하다. 반면에 호흡·수면·소화, 기억이나 감정 등의 근원적인 생명 활동의 대부분은 무의식의 영역에서 이루어진다. 긴 시간 동안 천천히 진화하고 다른 동물들과도 공유해온 인간의 이 무의식의 영역이 현대들어 매우 급격한 환경 변화에 적응하지 못하고 있다. 산업 혁명 이후 근대 도시 생활을 시작한 지는 불과 수백 년이 흘렀을 뿐이다. 1900년대 후반부터 자연에서 멀어지고, 편리와 안일함을 추구하며, 개인 간의 경쟁에 몰두해온 생활은 자연과 함께 해온 인류 진화의 길에서 크게 벗어나 있다. 자연과 벗 삼아 살던 시기에 갖고 있던 연대감을 잃어버린 것이다. 그 결과 집단 생활을 하는 포유동물에게서는 보이지 않았던 우발적 살인 등의 기묘한 행동을 빈번히 일으키고 있는 것이 아닌가 하는 생각이 든다. 최근 우리 사회의 상황을 보면 그러한 생각이 더욱 강해진다.

이 책은 산림이 어떤 치유 효과를 가지고 있는가에 대해 과학적 방법을 사용하여 신뢰성 높은 증거를 모았다는 점에서는 전서 《산림치유》와 뜻을 함께 하고 있다. 이러한 시도는 국제적으로도 확산되고 있다. 또한 그동안 일본 내에서는 산림치유를 실제로 체험할 수 있는 〈산림테라피 기지 구상〉이 구체화되어 지금까지 일본 곳곳에 산림치유 기지가 만들어졌고, 그 몇몇 기지에서는 치유 효과를 얻는 것이 가능해졌다.

따라서 이 책에서는 이러한 세계와 일본의 산림치유에 대한 과학적 연구를 소개하고자 한다. 〈칼럼〉에서는 산림치유를 이해하고 실천하는 데 도움이 되는 개념이나 핵심의 해설, 산림치유 기지 정비의 어려움 등을 다루고 대학 등에서 심리요법으로 발전시켜나갈 수 있는 산림치유의 새로운 가능성을 보여주고자 하였다.

이 책을 통하여 산림의학의 기초가 어떻게 전개되고 강화되는지 관심을 가지고 지켜봐주시길 바란다.

_ 오오이 겐(大井 玄)

제1부

산림의학의 전망

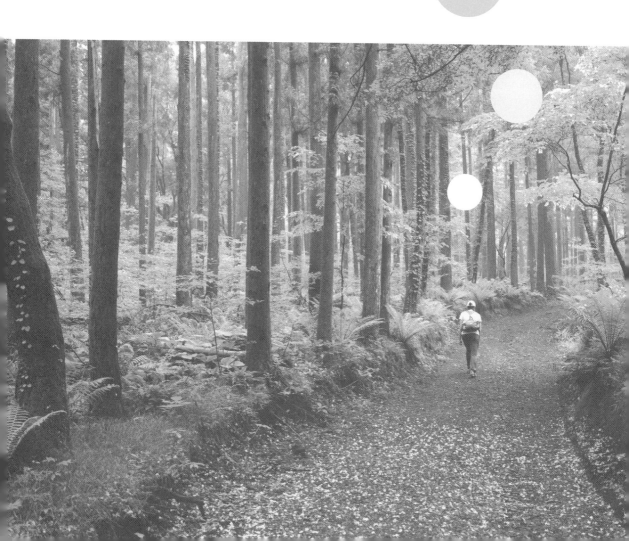

보완대체의료와 산림의학

1. 산림의학의 영역

《산림의학》
일본에서는 《산림의학》
으로 2006년 출간되었으
나 국내에서는 2009년
《산림치유》로 번역되어
나왔다. 이하 《산림치유》
로 통일한다.

2006년에 출간한 《산림의학》에서 '산림의학은 환경과학, 산림과학, 약용식물학, 생태학, 내과학, 정신의학, 심리학, 공중위생학, 인간사회의학 등 관련된 영역의 과학을 이용하여 개발되어야 할 분야'라고 설명한 바 있다.

산림의학의 영어식 표기인 Forest Medicine, Forestry Medicine은 일본식 용어로 국제적으로는 아직 많은 사람들에게 알려져 있지는 않다. 호주에서는 '산림 속에서 발견된 생리활성 물질을 이용한 보완의료'를 나타내는 용어로 위의 표기법이 사용된 예가 있다. 산림의학에 관한 이러한 표기법들은 산림의학이 나아가야 할 방향성에 대해서 설명한다고 볼 수는 있지만, 이 분야의 연구는 아직까지는 시작 단계에 있기 때문에 정식으로 인정되고 통용되는 용어라고 보기는 어렵다.

필자는 산림의학을 '임상연구를 통해 안전성과 유효성을 검증함과 동시에 산림이 인간에게 생리적으로 도움이 되는 부분의 작용기전을 과학적으로 해명하는 통합과학'으로 정의하고자 한다. 이런 의미에서 아직 본격적으로 현대의학에 도입되지 않은 '산림의학'의 임상연구를 어떻게 응용할 것인지에 대해서는 좀 더 논의가 필요하다고 본다.

이 장에서는 보완대체의료(complementary and alternative medicine : CAM)분야의 발전부터 살펴볼 것이다. 그리고 이러한 일이 산림의학 발전에 도움이 되기를 바란다. 우선 일본에서는 보완대체의료를 어떻게 정의하고 있을까? 일본 대체의료학회에서는 대체의학·의료(alternative medicine)란 '현대 서양의학 영역에서 과학적으로 검증되지 않았거나 임상에 응용되지 않은 의학·의료체계의 총칭'[1]이라고 정의하고 있다. 실제로 영국과 미국에서는 일반적인 의학교육에서 교육하지 않고 일반 병원에서도 사용하지 않는 의학·의료이지만 현대 서양의학과의 차이를 정당하게 평가하여 대체의학·의료의 좋은 것은 적극적으로 도입하려는 움직임이 늘고 있다. 이러한 경우를 '통합의학(integrated medicine)'이라는 용어로 표현하고 있다. 미국의 하버드 대학과 스탠퍼드 대학, 영국의 케임브리지 대학, 그리고 일본의 가나자와 대학과 도야마 대학 등에서 통상적인 의학교육의 일환으로 보완대체의료에 관한 교육을 하고 있을 뿐 아니라 그 움직임 또한 계속 확대되고 있다.

역사적으로 보면 현대 서양의학은 주변의 문화로부터 다양한 경험들을 도입하면서 발전해온 학문·기술·예술이다. 이러한 관점에서 본 장에서는 conventional medicine을 '현대 서양의학'이라고 하지 않고 '통상의학'이라고 부르기로 하며, 다른 용어들의 미묘한 차이에 대해서도 설명하기로 한다. 예를 들어 complementary medicine은 '상보의학(相補醫學)'이라고도 번역할 수 있지만, 본 장에서는 '보완의학(補完醫學)'이라고 부르기로 한다.

의학과 의료

본서에서는 medicine을 서비스적인 측면을 말할 때는 의료로 번역하고, 학문적인 부분을 일컬을 때는 의학으로 번역하였다.

---

1) 본문의 주는 인용문헌과 참고문헌으로 350~365쪽에 각 부별로 정리하였다.

1) 보완대체의료의 정의

1993년 미국의 의학 학술지 《The New England Journal of Medicine》에 실린 비통상의학(unconventional medicine)에 관한 조사결과를 발표한 논문[2]은 큰 충격을 주었다. 그리고 두 번째 조사 결과가 《The Journal of the American Medical Association》지에 발표되었다.[3] 이 두 번째 조사는 첫 번째 조사 후의 사회 상황 변화를 관찰할 목적으로 실시한 것으로, 첫 번째 조사와 거의 같은 내용으로 실시했다. 각각의 결과 중 일부를 살펴보면 〈표 1.1〉과 같다.

1990년 미국에서 조사한 바에 따르면, 미국 국민의 33.8%가 비통상의료를 이용하고 있으며, 약용식물이나 허브, 영양보조식품 등의 구매를 포함해 총 137억 달러를 비통상의료에 지출하고 있으며, 그 4분의 3에 해당하는 103억 달러는 소비자가 직접 지불한 것으로 나타났다. 이 액수는 통상의학(conventional medicine)에 소비하는 입원비 가운데 자기부담금 총액인 128억 달러와 맞먹는 것으로, 이 논문에 나타난 소비 형태는 의료계뿐 아니라 사

표 1.1 :: 미국의 비통상의료 이용 상황 추계[2, 3]

조사내용	1990년	1997년
1년간 비통상의료를 이용한 적이 있다	33.8%	42.1%
치료 제공자에 의한 서비스를 받았다	3분의 1	
1회당 지불금액	27.6 달러	
· 동시에 통상의료 서비스도 받았다	83%	
· 비통상의료를 이용하고 있는 것을 통상의료에 종사하는 의사에게 비밀로 했다	73%	
(추계) 전미에서의 비통상의료 이용 횟수	4.25억 회*	6.29억 회
(추계) 전미에서의 지불 총액	137억 달러	212억 달러
그중 자기부담 비용의 총액	103억 달러	122억 달러
통상의료에서의 연간 입원비 중 자기부담 비용의 총액	128억 달러	91억 달러

*1998년의 논문에서는 4.27억 회로 수치가 변경되어 있다.

회 전체에 큰 충격을 주었다. 그리고 1998년 발표된 조사결과에서도 그 경향이 가속화되고 있는 것을 볼 수 있었다. 1997년에는 통상의료의 입원비 가운데 자기 부담액 91억 달러보다 훨씬 많은 액수인 122억 달러를 소비자가 직접 비통상의료에 지출하고 있었다. 1992년 미국 의회는 앞의 조사가 이루어지기 전에 미국 내에서 비통상의료 이용자가 증가하고 있다는 것을 이미 파악하고 있었으며, 비통상의료의 안전성·유효성·신뢰성에 관한 의문을 바탕으로 관련 분야의 담당 관청을 창설하는 법안 심의를 추진했다.

그 결과 1992년에 이러한 의문을 과학적으로 검토하기 위해서 미국 국립보건연구소(National Institute of Health : NIH)에 대체의료연구실(Office of Alternative Medicine : OAM)이 설립되었다. 그리고 이 논문의 영향으로 다른 여러 나라에서도 이와 유사한 조사를 실시하였다. 〈표 1.2〉는 그 결과 가운데 일부를 정리한 것이다.

보완대체의료는 통상의료와는 다른 사고방식에 근거한 치료법이나 시술로 구성되어 있기 때문에 그 명칭도 다양하다. 예를 들면 비정통의학(unorthodox medicine)이나 전통의학(traditional medicine)이라는 용어가 있으며, 이는 대체의료, 보완의료, 비통상의료라는 용어로 이어졌다. 그러나 명칭은 바뀌어도 내용의 범위는 대부분 변함이 없다.

표 1.2 ::: 각 국가별 보완대체의료 이용 상황[4]

국명	의사 진찰(전년도 연간)	보완대체의료 이용(전체 형태)
영국	10.5%	33%(과거 전체)
호주	20%	46%
미국	11%	34%
벨기에	24%	66~75%(과거 전체)
프랑스	–	49%(과거 전체)
네덜란드	6~7%	18%(과거 전체)
독일	5~12%	20~30%(과거 전체)

1987~1996년 각 국가별 조사 결과 인용

그렇다면 이러한 혼란은 어디서부터 생겨난 것일까? 졸만(Zollman)과 비커스(Vickers)는 보완대체의료에 대하여, "1970년대부터 1980년대에 걸쳐 일반 병원이나 의과대학 시설 내에서는 보완대체의료의 실천도 교육도 이루어지지 않았지만, 외부 사회에서는 치료나 진단에 넓게 사용되고 있던 방법들이 있었다. 그 대부분은 통상의 의료 서비스나 건강 증진의 대체재로 여겨왔으며, 그렇기 때문에 '대체의료'라는 명칭이 정착했다. 한편 '보완의료'라는 용어는 통상의료와 통상의료가 아닌 측에서 서로 '상대방을 가리켜' 사용하기 시작한 것으로, 초기에는 '상보성(相補性)'이 있었다. 그러나 수년간에 걸쳐 그 상호관계에 변화가 생기면서 오늘날의 '보완의료'는 통상의료 분야가 아닌 쪽을 가리키는 용어가 되었다. 이 때문에 수많은 나라의 행정기관에서는 '보완의료'와 '비통상의료'를 동의어로 사용하도록 한 것이다"[5]라고 말하고 있다. 또 사람들 사이에는 〈표 1.3〉과 같이 보완대체의료에 관한 잘못된 상식들이 존재하고 있으며, 올바른 이해를 위해서는 적절한 교육이 필요하다고 지적하고 있다.

다시 말해 보완대체의료란 침술, 아유르베다(Ayurveda) 의학이나 허브, 영양보조식품 등을 포함하는 폭넓은 영역으로 통상의료를 보완하거나 대체하는 의료의 총칭이다. 보완대체의료는 현대 의료의 한 부분을 담당하고 있다는 평을 받고 있지만, 그 안전성과 신뢰성에 대해서는 좀 더 명확하게 할 필요가 있다. 미국에서는 NIH의 내부 조직인 대체의료연구실에서 발전한 미국 국립보완의료·대체의학센터(The National Center for Complementary and Alternative Medicine : NCCAM)[6]를 설립하여 이 영역의 과학적 연구를 추진하고 있다. 이 시설의 주요 역할을 정리해보면 다음과 같다.

ⓐ보완대체의료의 안정성과 신뢰성을 입증하여, 국민에게 과학적으로 확실하다고 인증된 지식을 보급

표 1.3 :: 보완대체의료에 관한 잘못된 상식과 올바른 이해

잘못된 상식	올바른 이해
1. 비합법적이며 국민보건 서비스로 제공되지 않는다	• 보완대체의료 이용은 NHS* 안에서 급속히 퍼지고 있다. • 일반의(general practitional) 중 39%가 환자에게 보완대체의료를 소개하고 있다.
2. 자연적인 것만이 사용되고 있다	• 통상의료에서도 휴양, 운동, 식사를 재활 프로그램 속에 넣어 진행하고 있다. • 보완대체의료에서도 서양겨우살이를 피하(皮下)에 주입하거나, 침을 체내에 삽입하기도 한다.
3. 과학적 근거가 없다	• 어느 영역의 보완대체의료는 그 임상과제에 유효하다는 확실한 증거가 구축되고 있다. • 통상의료 중에서도 무작위 비교실험 결과에 근거를 둔 것이 많다.
4. 법률로 규제되지 않은 비합법치료자에 의해 시술되고 있다	• 접골요법(osteopathy)과 카이로프랙틱(chiropractic, 지압요법) 관련 법률이 생겼으며 다른 영역으로도 확대되고 있다. • 통상의료를 지원하는 의료자들도 보완대체의료를 제공하고 있다.
5. 홀리스틱(holistic)이라고 하면 전인적(全人的) 케어를 실시한다	• 통상의료에서도 대부분의 의료자가 전인적 케어를 실시하고 있다. • 홀리스틱 사용자(施用者) 중에는 편협한 사람도 있고, 모든 것을 일원적으로 설명하려는 사람(환원주의자, reductionist)도 있다. • 홀리즘(Holism)에서는 실시되는 의료의 종류보다 실제 사용하는 이들의 진단과 관련지으려는 경향이 있다.
6. 비합리적이고 과학적 근거가 없다	• 과학적인 연구에 의해 침술이나 최면요법 등 보완요법의 메커니즘이 해명되고 있다.
7. 비통상의료는 의학부에서는 교육하고 있지 않다	• 이학요법이나 족저요법(발마사지)도 통상의료에서 행해지고는 있지만, 의학교육에서 교육하고 있는 것은 아니다. • 의과대학의 정규 커리큘럼 안에 보완대체의료를 두고 이를 교육하는 곳도 있다.
8. 대체의료의 영역에서 벗어나지 않는다	• 대체의료란 통상의료 대신에 이용하는 것이다. • 보완대체의료를 이용하는 대부분의 사람들이 통상의료를 포기하는 것은 아니다.
9. 위해가 없다	• 보완대체의료에 의한 중대한 부작용 관련 보고도 있다.

* Natural Health Service

ⓑ 의학적, 과학적 데이터베이스를 구축하고 과학적 근거를 연구

ⓒ 인재 양성

ⓓ 각각의 연구에 필요한 연구비 배분

여기에서는 국립보완의료·대체의학센터 홈페이지의 용어 정의[7] 등을 근거로 보완대체의료에 대해서 전체적으로 살펴보고자 한다.

이하①~④의 내용은 국립보완의료·대체의학센터의 홈페이지 해당 쪽 전문을 대부분 인용한 것이다(용어 선택이나 번역에 의한 오해가 생긴다면 모두 본 필자의 독해 부족에 의한 것임을 밝혀둔다.).

① 보완대체의료

보완대체의료란 통상의료의 영역에는 아직 포함되어 있지 않지만, 오늘날 많은 사람들이 의료로서 혹은 건강해지기 위해서 널리 이용하고 있는 치료법이나 물질을 일컫는 말이다. 그중에는 통상의료를 담당하는 의사나 그 외의 의료 종사자에 의해 통상의료와 함께 이용되고 있는 것도 있다. 일부 치료법에서는 과학적 근거(evidence)[8]가 나오고 있지만, 대부분은 '그 치료법은 안전한가? 이용하면 질병이나 건강을 개선시키는 데 효과가 있는가?'와 같은 근본적인 물음에 대해서는 과학적으로 적절한 해명을 하지 못하고 있다. 하지만 건강에 관한 관심으로 앞으로도 계속해서 과학적 치료법들이 생겨날 것으로 예상되며, 보완대체의료로 분류해온 치료법 중에서 안정성과 유효성이 인증된 요법들은 통상의료의 일부로 사용할 수 있도록 해야 한다.

② 대체의료와 보완의료의 차이

대체의료와 보완의료는 서로 다른 의미이다. 보완의료는 통상의료에 병용되는 치료법을 말한다. 예를 들어, 외과수술에 앞서 환자의 불안감들을 완

화시키기 위해 이용되는 아로마테라피가 보완의료라고 할 수 있다.

한편 대체의료는 통상의료 대신에 이용되는 치료법을 말한다. 암에 걸렸을 때 의사에 의해 진행되는 외과적 치료나 방사선치료, 혹은 화학요법을 대신해 식이요법을 사용하는 방법 등을 예로 들 수 있다.

③ 통합의료

통합의료(integrative medicine, 또는 integrated medicine)는 보완대체의료 중에서 신뢰할 수 있는 정도의 안정성과 유효성을 지닌 치료법을 통상의료의 치료법과 '함께 활용(combined)'하여 시행하는 의료이다. 영국 등에서는 경비지원과 교육 등의 용어 의미에 대해 조금씩 다른 의견이 있는데, 이에 대해서는 뒤에 다시 다룰 것이다.

④ 보완대체의료의 주요 구성

국립보완의료·대체의학센터는 보완대체의료를 그 특징에 따라 다음과 같이 네 가지 그룹으로 나누고 있다. 물론 중복되는 경우도 생길 수 있으며, 네 가지 속성 이외의 범주에 속하는 보완대체의료 중에서도 독자적인 이론과 실행 방법을 지니고 있는 전일(全一) 의료체계(whole medical system)가 있다는 사실에도 관심을 가질 필요가 있다.

이에 대한 예로는 중국 전통의학이나 인도의 아유르베다, 혹은 동종요법(homeopathy)이나 자연요법 등이 있다. 이러한 요법들은 다음에 소개할 네 가지 속성을 공통적으로 가지고 있으며, 이러한 요법들의 대부분은 미국에서 이용되고 있는 통상의료보다 앞선 시기에 다른 철학에 근거를 둔 이론과 실천 기술로 구축된 체계이다.

동종요법
(homeopathy)
인체에 질병 증상과 비슷한 증상을 유발시켜 치료하는 방법을 말한다.

■ 심신의료

정신이 신체 기능의 저하나 질환 발병에 영향을 주는 것으로 보고, 건강을 유지할 목적으로 정신력을 높일 수 있는 기술을 사용하는 치료법을 심신의료(mind-body medicine)라고 분류했다. 환자지원 그룹(patient support group)이나 인지행동요법(cognitive-behavioral therapy)처럼 옛날에는 보완대체의료의 영역이었으나 오늘날에는 통상의료의 주류가 된 것도 있다.

명상요법(meditation), 기도요법(prayer), 정신 힐링 요법(mental healing), 미술요법(art therapy), 음악요법(music therapy), 무용요법(dance therapy) 등도 이러한 경우에 포함된다. 일반적인 표기법을 쓰면 오해가 생길 수 있기 때문에 '요법'이라는 용어를 사용했다.

■ 생물학적 요법

허브나 식물, 비타민제와 같이 자연계에서 얻어낼 수 있는 물질을 이용한 치료법을 생물학적 요법(biologically based practice)이라고 분류했다. 보완식품(dietary supplement), 약용식물, 허브 제품, 암 치료에 이용되는 상어연골과 같이 아직 과학적으로 증명되지는 않았으나 '자연물'을 이용한 치료법도 생물학적 요법에 포함했다.

■ 용수적 신체요법

손을 이용한 자극, 혹은 신체의 움직임을 이용하는 치료법을 용수적(用手的) 신체요법(manipulative and body-based practices)이라고 분류했다. 마사지나 접골요법(osteopathy), 지압요법(chiropractic) 등이 이에 해당한다.

■ 에너지 의료

인간의 신체 주변에 있는 특수한 에너지에 영향을 주는 것을 목적으로 하는 치료법을 생체계(生体界) 에너지 의료(energy medicine)라고 분류했다. 이와 같은 에너지의 존재는 아직 과학적으로 증명되지는 않았지만, 손을 모으거나 신체를 흔들어 그 생체계 에너지를 활용하여 치료를 하고 있다. 기공(氣功), 영기(reiki, 요가의 일종), 접촉요법(therapeutic touch) 등이 이에 해당한다. 또 최근에는 펄스(pulse) 전자기장, 교류전위(交流電位), 직류전위(直流電位) 등의 전자파를 통상의료와는 다른 형태로 이용한 전자파 이용 치료법이 있고 이러한 요법도 에너지 의료에 해당한다.

위의 네 가지 속성으로 분류하는 방법은 다른 장에서 제시하는 보완대체의료의 과학적 분석에 관한 논문에서 공통적으로 이용하는 분류 방법이다.

⑤ 보완대체의료의 소영역

앞에서 말한 네 가지 속성의 하위 개념에 속하는 보완대체의료의 다양한 영역이 존재한다. 이러한 영역은 국가마다 의료를 둘러싼 사회적 상황과 문화가 다르기 때문에 조금씩 다른 양상을 보인다.

미국 국립의학도서관의 PubMed 서비스와 국립보완의료·대체의학센터가 제휴하여 구축한 보완대체의료 분야의 PubMed[9]데이터베이스에는 보완대체의료 분야에 속하는 논문들이 앞에서 말한 네 가지 속성을 바탕으로 분류되어 있다.

여기에서는 중복을 피하기 위해 영국의 보완대체의료 상황을 소개하겠다. 영국의 국립보건도서관(National Health Library : NHL)은 국민보건서비스(National Health Service : NHS)에 의해 운영되고 있으며, 그중에서 보완대체의료 전문도서서비스(CAM Specialist Library)[10]를 별도로 마련하였다. 이를 통해 세계 의학 학술지 중에서 보완대체의료와 관련된 자료들을 모으고 있는데 왕립 런던·호메오파시 병원(황태자가 총재), 보완의료연구협의회(Council for

Complementary Medicine), 웨스트민스터 대학 종합보건의학대학원에 의해 시행되고 있다. 대상은 침술, 아로마테라피, 카이로프랙틱(chiropractic), 허브치료, 동종요법, 최면치료, 마사지, 명상, 접골요법, 반사요법(reflexology), 그리고 요가로 이루어진 11개의 소영역이 중심이 된다.

또 그 외의 치료법이나 중국 전통의학, 아유르베다와 같은 독특한 보완대체의료 분야에 대해서도 가능한 범위 안에서 정보를 수집하고자 노력하고 있다. 그 세부 영역 12가지는 지압요법(acupressure), 알렉산더 기법(Alexander technique), 미술요법(art therapy), 자율훈련법(autogenic training), 아유르베다의학(Ayurvedic medicine), 바이오피드백과 마음챙김 기반 스트레스 감소 프로그램(biofeed-back , mindfulness-based stress reduction : MBSR), 음악요법(music therapy), 자연요법(naturopathy), 이완기법(relaxation techniques), 태극권(太極拳, Tai chi), 치료접촉(therapeutic touch), 중국 전통의학(traditional Chinese medicine : TCM) 등이다.

유감스럽게도 이 리스트 중에 산림의학(Forest/Forestry Medicine)이나 혹은 이와 직접 관련된 영역은 포함되어 있지 않다.

⑥ 보완대체의료에서 통합의료로

통상의료에서 보완의료 혹은 대체의료라는 개념은 앞으로 통합의료로 발전될 것인가? 여기서는 보완대체의료의 발전 가능성을 살펴보기로 한다.

국민보건서비스로부터 지원받는 영국이나 그에 준하는 제도가 있는 호주에서는 통합의료에 대해서 좀 더 발전된 인식을 갖고 있다. 예컨대 '통합의료란 보완대체의료와 통상의료를 단순하게 혼합한 것이 아니라, 통싱의료와 함께 사람들의 생명유지와 경제적 지원을 포함한 생활의 질을 개선하는데 기여하는 치료법을 의미'하는 개념으로 받아들이고 있다.[11] 특히 영국에서는 통합의료를 '질병과 치료라는 측면보다 건강과 치유의 관점에서 생각하는 경향이 강하며, 인간을 육체와 함께 마음과 영혼을 가진 전인적 존재'로 파악한다. 따라서 진단과 치료에 대해서도 위와 같은 접근법을 중시하는 경향이 강하다. 그리고 일반적 의학부·의과대학에서도 통합의료에 관한 교육의 필요성이 제기되고 있다.

앞서 설명한 바와 같이 이 분야는 오랫동안 비정통의료, 혹은 비통상의료라는 개념으로 받아들여지던 요법으로서 최근에서야 겨우 일부 영역에 한해 과학적 타당성을 인정받았다. 그리고 아직 과학적 타당성이 입증되지 않은 다른 영역을 포함하여 대체의료 혹은 보완의료라는 호칭이 주어지게 되었다. 호주처럼 일반의료와 동등하게 공공비용으로 그 치료비를 부담하게 되어 있는 나라도 있다. 대체의학의 세부 영역에 따라 차이가 나타날 수는 있지만, 이와 같은 나라에서는 대체의료가 당당하게 통상의료와 어깨를 나란히 할 수 있는 통합의료로 발전할 가능성도 있다.

오늘날 테일러 메이드(Taylor Made) 의료라고 하는 DNA 진단에 기초를 두고 개인의 개별성을 중시하는 의료 흐름이 있지만, 이것이야말로 '전인적 의료' 개념에 바탕을 두지 않으면 안 된다. 앞으로 보완대체의료의 치료비를 공공비용으로 부담해야 한다는 여론은 더욱 강해질 것이며, 이때 환자의 입장에서 '질병과 병상을 개선할 수 있는 안전한 서비스를 제공하는 최선의 의료'를 통합의료의 개념으로 인식하는 일이 필요할 것이다. 그리고 본질적으로 안정성과 유효성, 타당성이 과학적으로 입증되어야만 비로소 통상의료와 어깨를 나란히 할 수 있을 것이며, '보완대체의료'라는 용어 대신에 '통합의료'라고 말할 수 있게 될 것이다.

미국 국립보건연구소에는 부속 병원과 미국 전 지역에서 최대 규모로 각 분야별 연구소에서 의료팀을 파견하여 공동으로 운영하는 임상연구 전문병원이 있다. 이 병원은 지정된 질병이나 특정 건강 상태에 있는 국민을 대상으로 자원봉사자를 선발하여, 외과를 포함한 새로운 치료법의 임상실험을

리허빌리테이션
(rehabilitation)
일반적으로는 사회 복귀
(社會復歸)라는 의미로 쓰
이고, 보건에서는 제3의
의학이라고 한다. 재활요
법(再活療法)을 말한다.

진행하고 있다. 미국 암 센터는 이 병원에 동통(疼痛) 완화를 위해 리허빌리테이션(rehabilitation)* 부문을 별도로 마련하였다. 이미 예전부터 이곳에서는 다양한 보완대체의료를 시도하고 있었다. 2007년에 통합의료상담실이 설치되어 국립보완의료·대체의학센터의 구성원들이 다양한 분야의 전문의와 의료진들에게 보완대체의료의 내용이나 다양한 상호작용에 관련된 내용을 교육시킨 후 의료 상담에 응하게 하고 있다. 이를 통해 입원 환자들에게 치료효과가 있는 의료 프로그램을 계획하고, 그중에서 보완대체의료가 채택되도록 협력과 조언을 하고 있다. 물론 국립보완의료·대체의학센터의 의료진들은 앞으로 보완대체의료를 이용한 환자의 치료방법을 별도로 마련하여 통합의료를 실현하는 것을 꿈꾸고 있다.[12] 이러한 꿈이 실현될 때 미국은 비로소 본격적인 '통합의료' 시대를 맞이하게 될 것이다.

2) 과학적 근거를 만들고, 전하고, 사용하는 근거중심의학

편향(바이어스, bias)
선입견, 편견, 실험에서는
편견, 편향, 편의 등의 뜻
으로 사용한다.

과학적 근거란 '편향(bias, 편견)* 없는 방법으로 얻어진 데이터를 편향되지 않는 방법으로 분석하여 얻어낸 결과'이다.

그렇다면 의료인은 무엇을 위해서 과학적 근거를 얻으려고 하는 것일까? 의료에 종사하는 사람들은 좀 더 질 좋은 의료를 위해서, 또는 최선이라고 생각하는 기술과 방법을 세상에 알리기 위해서 논문을 쓴다. 적절한 방법을 통한 임상연구에서 얻은 결과로 적절하게 쓰인 논문이라면, 그것은 피어리뷰(peer review)*를 거쳐서 과학적 근거가 된다. 좀 더 좋은 치료방법이나 예방방법을 얻고자 하는 환자나 소비자에게 담당 의료진이 가장 적절한 의료나 건강시책을 제공하는 것을 사명으로 하고 있다면, 먼저 최신 자료를 검색해 환자나 소비자가 이해하기 쉬운 과학적 근거를 준비해야 한다. 그리고 이를 이용해 적절한 평가를 받은 결과에 기초하여 환자들에게 근거를 설명해줄 수 있어야 한다. 환자들은 그러한 설명을 들은 후 그 과학적 근거의

피어 리뷰
(peer review)
우리나라에서는 흔히 맹
검(blind peer review)의
개념으로 알려져 있다. 주
로 학술 저널이나 연구 보
조금 관리 기관에서 미발
표 논문들의 가치를 평가
하기 위한 방법의 하나로
활용된다.

확실성을 바탕으로 자신의 상황을 충분히 고려한 다음 자신에게 적절한 의료나 예방법을 선택하고 의사결정을 하는 것이다. 이러한 과정을 거침으로써 환자들은 최선의 의료나 예방방법을 실천하는 일이 좀 더 쉬워진다. 따라서 과학적 근거를 '만들고, 전하고, 사용하는 것'[13, 14]이 바로 근거중심의학(Evidence-based Medicine : EBM)의 진수이다.

요즘에는 '최선의 과학적 근거를 임상경험, 환자들의 가치관과 통합시키는 것'[13]이 근거중심의학의 정의로 여겨지고 있다. 그리고 이는 근거중심의학이 무엇인가에 대해서 이해했다고 해도 실질적으로 진료에서 실천되지 않으면 근거중심의학이 가진 본래의 목적을 달성했다고 할 수는 없다.[15] 전문가의 경험에 입각하여 진단법을 채택하고, 치료법을 제공하는 시대는 이미 지났다. 현대에는 그 목적과 필요성, 비용 등을 환자들에게 설명하여 이해를 시키고 동의를 얻은 후에 환자들이 호소하는 증상을 검사·측정한다. 그리고 그 결과를 바탕으로 최선이라고 여겨지는 치료법을 설명한 후에 진단에 임하는 것이 상식이 되었다.

그렇다면 이 근거중심의학의 흐름은 어떻게 시작된 것일까? 1970년부터 1980년대에 걸쳐 의학이 진단법과 치료법에서 획기적인 진보를 이루고 있었다. 하지만 이와 다르게 북미에서는 환자가 오진 등 의료과오* 문제를 대상으로 거액의 손해배상을 요구하고 의료소송을 일으켜, 환자 측이 연이어 승소한 것이 보도되어 세상을 떠들썩하게 했던 일도 있었다. 이런 사례들을 통해 환자의 의료에 대한 불안과 불신이 커져왔다. 확실히 그 시대에 자주 실시했던 치료방법 중에는 오늘날 평가하면 유효하다고 생각할 수 없을 정도의 치료법을 시행한 적도 있다[16]고 한다. 예를 들면 뇌혈관 증상이 있는 환자에게 뇌졸중의 외과적 예방책으로 외경동맥분지지-내경동맥분지지 문합술*을 실시하고 있었다. 이것은 당시의 외과의사가 수술을 받은 환자와 받지 않은 환자를 구분하지 않고 단순비교를 한 연구에서 유도된 '유효하다'

의료과오(醫療過誤)
넓은 뜻으로는 의료계약상의 모든 의무위반 행위, 전단적(專斷的) 의료 행위와 의학 원칙의 위반 행위를 뜻하고, 좁은 뜻으로는 의학 원칙의 위반 행위만을 특정한다.

문합술(吻合術)
신체의 내강(內腔)에 있는 장기(臟器)와 장기를 서로 접합(接合)시켜 잇는 수술이다.

는 결과를 믿었기 때문이다. 그러나 그 후의 연구에서 이 수술은 수술 직후의 상태는 좋다 하더라도 장기적인 병후 경과에서는 좋은 결과가 나오지 않는다는 사실이 지적되면서 시행하지 않게 되었다.

이와 같은 사실을 알게 된 가야트(Guyatt)는 1991년 《ACP Journal》지에 〈근거중심의학Evidence based medicine〉이라는 소론을 투고했다. 이 소론에 따르면, '저명한 의학 문헌에 나와 있는 의료 행위의 유효성을 과학적으로 새롭게 바로잡기 위해 복수의 문헌을 횡단적으로 검증하는 체계적 문헌고찰(systemic review) 방식을 사용하였고, 이를 통해 의학 문헌을 재검토하던 중 그 의료 행위가 부적절하다고 생각되는 것이 많이 발견되었다'고 한다. 즉, 건강과 의료 정보의 질에도 상·중·하가 있다는 것이다. 이 소론은 '현대는 정보사회이지만 정보가 잘못된 경우도 적지 않으며, 이와 같은 잘못된 정보들은 의학 전문지에서도 나타나는 경우가 있다'는 사실을 지적하였다. 그리고 이는 의학계에 혁명을 불러일으켰다.

그렇다면 과학적 근거를 '전해 받은' 환자나 소비자는 이를 어떻게 받아들이고 있는 것일까? 지시된 치료방법이나 예방방법을 받아들이기 위해서는 신뢰할 수 있는 과학적 근거가 있어야 한다. 의사결정에 필요한 과학적 근거가 되기 위해서는 '편견(편향)이 적고', '불규칙성이 적고', 정보 발신과 이용 사이의 '시간차가 적은 것'이어야 한다. 문제의 본질에서 벗어나는 정보이거나, 동일한 문제에 맞지 않는 결론이 나온 정보이거나, 옛날에는 옳다고 여겨져 실천되었더라도 최근에는 부정되고 있는 것과 같은 오래된 정보는 안 된다. 물론 그것은 과학적 근거를 이해하고 '전하는' 의료자의 입장에서도 마찬가지인 것이다.

그러나 지금처럼 정보가 넘쳐나는 시대에 의료인이 하나의 의료 행위에 대해 관련된 문헌을 직접 하나하나 찾아보고, 과학적 근거를 판단하고 확실한 방법을 찾는다는 것은 시대적 상황으로 볼 때 실현 가능성이 거의 없다.

오늘날과 같은 정보사회 속에서 과도하게 많아진 정보를 매일매일 비판적으로 실천하는 일은 실제로는 어려운 일이다.

그래서 이와 같은 과학적 근거를 비판적으로 생각하는 곳이 생겼다. 1992년 옥스퍼드에 설립된 코크란 공동계획(The Cochrane Collaboration)[17]을 대표로 하는 활동이 바로 그것이다. 이 활동의 성립 과정을 살펴보면, 우선 '코크란 공동계획'의 이름이 된 '코크란'은 영국의 역학자로서 국민보건서비스 내에서는 '유효한 치료'는 모두 무상으로 제공되어야 한다는 철학을 가지고 있었다. 국민보건서비스가 '모든 의료는 무상으로 제공되어야 한다'고 주장한 시대에 '의료의 질'에 대해 언급한 것은 주목할 만하다. 의료의 질을 의식하고 있던 그는 1979년에 이미 '여러 가지 토픽처럼, 전문가들은 각각의 무작위배정 임상시험(Randomized controlled trial : RTC)을 정기적으로 정리하지 않은 것에 대해서 비판받아야 한다'고 주장했다(문헌[18] 참조). 무작위배정 임상시험이 의료의 질을 담당하는 가장 뛰어난 연구방법이라는 것이 코크란의 이념이었다. 그리고 그의 이념에 근거하여 특정 과제에 대해 다양한 연구자가 실시했던 복수의 무작위배정 임상시험을 정리하고 비판적 생각을 가진 체계적 문헌고찰이 시작되었다. 그 후 체계적 문헌고찰을 시행해가려는 학자들 사이에서 자원봉사 그룹이 만들어지면서 활동이 시작되었다. 결과를 순차적으로 축적하여 자료로 만들어가는 것이 국민에게 큰 이익이 된다는 사실을 알게 되었고, 이를 통해 그것을 실천하는 프로젝트가 생겨나 코크란 공동계획으로 발전하게 된 것이다. 이로써 혼자서 다수의 문헌을 찾지 않고도 체계적 문헌고찰만으로도 쉽게 과학적 근거를 얻을 수 있게 된 것이다. 이와 같은 활동은 사회학, 행동과학, 교육학, 사법의학 분야에 적용되어 그 효과에 관한 검토를 실시하는 캠벨(Cambell) 공동계획[19]이 되어 새로운 분야로 확대되었다.

의학 분야에서는 미국 후생성의학정책연구국, 미국의사회, 미국보험자협회가 공동으로 구축한 임상진료지침을 주로 취급하는 미국 가이드라인정보센터(National Guideline Clearinghouse : NGC),[20] 임상시험 보고에 관한 통합기준(Consolidated Standards of Reporting Trials : CONSORT),[21] 과학적 근거의 해석과 추진 장려에 관한 일을 하는 소위원회(GRADE Working Group) [22, 23] 등이 각각의 특성을 가지고 그 뒤를 따르거나 혹은 독자적인 활동을 하고 있다. 그리고 코크란 공동계획에서의 체계적 문헌고찰 결과를 8종류의 데이터베이스로 정리한 코크란 라이브러리를 웹상에 공표하고, 내용을 연 4회 갱신하고 있다.

그렇다면 체계적 문헌고찰이란 무엇인가? 논문을 발표하는 데 자신에게 유리한 과학적 근거만을 골라 선택해서는 안 된다. 자신에게 불리한 근거와 유리한 근거를 모두 보고 나서, 양쪽이 말한 과학적 근거의 질을 연구하여 전체적으로 어느 쪽이 우세한지를 판단하는 작업이 바로 체계적 문헌고찰다. 구체적인 방법과 순서는 다음과 같다.

① 연구 테마 설정
② 모든 연구 수집
③ 각 연구의 타당성 평가
④ 추상적 양식(abstract form)으로 요약
⑤ 메타 분석(meta analysis)을 통한 통계학적 해석
⑥ 결과의 해석
⑦ 편집과 정기적 갱신

메타 분석
(meta analysis)
과거에 시행되었던 복수의 연구 결과를 통합하여 좀 더 신뢰성이 높은 결과를 구하는 것을 말한다.

자원봉사로 참가하는 많은 과학자가 체크리스트에 따라 연구 결과에 대해 비판하고, 평가표를 제출한다. 그리고 그 평가표가 다시 한 번 검증된 후에 데이터베이스에 순차적으로 입력된다.

신뢰성의 관점에서 볼 때 과학적 근거에는 연구 방법론에 따라 질적인 계층성이 발생한다. 코크란 라이브러리에 종사하는 과학자는 학술지에 공표된 체계적 문헌고찰 중에서 기준을 만족한 것을 선택하고 그 구조화 초록을 작성한 후 DARE(Database of Abstracts of Reviews of Effectiveness)에 수록·공표한다. 그 구체적인 작업과 보급을 담당하고 있는 요크 대학의 과학적근거평가보급센터(York NHS Center for Review and Dissemination : CRD)[24]에서는 QUADS[25]라고 불리는 14항목의 질문 평가 시스템을 이용하여 각 논문을 평가하고 있다. 당연히 각각의 과학적 근거의 평가 레벨은 과학적 연구 결과의 질이나 수준에 의해 결정되지만, 그 연구 디자인에 따라서 다음과 같은 순서를 따르고 있다.

①Ⅰa : 복수의 무작위배정 임상시험의 메타분석에 의한 것

②Ⅰb : 적어도 한 개의 무작위배정 임상시험에 의한 것

③Ⅱa : 적어도 한 개의 잘 디자인된 비무작위적 비교실험에 의한 것

④Ⅱb : 적어도 한 개의 다른 타입이 잘 디자인된 준 실험적 연구에 의한 것

⑤Ⅲ : 무작위화되지 않은 비교 실험이나 상관연구, 사례 컨트롤 연구 등 잘 디자인 된 비실험적·기술적 연구에 의한 것

⑥Ⅳ : 분석역학적 연구에 의한 것

⑦Ⅴ : 기술 연구(증례 보고나 사례 등)에 의한 것

⑧Ⅵ : 환자 데이터에 근거하지 않은 전문위원회의 보고나 '뛰어난' 전문가 개인 의견에 의한 것

위의 평가 수준은 표현상 약간의 차이는 있지만 다른 평가기관에서도 대략적인 내용은 거의 같다.

Ⅰa, Ⅰb가 되는 무작위배정 임상시험에 의한 임상실험의 계획은 먼저 연

구 참가자에게 개입(intervention)을 시행하는 그룹과 시행하지 않는 그룹으로 나눈다. 만약 약물 임상효과를 실험하는 계획이라면, 검증하고 싶은 약을 투여하는 그룹과 겉모양과 맛이 그 약과 똑같으나 유효성분이 들어 있지 않은 위약(placebo)을 투여하는 그룹을 무작위로 나누는 것에서부터 시작된다. 난수표(亂數表) 등을 이용하여 연구 참가자들을 두 그룹으로 나눔으로써, 성별·연령과 같이 이미 알려진 요인뿐 아니라 미지의 요인들도 그룹별로 균등하게 나누어질 수 있도록 두 그룹의 배경인자들 간 '동등성'이 확보되도록 한다. 이를 통해 치료와 개입의 효과를 순수하게 통계적으로 평가할 수 있게 된다.

난수표
0에서 9까지의 숫자를 각 숫자가 나오는 비율이 같도록 무질서하게 배열한 표로 통계조사에서 표본을 무작위로 가려낼 때, 또는 암호를 작성하거나 해독할 때 쓴다.

참가자에게 투약을 하는 경우에는 의사나 연구 참가자도 투여된 약이 진짜 약인지 위약인지 알 수 없게 숨김으로써 평가를 좀 더 순수하게 해야 한다. 예를 들어 담당 환자 A가 암 말기이고 담당의사가 A에게 주고 있는 약이 위약이라는 것을 알고 있다면 어쩌면 의사는 고민 끝에 위약 투여를 중지하고 진짜 약으로 바꿀 수도 있다. 환자의 입장에서는 이러한 연구실험을 용납할 수 없지만, 약의 유효성을 확인하고 있는 경우라면 허용될 수 있는 태도인가? 만약 환자도 의사도 약의 유효성을 확인하는 실험이라는 사실에 동의한 후 이와 같은 실험에 참가하고 있는 상태라면 연구 결과에 영향을 미치고 더 나아가서는 환자 치료에 오해를 불러일으킬 만한 행위를 해서는 안 된다. 따라서 상기의 태도는 적절한 것이라고 할 수 없다. 그래서 의사에게도 자신의 담당 환자가 어느 쪽의 약을 투여받고 있는지 알지 못하도록 해야만 한다. 이를 통상 이중맹검화(二重盲檢化)라고 하며, 임상실험을 실시할 때 이중맹검화 무작위배정 임상시험은 기본이다. 과학적 신뢰성에 대한 분석을 거친 후 체계적 문헌고찰에 따라 복수의 무작위배정 임상시험 결과를 통계적으로 종합화한 메타 분석(Ia)이 가장 신뢰도가 높다.

이처럼 신뢰도가 높은 과학적 근거를 '만드는' 연구와 노력이 세계 곳곳에서 이루어지고 있고, 결과도 분석 후에 인터넷으로 '전해지는' 것이 가능해지고 있다. 여기에서 새롭게 주목받는 것이 '출판 편향(publication bias)'이다.

일반적으로 학술지에는 투고자인 연구자나 스폰서 입장에 좋은 결과만이 투고되는 경향이 있다. 하지만 체계적 문헌고찰이 확대되면서 나쁜 결과도 종합적으로 분석하지 않으면 연구자 전체의 인상이 공정해질 수 없고 사회 인식에 문제를 일으킬 가능성도 염려하기에 이르렀다. 임상실험의 사전등록을 할 때 실패한 결과도 종합적으로 분석할 필요가 생기자 사전 등록을 담당하는 기관도 만들어졌다. 2004년 국제의학학술지편집자위원회(International Committee of Medical Journal Editors : ICMJE)는 임상실험의 사전 등록을 의학 학술지의 투고 조건으로 내세웠다. 그리고 세계보건기구는 2005년에 임상시험등록플랫폼(International Clinical Trials Registry Platform : ICTRP) 프로젝트를 만들어 세계 각지의 임상실험 등록기관을 일정한 기준으로 묶고, 이러한 임상실험 등록기관 간에 하나의 연구식별번호를 발행할 것을 권고했다. 이 프로젝트로 같은 해에 'UMIN 임상등록시스템(UMIN Clinical Trial Registry : UMIN-CTR)'[26]이 만들어졌고, 그다음 해에 국제의학학술지편집자위원회의 승인을 받았다. 비슷한 시기에 (재)일본의료정보센터(Japan Pharmaceutical Information Center : JAPIC)[27]도 임상실험 정보의 등록과 개시에 관한 정보제공 환경을 정비하고 일반인들에게 정보를 공개하기 시작하였으며, 일본 의사회의 치험(治験)촉진센터에서도 의사 주도 치험에 관한 정보를 제공하고 있다. 이렇듯 세계 각국은 여러 가지 방법으로 출판 편향을 줄이고자 노력하고 있다.

질 높은 연구로 '만들어진' 과학적 근거가 되도록 빨리 비판적 분석을 거친 후에 이용자인 의료인과 환자, 그리고 건강 관련 시책 제공자들에게 높은 신뢰도로 '전달되는' 구조가 구축되고 있다.

출판 편향
(publication bias)
임상 실험의 의약품이 논문으로 발표되지 않고 의사나 환자가 얻는 총체로서의 정보에 치우치는 것

3) 보완대체의료에 관한 구체적이고 과학적인 근거

보완대체의료의 과학적 근거 중에서 2009년 즈음 추진·장려된 것은 '크랜베리(cranberry)는 여성의 요로감염증을 억제하는 효과가 있다. 단, 카테터(catheter)를 이용하고 있는 자는 제외한다'라는 코크란 공동계획 보고이다.[28] 이는 크랜베리 과실 추출물(Vaccinium macrocarpon)의 요로감염증 예방 효과에 관한 임상실험으로, 10가지 무작위배정 임상시험에 참여한 1,049명의 결과를 종합적으로 분석한 결과 신뢰도 수준이 높아 '실천을 추진·장려한다'는 권고를 받았다. 또 허브 세인트존스워트(St. John's Wort, 망종화)[29]는 일부 약(藥)과의 상호작용은 있지만 통상의료에서 이용되는 약물과 수차례 비교한 결과 안전성과 효과가 검증되어 우울증 개선에 이용되고 있다.

미국 국립보완의료·대체의학센터의 보완대체의료 분야 PubMed데이터베이스에는 이와 같은 약용 식물과 허브 외에도 각종 건강보조식품의 검증과 관련한 자료들이 수록되어 있다. 이 밖에도 일찍부터 무작위배정 임상시험에 의한 비교연구를 해온 인지행동요법이나 침술 영역에서도 구체적인 성과가 나오고 있다.

영국 의학 학술지 《British Medical Journal》은 1999년부터 2000년에 걸쳐 임상평가(clinical review)로서 〈보완대체의료의 ABC〉라는 제목으로 졸먼과 비커스의 리뷰 시리즈 총 10편[30~39]을 연재했다. 연재 종료 후 비커스는 총론[40]을 정리하였다.

여기서는 그중 '최면요법과 이완기법(hypnosis and relaxation therapies)'으로 인용되는 내용을 소개하겠다. 스트레스 관리법이나 태극권도 이 분류에 들어간다. '최면요법과 이완기법은 암 치료를 위해 화학요법을 받고 있을 때 생기는 불안감을 경감시킨다'는 과학적 근거가 무작위배정 임상시험을 통해 나타나고 있다. 또한 최면요법과 이완기법은 인지행동요법과 병용한 경우, 특히 패닉 장애나 불안증에 효과가 있었다. 체계적 문헌고찰에 의하면 최면

카테터(catheter)
체내에 삽입하여 소변 등을 배출시키기 위해 사용되는 고무 또는 금속제의 가는 관이다.

요법은 공포감과 비만감, 불안감 등을 겪고 있을 때 인지행동요법을 강화할 경우 효과가 있는 것으로 나타났다. 급성 혹은 만성 동통의 치료에서는 다양한 형태의 이완기법이 효과를 보였다. 다만 최근 두 번의 체계적 문헌고찰에서는 결과 신뢰도가 낮게 나왔는데 이는 연구방법상의 결함 때문인 것으로 보인다.

무작위배정 임상시험에 의하면 최면요법은 단식과 과민성대장증후군에 유용하고, 요가는 역시 단식에, 태극권은 고령자층에서 전도(쓰러짐)에 대한 공포감을 줄여주는 것으로 나타났다. 또한 이완기법이나 최면요법은 암 환자에게 자주 이용되고 있지만, 소아의 불안감 감소와 동통 개선, 구토 개선에도 효과가 있다는 무작위배정 임상시험 결과도 있다. 반면에 최면요법이나 이완기법을 이용해도 금연이나 약물의 부적절한 사용, 고혈압 치료 등에는 효과가 없다는 것이 체계적 문헌고찰에 의해 증명되고 있다.

요크 대학의 과학적근거평가보급센터가 2008년 12월까지 DARE에 수록한 보완대체의료 관련 리뷰는 52개가 있다. 그중 한 예를 들면 〈암성 피폐감(疲弊感)에 대한 보완대체요법의 효과〉가 있다. 이 리뷰[41]는, 1966년부터 2006년까지의 PubMed 외에도 전자 데이터베이스인 EMBASE(1988~2006), CINAHL(1982~2006), PsycINFO(1985~2006), SPORTDiscus(1985~2004)를 각각 검색하고, 국립보완의료·대체의학센터의 속성에 근거한 21개의 임상연구를 채택하여 분석하고 있다. 그 가운데 8개만이 무작위배정 임상시험이고, 그 외는 관리되지 않은 임상연구나 코호트 연구(Cohort study, 추적조사)였다. 그 밖에도 ATP(아데노신 3인산)점적요법, 침술는 각각 일정한 범위 안에서 그 유효성이 인정되고 있다. 또 최면요법 외 9가지의 연구 결과에 대해 '유효하다'는 관점을 기술한 연구는 방법론에 문제가 있음을 지적하고 연구 결과에 대해 의문을 제기하였다. 이 검토에서 '암성 피폐감에 관해서는 어느 보완대체의료 요법도 장려하기에는 근거가 불충분하다'라는 결론이 나왔다.

코호트 연구 (Cohort study)
전향성 추적조사를 의미한다. 특정 요인에 노출된 집단과 노출되지 않은 집단을 추적하고 연구 대상 질병의 발생률을 비교하여 요인과 질병 발생 관계를 조사하는 연구방법이다. 요인대조연구라고도 한다. 연구하는 동안 구성원이 변하지 않는 특정한 모집단을 대상으로 표집을 하여 연구한다.

ATP 점적요법
미토콘드리아에서 만들어지는 ATP는 에너지 대사에 매우 중요한 역할을 한다. 부족해진 ATP양을 보충하여 만성피로를 치료하는 방법 중 하나로 ATP 아데노신 핵산을 피하 또는 정맥 주사하는 요법이다.

무작위배정 임상시험에 입각한 보완대체의료 관련 검토 가운데 하나를 소개하면, 〈고령기의 우울 상태, 불안감, 수면장애 각각에 대한 보완대체요법의 결과〉에 관한 검토가 있다. 이 검토[42]는 PubMed(1966~2006)와 PsycINFO(1984~2006)를 검색하고, 첫째 30증례 이상을 포함할 것, 둘째 인지장애가 없는 60세 이상의 증례이어야 하며, 셋째 2주 이상의 치료를 할 것, 등을 연구 선정 기준으로 들며 인지행동요법을 제외한 33가지의 무작위 배정 임상시험(연구 참가자 2,210명)을 선택해 검토하고 있다. 그중 22가지의 무작위배정 임상시험(연구 참가자 1,400명)에서 유효한 결과가 나왔다. 그러나 이 검토 결과로 '보완대체의료 요법은 인지장애가 없는 60세 이상의 고령자에게 나타나는 수면장애와 불안감 치료에 효과가 있다는 것이 일부의 적절한 연구를 통해 인정되고 있으나, 대부분의 연구는 한층 더 엄밀한 연구 계획이 필요하다'는 결론이 나왔다. 이에 대해 과학적근거평가보급센터는 '방법론에 대한 비평가의 엄격한 태도가 상기의 결과를 초래한 것이다'라고 지적한 뒤, 비평방법의 검증을 시행하고 있다. 이 검토에서 인지행동요법이 제외된 이유는 이미 그 유효성이 나타난 검토 보고가 DARE에 있기 때문이라고 여겨진다.

아래의 두 가지 검토를 통해 과학적 근거 확립에 관한 연구 시 엄격한 연구계획이 요구됨을 강조해두고 싶다. 이 검토들은 보완대체의료 관련 임상연구가 어떤 의미에서는 독선적인 것이 많으며, 과학적 근거를 입증할 때는 객관적인 설득력을 충분히 갖출 수 있도록 철저한 연구계획에 따라 실행하는 일이 필요함을 보여준다.

세계보건기구 서태평양지역사무국에서 1995년 출판한 《침술에 대한 임상연구를 위한 지침Guideline for Clinical Research on Acupuncture》[43]에는 근거중심의학에 근거한 침술 연구 설계 방법론을 명시하고 있다. 특히 임상연구에서 안정성과 유효성, 비용에 관한 과학적 근거를 확립하는 일의 중요성을 강조하고 그렇게 하기 위해서는 무작위배정 임상시험나 코호트 연구를 실시할 필요가 있다는 것을 언급하며 구체적인 연구방법을 소개했다. 이 책은 지역 사무국 책임하에 본부에서 출판해 전 세계에 보급했다. 이를 통해 침술 관련 치료자나 그 주변의 연구자들이 좀 더 빨리 체계적 문헌고찰로 얻은 침술 연구방법에 따른 임상연구에 착수할 수 있게 되었다. 처음 이 지침은 1994년 6월에 아오모리 시의 아오모리 현 의사회관에서 4일간 열린 워킹그룹(WHO에 의해 조직된 전문가 회의의 일반 명칭)에 의해 정리된 작업보고서(working report)[44]를 기반으로 한 것이다. 이 모임은 츠타니 키이치로(津谷喜一郎)와 필자가 세계보건기구 서태평양지역사무국에 제안하여 아오모리에 유치된 회의로 일본, 중국, 한국, 베트남의 전문가뿐 아니라 미국 NIH 대체의료연구실이나 영국의 상보의학연구센터(Center for the Study of Complementary Medicine)에서도 담당관이 참가했다.

그런데 국립보건도서관 보완대체의료 전문도서서비스의 데이터베이스 중에는 침술에 관해서 어떤 구체적이고 과학적인 근거가 있을까? 2008년 2월을 예로 들면 국립보건도서관 보완대체의료 전문도서서비스의 자료에는 침술에 관한 검토나 구조화 초록 등이 184건 등록되었다. 그 가운데에는 무작위배정 임상시험이 26건, 체계적 문헌고찰이 47건, 메타 분석이 8건, 코크란 프로토콜 9건도 포함되어 있다. 2001년 요크 대학 과학적근거평가보급센터의 《Effective Health Care》지에서는 침술에 관한 검토와 그 기초가 되는 논문의 과학적 근거를 정리하여 소개한 적이 있다.[45] 내용을 요약하면 다음과 같다.

영국에서는 국민보건서비스 하에서 연간 100만 명의 침 치료자가 늘어나고 있고, 민간 건강보험에서는 200만 파운드가 침술에 사용되고 있다. 침술은 대부분 만성 동통과 근골격계 증상의 개선이 목적이라고 기록되어 있다. 그중에서 침술에 대한 과학적 근거가 밝혀진 것은 성인의 경우 수술 후 구토 개선, 암 화학요법에 따른 구토 개선과 치과 수술 후의 동통 치료 등이다. 침술의 유효성은 비만 치료, 금연 치료, 이명 치료에서 나타났다. 하지만 그 외의 영역에서는 치료법을 결정짓는 과학적 근거가 불충분한 상황이며, 다수의 무작위배정 임상시험 연구에도 불구하고 대부분의 연구는 아직 질적으로 불충분하다. 침술의 안정성을 살펴보면 충분히 훈련된 치료자의 손을 통하면 안전하며, 중대한 부작용에 대한 연구 보고는 거의 없다고 알려져 있다. 이와 같이 침술의 과학적 근거 확립에 관한 연구 분야는 보완대체의료 연구 중에서도 특히 두각을 나타내고 있는 분야이다.

2. 산림의학의 전망

최근 20년 사이 보완대체의료 영역의 과학적 발전은 경이적인 것이었으며, 대부분의 경험적 임상 근거들은 무작위배정 임상시험을 통해 비교 분석되어 왔다. 또 다양한 연구자에 의해 다양한 지역에서 실시된 복수의 무작위배정 임상시험 결과는 체계적 문헌고찰이라는 과학적 방법론을 통해 유효성과 안정성이 복합적·주기적으로 검증되어 왔다. 축적된 결과는 많은 임상가(臨床家), 소비자에게 타당한 정보로서 '전달되고', 질병 치료나 건강을 위해 고민하는 소비자의 행동 선택에 큰 영향을 주고 있다. 확실한 과학적 근거를 얻은 기술이나 물질은 통상의료 분야에 수용되어 매일 진료에 활용되고 있다. 또 일부 나라에서는 보완의료 혹은 대체의료가 통상의료를 위해 만든 보험제도의 범주에도 포함되었다. 그리고 보완의료나 대체의료의 일부 영역은 통합의료의 범위에 속해 있다.

역사적으로 볼 때 그동안 많은 사람들이 산림에서 생명을 키우며 치유 효과를 얻어왔다. 그리고 산림을 구성하는 식물, 토양, 공기로부터 다양한 생리 활성 물질을 추출하여 의학 분야와 의료 분야에 활용해왔다. 제균·살균제, 강심제, 이뇨제, 안정제, 심정제 등의 수많은 약품들을 그 예로 들 수 있다. 그러나 산림을 구성요소 단위로 분석하는 것이 아니라, 환경을 포함한 전체적으로 파악하여 그 임상 효용(효과, 유용성 및 안전성)을 과학화하는 일은 아직까지 이루어지지 않고 있다. 이러한 관점에서 복합 과학인 산림의학은 아직 출발점에 위치해 있다. 또한 단순히 연구자의 개인적 관심을 기다리는 것만으로는 불충분하며, 좀 더 다양한 분야에서 많은 연구자들이 모여 연구에 착수할 수 있는 환경을 정비하는 일이 중요하다.

이러한 과정들을 통해 선행하는 보완대체의료 중에서 과학적으로 인정된 영역(예를 들어 아로마테라피나 인지행동요법 혹은 운동 등)을 적극적으로 도입하고, 산림이라는 환경 속에서 그러한 영역의 상승효과를 누리는 소비자를 확대해가는 일이 중요하다. 이용자가 확대되면 이 분야에 관심을 갖는 과학자가 늘어날 것이며, 이와 더불어 연구자금의 투입도 증가할 것이다. 그리고 이러한 영향으로 장래에는 복합 영역의 상승효과를 검증하는 질 높은 임상 연구가 설계되고, 산림이 초래하는 복합작용에 관한 과학적 근거를 '만들어' 소비자들이 산림의학을 신뢰하고 이용할 수 있는 날도 기대할 수 있다. 또 그러한 복합작용의 배경에 있는 과학적 기저를 학술적으로 해명하는 일도 가능할 것이다.

마지막으로 본 원고의 탈고에 도움을 주신 도쿄 대학 츠타니 키이치로 특임 교수에게 심심한 감사의 말씀을 전한다.

_ 세가미 기요타카(瀬上淸貴)

제2장 산림욕에서 산림의학으로

인류는 약 500만 년 전부터 현대 인류의 모습을 갖추게 되었다. 21세기에 살고 있는 오늘날의 인류는 진화 과정 중 99.99% 이상을 자연환경 속에서 살아왔다. 그 만큼 사람의 몸은 자연적인 환경에 더 익숙하게 적응하고 대응할 수 있도록 만들어져 있다. 하지만 1984년에 만들어진 '테크노스트레스(technostress)'라는 단어에서 알 수 있듯이, 현대의 인류는 도시화와 산업화 등으로 인해 인공적인 환경 속에서 생활하는 경우가 많으며 이러한 인공적인 환경은 지금도 급속히 증가하고 있다. 그리고 쉽게 느끼지는 못하지만 우리의 몸은 이러한 환경 속에서 항상 긴장 상태를 강요받는 스트레스 상황에 놓여 있다.

인간은 이와 같은 스트레스 상황 속에서 자연적인 환경을 접하면 본래의 자연환경 속에서 살던 인류의 모습에 가까워지게 되고, 이를 통해 기분이 편안해지고 이를 쾌적하다고 느끼게 된다. 이는 직관적이고 비논리적인 '감성'을 통해서 느끼는 것이기 때문에 말로는 표현하기 어렵고, 생리적 지표를

테크노스트레스 (technostress)
첨단기술사회에 적응하지 못했을 때 생기는 정신적 스트레스를 말한다. 넓게는 정보화사회가 인간에게 가져다주는 스트레스 전체를 가리키는 경우도 있다.

활용하여 객관적으로 설명할 수 있다. 요즘 화제가 되고 있는 '산림테라피(forest theray)'는 그 생리적 안정, 즉 릴렉스 효과에 관한 자료를 기반으로 사람과 자연의 동조(同調)를 과학적으로 밝히는 일에 근본적인 목적을 두고 있다. '산림테라피란 과학적 근거를 바탕으로 하는 산림욕 효과'를 의미하며, 이미 정착된 표현인 '아로마테라피'에 준하여 만들어진 말이다.

여기서 '치유(therapy)'라는 표현에 주의해야 한다. 본래 테라피라는 단어는 '치료'나 '요법'을 의미하지만, 산림테라피는 항생제가 폐렴을 치료하는 것처럼 특이적 효과에 의한 치료를 의미하는 것이 아니다. 산림테라피는 인체의 높은 긴장 상태나 강한 교감신경 활동을 진정시켜 생리적으로 안정 상태가 되도록 유도하고, 이를 통해 면역 능력을 향상시키고 병에 쉽게 걸리지 않는 몸을 만드는 것을 목표로 하고 있다.

바꾸어 말하면 산림테라피란 산림과 같은 식물에서 비롯된 자극이 생리적 릴렉스 상태를 만들어 인체의 면역 능력을 향상시키고 병에 쉽게 걸리지 않도록 유도한다는 비특이적 효과를 의미하며, 예방의학적인 관점에 바탕을 두고 있는 개념이다.

한편 '산림의학'이라는 단어는 모리모토 가네히사(森本兼曩) 오사카 대학 의학부 교수가 만든 단어지만, 필자는 '산림의학'이라는 단어를 '산림 등의 식물에서 유래된 자극이 가져다주는 생리적 비특이적 효과를 과학적 근거에 입각하여 해명하는 학문체계'라고 정의하고자 한다.

2005~2007년에 오키나와 얀바르쿠이나 숲에서 구시로(釧路) 습원에 이르는 35곳의 산림 속에서 420명의 피험자들을 대상으로 산림테라피와 관련된 실험을 실시하였다. 이를 통해 산림테라피가 인체의 생리적 상태에 미치는 효과에 대한 과학적 근거들이 하나둘씩 밝혀졌다. 이와 같이 축적된 데이터들은 산림의학의 확립에 큰 공헌을 할 것으로 기대된다. 세계적으로도 산림의학에 대한 관심이 급속하게 커지고 있어, 2007년 8월에는 1만 5,000명의

표 1.4 ▪▪ 산림욕, 산림테라피, 산림의학의 기본 개념

산림욕	사람과 산림 등 자연환경 간의 동조(싱크로 상태)에 의한 쾌적성 증진효과를 목적으로 하는 행위를 일컫는다.
산림테라피	① 산림 등의 식물에서 유래하는 자극이 가져다주는 생리적 릴랙스 효과를 기반으로 인간과 자연환경 간의 동조를 밝히고, 과학적 근거를 바탕으로 산림욕 효과를 활용하는 것을 일컫는다. ② 생리적 릴랙스 상태를 통해 인체의 면역력을 높이고, 병에 쉽게 걸리지 않는 몸을 만드는 '비특이적 효과'를 의미한다. ③ 예방의학적인 관점에 바탕을 두고 있는 개념이다.
산림의학	산림 등 식물에서 유래되는 자극이 가져다주는 생리적, 비특이적 효과를 과학적으로 해명하는 학문체계이다.

연구자들이 가맹된 세계 최대의 산림연구기관연합인 국제산림연구기관연합 (International Union of Forestry Research Organizations : IUFRO)에 산림환경과 건강특별위원회(Forest and Human Health Task Force)가 설치되었다. 일본은 이 특별위원회에 산림테라피가 인체의 생리적 상태에 미치는 효과에 관한 자료를 소개한 바 있다.

2008년 4월에는 모로코에서 제2회 위원회가 개최되었고, 같은 해 일본위생학회의 학술대회에는 핀란드 산림연구소장이면서 본 특별위원회의 위원장이기도 한 라이티오(Raitio) 교수와 한국의 신원섭 교수를 초청하여 산림의학연구회에 의한 국제 미니심포지엄을 개최하였다. 산림의학 연구는 2004년 이후 급속도로 발전하고 있다. 과학적 근거의 축적은 세계적인 조류이기도 하다. 일본 내에서도 '산림의학' 연구가 빠르게 발전하고 있다.

본 장에서는 산림의학에 관한 기본 개념과 지금까지의 개략적인 연구들을 소개한다.(용어의 기본 개념은 〈표 1.4〉 참고)

1) 산림욕에서 산림테라피로

산림욕이라는 단어는 일본의 아키야마 치에(秋山智英) 전 임야청 장관이 만든 단어로 1982년 임야청이 《아사히신문》에 발표한 〈산림욕 구상〉에서 유래했다. 산림 속에 떠다니는 물질인 '피톤치드'에 관심이 집중되었지만, 유감스럽게도 산림욕에 관한 생리적 효과에 대한 자료들은 전무한 상태였다.

축적된 자료가 많지 않았던 가장 큰 이유는 산림현장에서의 쾌적성 증진 효과에 대한 생리적 평가법이 확립되지 않았기 때문이었다. 필자는 NHK와 협력하여 1990년에 야쿠시마(屋久島)에서 산림욕 실험을 실시하고, 타액 속 스트레스 호르몬 농도의 저하에 의한 생리적 릴랙스 효과를 발표했지만 충분한 평가 시스템이라고는 할 수 없는 상황이었다.

자연적인 환경에 더 익숙하게 적응하고 대응할 수 있도록 만들어진 몸을 가지고 있으면서도 인공적인 환경 속에서 살고 있는 우리는 좀처럼 느끼지 못하지만 항상 긴장 상태에 있다. 〈산림욕 구상〉은 산림이라는 자연환경에 접촉하면 본래의 자연환경 속에서 살던 인류의 모습에 가까워지게 되고 스트레스 상태가 완화된다는 개념이다. 이는 현대 테크노스트레스 사회에서 꼭 필요한 것이지만 그동안 산림욕 효과의 생리적 증거는 부족했다.

그러던 차에 2004년 임야청은 〈산림테라피 기지 구상〉을 발표하였다. 본 구상은 생리적 릴랙스 효과의 생리적 평가방법이 최근 3년 전부터 빠르게 발달한 사실을 받아들여 확립된 것이다. 일본의 산림총합연구소가 중심이 된 연구 팀이 2005~2007년도에 오키나와에서 홋카이도에 이르는 전국 35곳의 산림에서 각각 약 일주일 동안 실험을 실시했다. 측정 지표로는 타액 속 스트레스 호르몬인 코티솔(cortisol)과 심장박동의 움직임 계측에 의한 자율신경 활동(교감·부교감신경 활동), 혈압, 심장박동수, 뇌의 전두전야의 활동을 근적외선분광분석법(near infrared spectroscopy：NIRS)을 이용하여 야외에서 측정하는 방법을 선구적으로 개발하였다. 그리고 동시에 산림 내 피톤

코티솔(cortisol)
급성 스트레스에 반응해 분비되는 물질로, 스트레스에 대항하는 신체에 필요한 에너지를 공급하는 역할을 한다.

**근적외선분광분석법
(near infrared
spectroscopy：NIRS)**
각종 성분의 분자구조와 유기성분에 의한 근적외선 영역의 흡수 현상을 중회귀분석과 같은 통계기법과 컴퓨터 기술을 이용하여 물질의 구성 성분 또는 이화학적 특성을 분석하는 방법이다.

치드, 도시의 배기가스, 온도, 습도, 조도, 풍속, 음·양이온 등의 계측도 실시하였다. 2008년 말까지 일본 24곳의 여러 유형의 산림치유 기지와 로드에서 실시한 피험자 실험 결과를 통해 산림욕의 생리적 효과가 인정되었다.

2) 산림의학과 쾌적성

'쾌적성'은 일상적으로 자주 사용되는 말이 아니며 학문 영역에서도 아직 확실한 정의가 내려져 있지 않다. 필자는 '쾌적성이란 인간과 자연 간의 리듬의 동조'라고 생각한다. 일상적으로 우리는 어떤 환경 속에 있을 때 그 환경과 자신의 리듬이 동조하고 있다고 느끼면 쾌적한 느낌을 받는다.

이누이 마사오(乾正雄)는 쾌적성을 '소극적 쾌적성'과 '적극적 쾌적성'으로 나누어 정리하고 있다. 이를 기반으로 필자는 '소극적 쾌적성은 불쾌감을 제거하는 것을 목적으로 하고, 개인의 사고방식이나 느낌이 들어가지 않아 합의를 이루기 쉽다. 그에 비해 적극적 쾌적성은 적당한 자극에 의해 초래되는 성장 욕구이고, +a의 획득을 목적으로 한다. 그렇기 때문에 동일 인물이라고 하더라도 상황에 따라서 지향하는 바가 다를 수 있고 합의를 이루기 어렵다'라고 정의하고 싶다.

현대 사회에서 요구되는 쾌적성은 적극적 쾌적성일 것이다. 기본적인 욕구인 소극적 쾌적성도 물론 필요하지만, 적극적 쾌적성을 지향하는 경향이 있어서 앞으로 전개될 연구의 평가방법에도 주목하고 있다.

3) 산림의학과 감성

현재로서는 감성에 대한 정의가 확정된 것은 없다. 일반적으로 감성은 '감수성의 약자로서의 감성'과 '직관적인 능력으로서의 감성'으로 크게 구별할 수 있지만, 필자는 '직관적인 능력으로서의 감성' 입장에서 이야기하겠다. 임마누엘 칸트는 《순수 이성 비판》에서 Sinnlichkeit라는 단어를 사용하고 있는데, 이 단어를 번역하면 '감성'이다(1921년 교토 대학교수이자 철학자였던 아마노 테이유(天野貞祐)가 일본어로 번역). 칸트는 그의 저서에서 '감성은 직관에 대응'한다고 말했다.

필자는 감성을 '비논리적이고 직관적인 능력의 특성이며, 그 처리 과정은 말로는 표현할 수 없는 것'이라고 정의하고자 한다. 비논리적·직관적이면서 말로는 표현할 수 없다는 것은 자연과 사람의 관계에 그대로 적용할 수 있다. 감성을 사이에 둔 처리 과정에서는 논리적인 사고나 판단이 존재하지 않고 오직 직관에 의해 처리되므로 중간 과정이나 결과를 해석하고 수정할 수 없다. 그렇기 때문에 말로 설명하는 것은 불가능하다. 산림치유를 통해 릴랙스 상태가 되는 것은 우리가 유전적으로 지니고 있는 비논리적이고 직관적인 능력에 의한 것이다. 산림치유와 사람은 감성을 매개로 동조가 되지만, 그 결과로 생기는 안정 상태나 면역능력의 향상은 뇌 활동, 자율신경 활동, 스트레스 호르몬, NK세포(natural killer) 활성 등을 지표로 활용한 생리평가 시스템에 의해 처음 밝혀지게 되었다. 필자는 그 양상을 생체신호를 통해 해석하는 것을 목표로 하고 있다.

감성은 좀처럼 지각되지 않는 것이지만 본래 중요한 역할을 담당하고 있다. 일상생활에서도 우리는 다양한 판단을 하지만 논리적 사고를 하지 않고 비논리적인 직관으로 결정하는 일이 많다. 그리고 이러한 비논리적 직관은 산림치유와 인간과의 관계에서 특히 중요한 역할을 할 때가 있다. 그 감성을 과학이라는 구조 속에서 '자연과 인간'의 관계를 대상으로 설명하는 것이 필자의 현재 과제이다.

4) 산림테라피 기지 구상

〈산림테라피 기지 구상〉이란 일본의 지방자치단체와 기업에서 신청한 치유 기지 후보 산림 중에서 생리적인 릴랙스 효과를 검증함과 동시에, 숙박

계획 등의 소프트웨어적인 면, 산림환경이나 산림 정비 등의 하드웨어적인 면에 대해서 심사를 한 후 치유 기지로서 인정하는 제도이다.

본 인정제도는 큰 목표 중의 하나로 기지의 산림 재생을 삼고 있다. 2008 년 말까지 3년간 35곳이 인정되었고, 10년간 100곳을 인정하는 것을 목표로 하고 있다.

산림치유 기지는 세 가지 큰 축을 바탕으로 인정된다. 우선 가장 중요시 되는 것은 생리실험의 결과이다. 첫 번째는 산림 속에서 경치를 바라보거나 걷고 있을 경우, 도시와 비교하여 생리적인 릴랙스 효과가 있다는 사실을 인 정받아야만 한다. 측정지표는 타액 속 스트레스 호르몬(코티솔), 아밀라아 제, 심장박동의 변화(교감 및 부교감신경 활동), 혈압, 맥박 등으로 하고 두 가 지 이상의 지표에서 통계적으로 의미 있는 릴랙스 효과가 인정되어야만 한 다. 두 번째는 소프트웨어적인 면에 대한 충실함이다. 산림치유를 중심으로 한 온천, 식사, 역사, 문화 등이 잘 짜인 특색 있는 숙박 계획과 장래 구상 및 지속발전성, 그리고 관리 주체와 지역주민의 수용 태도 등이다. 세 번째 는 하드웨어적인 면에 대한 충실함이다. 양호한 산림환경은 물론이고 숙박 시설이나 병원의 정비도 빼놓을 수 없다.

이상의 세 가지를 기반으로 산림치유 기지를 인정하고, 일본 내 100곳에 서 다른 특징을 가진 산림치유 기지를 만들어가는 것을 기대하고 있다.

〈산림테라피 기지 구상〉 프로젝트의 목적은 첫째, 신청한 지방자치단체 와 기업의 활성화, 둘째 지역의 숲에서부터 일본의 숲 전반에 걸친 재생, 마 지막으로 예방의학적 입장에서 만성적 스트레스 상태 완화를 통한 의료비 경감 등이다.

5) 산림치유의 생리적 효과 평가방법(세부 내용은 제3부 제4장 참조)

측정지표로서 타액 속 스트레스 호르몬(코티솔), 아밀라아제 활성 정도,

심장박동의 움직임 측정에 의한 자율신경 활동(교감·부교감신경 활동), 혈압, 심장박동수를 이용하여 동시 계측을 실시하고 있다. 그리고 야외에서 근적외시간분해분광법(Time near infrared time resolved spectroscopy : TRS)을 이용한 뇌 전두전야 활성 계측은 일본에 의해 선구적으로 실시되었으며, 리 게이(李 卿, 일본의과대학 교수)가 중심이 되어 면역능력의 지표인 NK세포 활성 및 항암단백질 계측도 실시하고 있다. 또한 산림 내 피톤치드, 도시 배기가스, 온도, 습도, 조도, 풍속, 음·양이온 등의 계측도 실시하고 있다. 그 결과 2008년 말까지 전국 24곳의 다양한 산림치유 기지에서 420명에 달하는 피험자가 참여한 실험 결과 생리적 릴랙스 효과가 인정되었다. 또 버스 투어 승객들 가운데 희망자에 한하여 스트레스 상태를 현장에서 직접 타액 속 아밀라제 활성을 약 1분 내에 측정할 수 있는 방법을 이용해서 자연치유의 릴랙스 효과를 실감할 수 있는 시스템을 개발하고 있다.

6) 산림치유의 생리적 릴랙스 효과(세부 내용은 제3부 제5장 참조)

2005~2007년 오키나와 얀바루쿠이나 숲에서 홋카이도 구시로 습원까지 전국 35곳의 산림에서 각각 약 일주일 동안 실험을 실시했다. 생리적 측정 지표로는 타액 속 스트레스 호르몬(코티솔), 심장박동의 움직임 계측에 의한 교감·부교감신경 활동, 혈압, 심장박동수를 이용했다. 코티솔 농도, 교감신경 활동, 혈압, 심장박동수는 스트레스를 받을 때 높아지고, 안정되면 부교감신경 활동이 높아지는 것으로 알려져 있다. 지금까지 정리한 24곳에서 288명의 피험자를 대상으로 한 실험결과를 살펴보면, 경관 감상(坐觀, 앉아서 경관을 바라봄) 실험에서 도시에 비해 산림에서는 코티솔 농도가 13%, 교감신경 활동이 18%, 혈압은 2%, 심장박동수는 6%가 저하되는 효과가 있는 것으로 나타났다. 그리고 이를 통해 산림치유에 의해 인체의 스트레스 상태가 완화된다는 사실이 밝혀졌다. 한편 부교감신경 활동은 56%의 상승효과

를 보였으며, 이 역시 인체가 릴랙스되고 있다는 사실을 뒷받침해준다.

또 치바현 세이와(清和) 현민의 숲에서 근적외시간분해분광법을 이용한 뇌 전두전야 활동과 코티솔 농도를 지표로 한 실험을 실시했다. 예상대로 도시에 비해 산림에서는 걷거나 앉아 있을 때, 두 지표 모두 저하되며 신체가 안정된다는 사실을 알 수 있었다. 그리고 여기에는 흥미로운 사실이 한 가지 있다. 주관적으로는 아침 식사 이전의 측정에서 산림에 가는 그룹과 도시에 가는 그룹에 대해 양쪽 모두 '다소 쾌적하다'는 평가가 나왔다. 하지만 산림에 가는 그룹의 전두전야 활동과 코티솔 농도가 저하되고 있어, 실험 전부터 인체가 이미 릴랙스 상태에 있다는 사실을 알 수 있었다. 이것이야말로 주관평가에서는 얻을 수 없는 비논리적이고 직관적인 '감성'을 나타내는 반응이라고 할 수 있다.

나가노(長野) 현 아게마츠마치(上松町)에서는 버스투어 승객 중 희망자 47명을 대상으로 실험을 실시했다. 평균 연령 64세의 사람들이 2시간 정도 걷고, 그 전후의 타액 속 아밀라아제의 활성 정도를 측정했다. 그 결과 스트레스를 받을 때 높아지는 아밀라아제 활성 정도가 39% 저하되는 사실을 알 수 있었다. 본 방법은 현장에서 약 1분 만에 측정할 수 있고 측정기기도 손바닥 크기와 비슷하기 때문에 간편하게 산림치유에 의한 릴랙스 상태를 계측할 수 있어서 주목을 받고 있다.

7) 산림치유의 생리적 릴랙스 효과
– 피톤치드에 의한 실내 후각 자극 실험(세부 내용은 제3부 제1장 참조)

피톤치드는 '식물'을 의미하는 'phyto'와 '죽이다'는 의미의 'cide'를 조합한 단어로 1930년경 러시아의 토킨(B. P. Tokin) 박사가 발견하고 이름을 붙였다. 1942년 모스크바의 국영의서출판국에서 발행된 소책자에 게재된 토킨의 논문을 1946년 일본의 《의학의 진보》 창간호에서 〈식물성 살균소(피톤치드)〉로 소개하면서 알려졌다. 당시 토킨은 피톤치드를 식물성 휘발성분이라고 생각하고 있었지만 1980년에 발행한 《식물의 불가사의한 힘 – 피톤치드》에서는 '모든 식물이 생산하는 휘발성 및 비휘발성 물질로 다른 생물에 영향을 주는 것'으로 정의하고 있다. 산림이나 목재에서 발생하는 주요 물질인 α-피넨(α-pinene)이나 리모넨(limonene) 등은 대표적인 피톤치드인데, 음식을 조리하는 중에 눈물샘을 자극하는 양파나 마늘의 강렬한 냄새도 피톤치드의 일종이다.

산림 속의 공기를 분석하면 100종류가 넘는 피톤치드가 검출되고 많은 산림에서 공기 중에 α-피넨과 리모넨이 주요 성분으로 존재한다. 그래서 피톤치드가 단독적으로 유발하는 생리적 릴렉스 효과를 밝히기 위해, 실내 인공기후실에서 α-피넨과 리모넨을 단독으로 흡입하는 실험을 실시했다. 냄새의 감각 강도로서 '약한 냄새'라고 느끼는 정도로 1분 30초 흡입시킨 후, 1초마다 혈압을 측정했다. 그 결과 α-피넨과 리모넨 흡입 후 최고 혈압 수치가 각각 5%, 4% 저하되는 것을 관찰할 수 있었다. 이는 통계적으로 의미 있는 수치라고 할 수 있다.

그리고 삼나무와 편백 칩의 향을 흡입하는 실험을 실시했다. 신축 목조 건물에 들어갔을 때의 '나무 향'을 이미지화한 실험이다. 이 실험으로 향기 물질을 흡입하면 최고 혈압이 저하된다는 사실을 알 수 있었으며, 뇌 활동도 진정된다는 사실이 인정되었다. 또한 주관평가에서도 쾌적하고 자연적이라고 평가되고 있었으며, 이러한 결과를 통해 삼나무와 편백 칩의 향기 물질을 흡입하면 심신이 안정된다고 해석할 수 있다. 더욱이 흥미로운 것은 피험자가 삼나무나 편백 향기를 맡고 불쾌하다고 평가한 경우에도 최고 혈압은 상승하지 않고 스트레스 상태가 되지 않았다는 점이다. 오랜 세월 자연과 동조해온 것을 고려하면 사람의 몸은 자연적인 환경에 더 익숙하게 적응하고 대응할 수 있도록 만들어져 있다고 볼 수 있다. 이러한 이유로 인해 후천적으로 만들어진 가치관으로 삼나무 향이 불쾌하다고 느껴져도, 인체는 스트레스 상태가 되지 않음을 알 수 있다. 또 이와 같은 현상은 목재의 접촉 자극이나 시각 자극에서도 관찰되었다.

8) 산림치유의 생리적 릴랙스 효과
– 실내 시각과 청각 자극 실험(세부 내용은 제3부 제4장 참조)

산림치유의 릴랙스 효과를 밝히기 위해서는 실내 실험과 현장 실험 양쪽 모두 필요하다. 산림현장 실험은 오감을 자극하는 산림 전체의 분위기가 가져다주는 산림치유 효과를 밝힐 수 있어 매우 중요하다. 그러나 산림 환경은 항상 변화하기 때문에 실험의 재현이 불가능하다. 반면 일정한 실험조건에서 감각마다 단순하게 자극을 줄 수 있는 실내 실험에서는 실험의 재현이 가능하며 각각의 감각 효과도 밝힐 수 있다는 장점이 있다. 또 상세하고 엄밀한 측정이 가능하기 때문에 릴랙스 상태를 유도하는 생리적 메커니즘도 확인할 수 있는 가능성이 있다.

인공기후실 내에서는 피험자가 산림 또는 산림치유로서 숲길을 걸어보는 상황을 설정하고, 이러한 상황에서 시각적으로 다양한 풍경을 볼 때 인체의 생리적 반응을 측정하였다. 그 결과 자연에서 만들어진 시각 자극을 본 경우에는 거의 공통적으로 뇌 전두전야 활동과 혈압 등 자율신경 활동이 진정되는 현상을 관찰할 수 있었으며, 이를 통해 신체가 생리적으로 안정된다는 사실을 알 수 있었다. 그리고 이러한 사실은 단독의 감각 자극에서도 자연과 접촉함으로써 인체가 본래 지니고 있는 자연적인 모습에 가까워져서 안정적인 상태가 되는 것으로 볼 수 있다.

그러나 유일하게 벗꽃을 볼 때에는 예외의 반응을 보였다. 만개한 벚나무를 보았을 때 뇌 전두전야 활동 및 맥박수 등의 상승효과가 관찰되었고, 심장이 두근거리는 상태가 되었다. 이러한 현상은 벚꽃이 가진 화려함이 피험자의 생리기능을 자극시킨 것으로 추측할 수 있다.

기요사토(清里)에서 녹음한 시냇물 소리나 휘파람새, 뻐꾸기 소리 등 몇 가지 산림이 내는 소리를 눈을 감고 듣게 하여 인체의 생리적 반응을 측정하는 실험을 했다. 시각 자극 실험과 마찬가지로 전두전야와 교감신경 활동이 진정되는 효과를 관찰할 수 있었고, 이를 통해 인체가 생리적으로 안정된다는 사실이 밝혀졌다. 그러나 재미있는 사실은 피험자 자신이 마치 진짜 산림 속에 있다고 생각한 경우는 피험자의 인체가 생리적으로 크게 안정되는 효과가 있었던 반면, 산림이 내는 소리에 관심이 없거나 혹은 시냇물 소리를 듣고 화장실을 연상한 피험자에게서는 릴랙스 효과가 나타나지 않았다는 점이다. 이를 통해 같은 자극이라도 개인이 받아들이는 방식에 따라 그 효과가 달리 나타나는 것으로 보아 개인이 지니고 있는 가치관이 중요하다는 사실이 드러났다.

9) 세계의 산림치유 현황(세부 내용은 제2부 〈칼럼 1〉 참조)

2007년 핀란드에서 산림환경과 건강 특별위원회의 킥오프 미팅이 개최되었다. 이 특별위원회의 코디네이터이며 핀란드 산림연구소장인 라이티오 교수는 최근 영국을 중심으로 유럽 지역에서 '산림환경과 건강'에 대한 관심이 급격히 높아지고 있다고 전했다. 유럽의 22개국이 참가하여 2004년부터 COST(European Cooperation in the field of Science and Technical Research) 프로젝트 가운데 하나로 〈산림, 목재와 건강Forest, Trees and Human Health and Wellbeing〉이 실시되고 있다. 2008년에 종료되는 이 프로젝트를 실질적으로 계승하고 유럽 내에서의 움직임을 세계에 확대시키고자 하는 것이 2007년 특별위원회를 개최한 배경 가운데 하나였다.

일본에서는 1982년 임야청에서 〈산림욕 구상〉을 발표하였고, 2004년에 조성된 〈산림테라피 기지 구상〉에 따라 (독)산림총합연구소와 치바 대학이

COST
(European Cooperation in the field of Science and Technical Research)
유럽 연구자들의 제휴를 지지하기 위한 프로그램으로 EU가 경제적으로 지원하고 있다.

(사)한국산림치유포럼
산·관·학 공동체로 산림
치유를 추진하는 것을 목
적으로 조직된 학회다.

중심이 되어 '산림환경과 건강'에 관한 과학적 자료들의 수집과 축적이 이루어지고 있다. 이와 같은 움직임은 한국에도 확산되어 2005년 (사)한국산림치유포럼[●]이 설립되었다.

본 회의에서 일본은 〈산림환경과 건강-일본에서의 실천 소개Forest and Human Health-Introduction of Practice in Japan〉라는 주제로 강연을 하였고, 이를 통해 〈산림테라피 기지 구상〉에 따른 산림치유 기지를 인정하는 구조나 인정을 위한 생리적 실험방법과 결과를 소개했다. 인체는 도시에 비해 산림 내에서 안정 상태가 되며, 이때 부교감신경이 활성화되며 스트레스 상태일 때 활성화되는 교감신경이 억제되고 스트레스 호르몬 농도나 맥박, 혈압이 낮아지는 현상이 나타나는데, 본 회의에서 이러한 연구 자료들을 발표하여 높은 관심을 모았다. 일본 외의 참가국에서는 산림환경과 건강에 관해 실제로 생리적인 연구를 실시한 예가 없었기 때문에 특히 강한 인상을 남겼다. 앞으로도 다른 나라와의 공동 연구에 관심을 갖고 일본이 보유하고 있는 자료들을 적극적으로 세계에 알릴 필요가 있다.

_ 미야자키 요시후미(宮崎良文)

제 2 부

세계의 산림치유

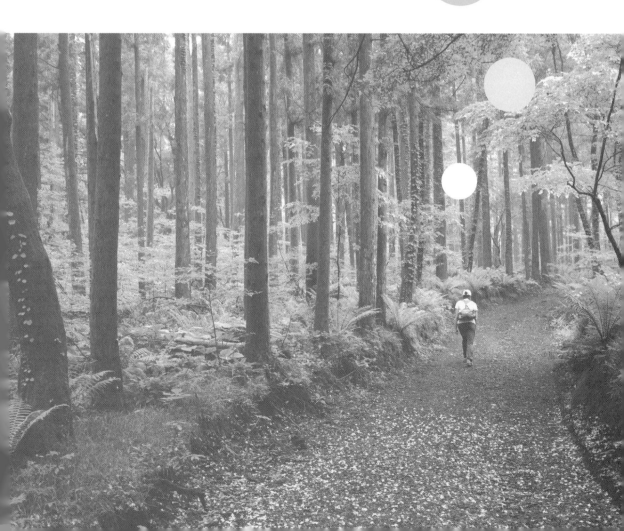

산림과 인류의 건강
– 연구 및 실천에 대한 세계적 동향

1. 최근 동향

최근 생물 다양성이나, 기후 변동과 인류의 건강과의 관계에 대한 논의가 국제적으로 큰 주목을 받고 있다. 현재 이러한 문제에 관련된 국제적인 신규 프로젝트가 실시되고 있다. 한 예로 〈세계적인 환경 변화와 인류의 건강(GEC & HH)〉 프로젝트를 들 수 있는데, 이 프로젝트는 세계적인 환경 변화가 초래한 건강 리스크에 관한 연구 및 적응전략의 개발에 초점을 맞추고 있다.

건강과 생물 다양성에 관한 국제공동신규구상(Cooperation on Health & Biodiversity:COHAB)은 '생물 다양성과 사람들의 건강 복지와의 관계에 대한 의식과 정책 사이의 괴리에 대응하는 것'에 힘을 쏟고 있다. 또한 국제개발, 생물 다양성 보전, 공중위생에 관한 기존 활동의 지원, UN 밀레니엄 개발 목표 달성을 위한 뼈대 만들기를 목적으로 하고 있다. 유럽 신규구상의 예로는 산림, 수목, 인류의 건강 복지에 관한 연구 네트워크(COST Action E39)

가 있다. 이 네트워크는 유럽 사람들의 건강 복지에 대한 자연환경의 혜택을 널리 알리는 것과 산림이나 수목이 지닌 인체 건강과의 연관성을 설명하거나 이에 대한 평가를 개선하는 것이 목적이다. 이 밖에도 UN에서 시행하는 다양한 프로젝트나 산하기관 같은 건강과 환경의 연관성을 연구하는 상설 국제기관과 연구기관이 다수 존재한다.

2. 국제산림연구기관연합 IUFRO

국제산림연구기관연합(IUFRO)은 이러한 국제적인 활동과 논의에 기여하기 위해, 산림과 인류의 건강에 관한 '산림환경과 건강 특별위원회'를 발족시켰다. 이 특별위원회는 산림이 인류의 건강에 미치는 영향을 좀 더 세계적인 규모로 검토하기 위해 설립되었다. 의료 전문가와 산림 전문가와의 대화를 촉진하고, 생물 다양성, 기후변화, 건강에 관한 국제적 논의에 산림 전문가의 참가를 촉구하는 일에 힘을 쏟고 있다.

이 산림환경과 건강 특별위원회는 산림과 인류의 건강에 관한 과제를 연구하는 일, 인체에 대한 산림의 건강 증진 효과를 활용하는 일, 산림에 관련된 건강상의 위험을 관리하는 일에 목적을 두고 있다. 즉, 산림이 인류에게 가져다주는 건강에 관한 혜택과 위험이라는 두 가지 관점을 주시하고 있는 것이다. 인체에 대한 산림의 건강 증진 효과로는 사람이 자연환경에 접촉함으로써 얻을 수 있는 신체적, 정신적 효과가 있다. 산림에서 얻을 수 있는 또 다른 건강 관련 혜택은 의약품, 영양보조식품, 산림 내 식물, 약용식물 등에 의한 건강 증진 효과와 생활환경 개선 효과를 들 수 있다. 한편 산림이 인류에게 가져다주는 건강에 관한 위험으로는 산림 벌채나 산림 생태계 파괴에 의한 새로운 질병의 확대, 산림에 관련된 리스크가 포함된다.

3. 산림의 효과와 리스크

산림환경은 다양한 면에서 사람들의 정신적·신체적 건강 향상에 도움을 주고 있다. 예를 들면 산림은 스트레스를 경감시키고, 정신적 피로를 풀어주는 데 도움이 된다. 즉, 산림은 인체에 대해 심리적 및 신체적으로 높은 재활 효과가 있다. 이러한 산림의 인체에 대한 건강 증진 효과는 특히 일본에서 광범위하게 연구되고 있다.

산림욕이 인간의 NK세포 수를 늘리고, 항암단백질도 증가시키며 코티솔 수치를 저하시킨다는 결과는 일본에서 실시한 실험을 통해 얻은 것이다. 세계 각지에서 발견된 많은 연구 결과를 보면 도시환경과 비교하여 자연환경은 사람들의 기분·집중력·업무능률을 개선시키는 효과가 있고, 스트레스가 많이 발생하는 상황이나 주의가 요구되는 상황 속에서 생활하는 도시인들에게 인체의 생리기능에 좋은 변화를 일으킨다는 것을 알 수 있다. 이를 통해 도시환경과 비교했을 때 자연환경 속에서 인체의 혈압, 심장박동수, 피부 전도율, 근육의 긴장 정도가 낮아진다는 사실이 드러났다. 북미에서 실시된 조사에서는 자연환경 속에서 활동하는 것이 주의력결핍 과잉행동장애(Attention Deficit and Hyperactivity Disorder : ADHD)의 증상을 완화시킨다는 효과가 보고되고 있다. 또한 산림욕은 스트레스 등의 심리작용에 의한 질환을 예방함과 동시에 탈진증후군이나 우울증 등의 질환을 치료하는 데도 유용하다. 산림욕은 사람의 감성을 안정시키고, 인지능력이나 다른 사람과의 관계를 개선시키며 신체 건강을 증진시키는 작용을 한다.

체중 과다와 운동 부족은 도시인들에게 심각한 문제가 되고 있다. 아름다운 자연환경은 운동 의욕을 향상시킨다는 연구 결과가 있으며, 유럽의 일부 지역에서는 자연환경 속에서 운동을 장려하는 특별 프로그램이 시작되고 있다. 한 예로 영국의 그린 짐(Green gym) 프로그램은 국민의 운동 부족

주의력결핍 과잉행동 장애(Attention Deficit and Hyperactivity Disorder : ADHD)
동등한 발달 수준에 있는 아동에 비하여 주의력과 과잉 행동의 정도가 심하게 일탈되며 그러한 정도가 장애의 진단 기준을 충족시킬 때 내려지는 진단명이다.

문제에 대한 해결책으로, 지역의 환경·원예 활동을 통하여 실외에서의 운동 기회를 제공하고 있다.

산림에는 의약품과 건강보조식품으로 활용할 수 있는 원료가 풍부하다. 수목이나 식물의 추출물에는 폴리페놀(polyphenol, 플라보노이드·페놀산·타닌 등), 식물성 에스트로겐(estrogen, 리그난 등), 스틸벤(stilbene), 카로티노이드(carotinoid), 스테롤(sterol) 등 다양한 생물 활성 화합물이 포함되어 있다. 이러한 식물 화학물질은 항암 작용, 항동맥경화 작용, 항산화 작용, 신경 보호 작용, 골 형성 촉진 작용 등 중요한 생물 활성을 촉진하는 효과가 있다.

최근 피톤치드의 주요 수종인 유럽소나무(Scotch pine)가 기능성 식품이나 약효 성분을 포함한 생리 활성 화합물의 원료로 재인식되고 있다. 유럽소나무의 나무껍질과 마디에서 추출되는 페놀계 물질은 강한 항산화 작용과 항염증 작용을 하는 것으로 보고되고 있다. 리그난은 항산화 작용과 항종양 작용을 하는 새로운 성분으로 주목받고 있으며, 암의 화학적 예방에 대한 가능성을 시사하고 있다. 수목에서 추출되는 영양보조식품의 예로는 치아 건강을 촉진하는 자이리톨이나 콜레스테롤 수치 저하에 유효한 시토스테롤(sitosterol) 이 있다. 산림에서 수확되는 베리(berry)류도 필수 영양소의 뛰어난 공급원이며 허클베리, 블루베리, 비루베리는 플라보노이드 성분을 함유한 것으로 알려져 있다. 플라보노이드 성분에는 항암 작용이나 항발암 작용이 있는 것으로 알려지고 있는데 이러한 효과에 대해서는 연구가 꾸준히 진행 중이다.

아시아에서는 역사적으로 오래전부터 버섯류를 약재로 이용해왔지만, 서양에서는 그 이용이 겨우 수십 년 전부터 서서히 늘어나고 있는 단계이다. 대형 균류에는 항암 성분이 있어 박테리아, 균류, 원충, 암성 세포의 성장을 저해한다. 현재 약 650종의 담자균류가 항종양 작용을 나타내는 것으로 알려져 있다. 그러나 동물 실험에서는 많은 버섯류가 항암 작용을 한다는 것

폴리페놀(polyphenol)
산화를 방지하는 기능이 있어서, 생체 내에서 항산화제로 작용하여 건강유지와 질병예방 등에 기여한다.

에스트로겐(estrogen)
난소 안에 있는 여포와 황체에서 주로 분비되며, 태반에서도 분비되어 생식주기에 영향을 주는 여성호르몬이다.

스틸벤(stilbene)
방향족화합물로의 하나로, 항말라리아·항암 등의 생리작용을 가진 것이 있어서 주목을 받고 있다.

카로티노이드(carotinoid)
동식물계에 널리 분포하고 있는 황색 내지 적색의 색소

스테롤(sterol)
동식물계에 널리 분포하는 스테로이드 골격을 갖는 알코올. 가장 잘 알려져 있는 것은 콜레스테롤이다.

시토스테롤(sitosterol)
복잡한 구조를 갖는 고리모양 알코올 중, 디지토닌과 부가화합물을 만들 수 있는 대표적인 식물스테롤이다. 콜레스테롤 흡수를 저해하는 작용이 있다.

이 입증되고 있지만, 다음 단계인 사람에 대한 항암 작용의 객관적 임상평가가 실시된 예는 매우 적다.

세계 각지에서 특히 개발도상국에서는 사람들이 고가의 의약품을 사기 어렵고 합성의약품이나 의사, 그외 의료진 또한 부족하여 산림에서 채취된 약용식물이 가장 중요한 약재의 원료가 되고 있다. 유럽에서도 합성약품보다 천연물질이 건강에 더 좋다고 생각하는 일부 사람들이 산림 내 식물을 적극적으로 이용하고 있다. 그러나 무분별한 채취로 서식지 파괴, 기후변화, 과잉 채취, 벌채 등으로 인해 많은 약용식물이 멸종 위기에 처해 있다.

산림 내 식물은 개발도상국에서 가장 취약한 집단의 식량 부족이나 영양실조 완화에 도움을 주고 있다. 이와 같은 역할을 하는 전형적인 산림 내 식물로는 과실, 나무 열매, 야자, 야생 식물의 잎·덩이줄기·뿌리, 버섯, 곤충 등이 있다. 산림 내 식물은 다른 영양 공급원이 없는 사람들에게 영양을 보충해줌과 동시에 기근, 전쟁, 가뭄 등의 상황에서 살아남을 수 있는 식량이 되기도 한다. 예를 들면 후천성면역결핍증(HIV/AIDS)에 감염되어 일을 할 수 없게 된 사람에게 산림 내 식물은 중요한 영양원이 되고 있다.

산림이 건강에 미치는 또 다른 긍정적 효과는 건전한 생활환경을 만들고, 파괴된 에코 시스템을 회복시킨다는 점이다. 산림에는 수자원을 보전하고, 폐수 처리를 촉진하여 토양의 침식을 막는 작용이 있다. 산림의 수관은 오염 물질을 정화하고 대기의 질을 개선시켜 여름에는 기온을 떨어뜨리고, 자외선 방사량을 감소시킨다. 또 산림은 소음을 줄여주는 효과도 있다.

한편 이와는 대조적으로 산림환경이 사람의 건강에 위협이 되는 경우도 있다. 말라리아와 같은 질병은 토지 매립과 이용의 변화와 깊은 관련이 있다. 많은 감염 질환의 생애주기는 병원체, 매개 동물, 사람과 관련이 있다. 매개 동물은 대부분 곤충이지만 포유동물인 경우도 있으며, 산림에는 이러한 매개 동물의 서식지가 많다. 생태계의 변화는 숙주, 매개 동물과 병원체의 생태학적 균형이나 서식지의 환경을 변화시켜, 감염 질환 발생에 영향을 미친다. 생물 다양성은 감염 질환의 심각성을 줄이는 데 효과적이다. 반대로 산림 벌채, 산림 분단화, 생물 다양성 파괴에 의한 산림 생태계의 변화가 역치(閾値)를 넘으면 감염 질환이 확산될 위험이 증가하는 경우가 있다. 새로운 감염 질환의 대부분은 열대지방에서 많이 발생하지만 라임증(Lyme disease)이나 뇌염 등의 진드기 매개성 질환은 열대지방이 아닌 지역에서 발생한다. 기후변화로 인해 이러한 감염 질환의 발생 지역이 더욱 확대될 가능성이 있다.

이 외에도 산림환경이 사람의 건강에 위협이 되는 경우는 더 있다. 예컨대 산림에는 위험한 야생동물이나 독성 과실·잎·균류 등의 물리적 위험이 존재하기 때문에 산림을 위험하고 이질적인 장소라고 생각할 수 있다. 그리고 일본의 삼나무 꽃가루처럼 수목의 개화에 의해 인체에 알레르기 반응이 나타나는 경우도 있다. 산불, 홍수, 가뭄, 토사 붕괴, 연무도 건강에 위험이 된다. 또한 산림 내 식물의 과잉 섭취는 특히 개발도상국 국민들의 영양 불균형을 초래하는 경우도 있다.

지금까지 살펴본 것처럼 산림과 인간의 건강은 긴밀하고 다면적인 연관성이 있다. 또한 사람의 건강과 산림에 관한 가능성과 과제는 지역에 따라 다양하며, 도시와 지방, 개발도상국과 선진국 모두 각각의 개별적인 가능성과 과제를 안고 있다.

라임증 (Lyme disease)
Borrelia burgdorferi이 원인균인 인수공통 전염병의 한 종류로 심할 경우 만성관절염으로 발전하고 뇌막염이 올 수 있다.

4. 산림의 가능성

산림을 의료에 활용하면 경제적인 파급 효과가 나타나 새로운 개발, 새로운 사업과 서비스가 생길 가능성이 있으며, 이는 의료비 삭감으로 연결될 가능성이 있다. 또한 산림에서 나온 건강 관련 제품이나 서비스에 의해 새로운 수입원이 창출될 수 있는 가능성도 있다. 그러나 건강 개선을 위한 산림의 적극적인 이용과 산림 관련 건강 리스크 최소화의 실현을 위해서는 이에 대한 연구와 관련 지식을 보급해야 한다. 산림의 스트레스 완화 작용은 아직 과학적으로 완전히 해명되지 않았으며, 산림에서 나오는 약효 성분이나 영양 성분 연구나 제품 개발도 미흡한 상태이다.

산림이 주는 건강에 대한 효능은 국제연합의 밀레니엄 개발 목표의 달성, 특히 기근과 빈곤, 영양실조 문제에 대한 대책 마련에 도움이 되고 있다. 그러나 기후변화나 생태계 파괴로 인해 산림과 관련된 질병이 증가하고 있어 이에 관한 대책이 필요하다. 산림이 인체 건강에 미치는 효과에 관한 연구와 지식 보급을 촉진하기 위해서는 다양한 부분, 특히 의료 전문가와 환경 전문가 간의 긴밀한 협력이 이루어져야 할 것이다.

_ 하누 라이티오(Hannu Raitio)

※ 본 논문은 제78회 일본위생학회 학술총회(2008년 3월 29일 개최)에서 실시된 〈심포지엄 : 일본·한국 및 세계의 산림욕 연구의 동향〉의 강연을 바탕으로 재구성한 것이다.

국제산림연구기관 연합의 동향

산림연구에 관한 세계에서 가장 큰 국제조직은 IUFRO이다. IUFRO에는 〈표 2.1〉에서 보는 바와 같이 여덟 개의 부회(division)가 있고 학술집회를 개최하는 것 외 다양한 활동을 한다.

IUFRO에서는 이러한 부회 외에 시사적인 문제나 여러 부회에 걸친 특정한 문제에 대해 5년 기한의 특별위원회가 수시로 활동하고 있다. 현재는 10개의 특별위원회가 활동 중이며, 그중 가장 새로운 조직으로 2007년 8월에 설립된 산림환경과 건강 특별위원회가 있다(표 2.2).

이 특별위원회의 킥오프 미팅은 2007년 8월에 핀란드에서 개최된 제6 부회의 심포지엄(그림 2.1) 회기 중에 열렸다. 제6 부회는 주로 산림 경영에 관

표 2.1 ┊ **IUFRO의 부회**(2008년 1월)

Division 1	Silviculture(조림)
Division 2	Physiology and Genetics(수목 생리와 유전)
Division 3	Forest Operations Engineering and Management(임업 공학과 경영)
Division 4	Forest Assessment, Modeling and Management(생장 평가, 모델링과 경영)
Division 5	Forest Products(임산물)
Division 6	Social, Economic, Information and Policy Sciences(사회, 경제, 정보, 정책)
Division 7	Forest Health(산림 건강)
Division 8	Forest Environment(산림 생태)

표 2.2 :: IUFRO의 특별위원회(2008년 1월)

Traditional Forest Knowledge(전통적인 산림지식의 이용)

Communicating Forest Science(열려 있는 산림 연구)

Illigal Logging and FLEGT(불법 벌채와 FLEGT(산림법 시행·거버넌스와 무역))

Improving the Lives of People in Forests(산림에서 생활하는 사람들의 생활수준 향상)

Forest Science-Policy Interface(산림 과학과 정책의 인터페이스)

Forests and Water Interactions(산림과 수분의 상호작용)

Forests and Carbon Sequestration(산림과 탄소 고정)

Forests and Genetically Modified Trees(산림과 유전자 조작 수목)

Endangered Species and Nature Conservation(멸종 위기종과 자연보호)

Forest and Human Health(산림환경과 건강)

한 분야를 다루었고, 심포지엄의 주제는 '통합적 경영을 위한 통합적 과학 (Integrative Science for Integrative Management)'이었다. 본 회의에서는 바이오 매스 에너지에 대한 주제부터 산림 레크리에이션, 환경정책, 지속적인 산림 경영, 그리고 젠더(gender)와 산림(산림 경영은 옛날부터 남성에 의해 이루어지고 있지만, 여성에게도 기회가 열려야 한다는 발표 등), 산림 논리(forest ethics, 목재 생산과 산림 보전의 균형에 관한 발표 등)까지 21가지 분야별로 활발한 논의가 이루어졌다.

산림환경과 건강 특별위원회의 코디네이터는 핀란드 산림연구소(Finnish Forest Research Institute)의 소장인 라이티오 교수(〈그림 2.2〉의 오른쪽 첫 번째) 이다. 라이티오 교수는 최근 유럽에서는 특히 영국을 중심으로 '산림환경과 건강'에 대한 관심이 급격히 높아져서 COST 프로젝트 E39로서 유럽 22개국 이 참가하는 〈산림, 나무와 건강, 삶의 질 Forest, Trees and Human Health and Wellbeing〉 프로젝트가 2004년부터 실시되었다고 전했다. 2007년 핀란드에 서 특별위원회를 개최한 것은 2008년에 종료되는 이 프로젝트를 실질적으로 계승하고 유럽 내에서의 움직임을 전 세계적으로 확대시키고자 하는 데 목적이 있었다.

한편 일본은 2004~2006년에 실시한 농림수산청 대형 프로젝트인 〈산림계 환경요소가 초래하는 사람의 생리적 효과의 해명〉, 2004년부터 시작된 〈산림테라피 기지 구상〉 및 과학연구비보조금기반(S) 〈생리인류학 체계화 시도〉(2004~2008년)를 통해 산림환경과 건강에 관한 과학적 데이터를 축적하였다. 일본에서 시작된 이와 같은 움직임은 한국으로도 확산되어, 한국에서도 (사)한국산림치유포럼이나 '힐리언스'가 설립되었다.

산림환경과 건강 특별위원회는 일본과 한국이 현재 활동하고 있는 일들

힐리언스
힐링(healing)과 사이언스(science)를 합하여 만든 조어로 산림 속에 위치한 요양센터다.

그림 2.1 :: 산림치유 관련 심포지엄

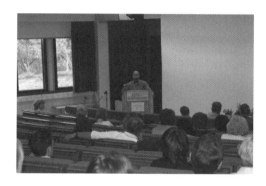

그림 2.2 :: 라이티오 교수(환영만찬에서 사진 오른쪽)

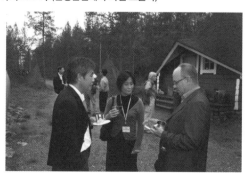

을 세계에 알리고 국제적인 제휴를 맺기 위한 좋은 기회가 될 수 있다. 또 유럽의 입장에서도 일본을 시작으로 유럽과 미국 이외의 나라가 참가하는 것은 이 활동을 세계적인 수준으로 확대시켜나갈 수 있는 좋은 계기가 될 수 있다.

산림환경과 건강 특별위원회의 킥오프 미팅에서는 우선 라이티오 교수의 개회사 후, IUFRO의 전 회장인 핀란드의 세플리트라(Sepälä) 교수의 IUFRO 에서의 특별위원회의 위치에 대한 일반적인 해설이 있었다. 이어서 미국 버지니아 주립대학의 셀린(Selin) 교수, COST E39의 부위원장인 영국의 생스터(Sangster) 교수가 미국과 EU에서의 활동을 소개하였다. 미국에서는 아이들의 심각해지는 비만 문제에 대한 대책으로 아이들을 산림을 비롯한 자연 속으로 이끄는 것을 고려하고 있다고 전했다. 또한 COST E39는 2008년에 최종 보고서를 내는 동시에, 구체적으로 활동에 참가한 국가에서는 각 국가별 보고서도 제출하기로 했다. 그 후 라이티오 교수가 산림환경과 건강 특별위원회의 개요를 설명하는 강연을 하였다.

이 특별위원회의 목적은 크게 나누어 첫째 산림에 의한 건강 효과의 이용 (Maximizing health benefits of forest)과, 산림과 연관된 건강 리스크 관리 (Managing health risks connected with forest)의 두 가지 영역에 대해서 대처하는 것, 둘째 산림 분야만이 아니라 건강에 관련된 다른 분야의 연구자나 행정 관계자, 경제학자 등 다양한 영역의 전문가의 제휴를 더욱 깊게 하는 것이라고 설명하였다.

일본에서는 미야자키 요시후미, 박범진, 스네츠쿠 유코가 〈산림환경과 건강-일본에서의 실천 소개〉라는 강연을 열어 〈산림테라피 기지 구상〉에 입각한 산림치유 기지와 로드의 인증 구상이나 생리적 실험방법과 그 결과를 소개했다(그림 2.3). 특히 도시에 비해 산림에서는 생리적으로 릴랙스가 되었을 때 높아지는 부교감신경 활동이 활성화되고 스트레스를 받을 때 높아지

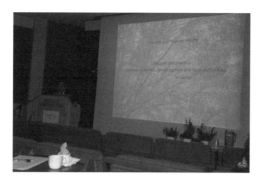

그림 2.3 ░ 산림환경과 건강 – 일본의 실천 사례 소개 강연

는 교감신경 활동이 억제되며, 스트레스 호르몬의 농도나 맥박수, 혈압이 낮아진다는 사실을 나타내는 자료를 발표하였으며 이에 대한 청중의 관심도 높았다. 일본 이외의 참가국에서는 산림과 인체의 건강에 대해 실제로 생리적 연구를 실시한 예가 없고 사람들이 어떠한 숲을 좋아하는지 등에 관한 설문조사나 개념적 논의들만이 있었기 때문에, 생리적 변화에 대한 자료 발표는 청중들에게 강한 인상을 주었다.

킥오프 미팅이 끝난 후에는 산림환경과 건강 특별위원회의 운영위원회가 열렸다. 운영위원회에서는 우선 핀란드 산림연구소의 간행물에 산림환경과 건강에 관련된 각국의 노력을 특집기사로 싣기로 결정하였다. 또 최종 성과로 '산림환경과 건강'에 관한 문제점이나 핵심을 지적하고, 앞으로의 연구 프로젝트 입안으로 연결되는 보고서를 제출하기로 목표를 정하였다. 이러한 작업을 통해 앞으로 5년간 IUFRO 내에서도 '산림환경과 건강'이라는 새로운 영역에 관하여 국제적인 활동과 협력을 강화할 것을 확인하고 제1회 운영위원회를 마쳤다.

다음 해인 2008년 4월에는 모로코의 마라케시에서 제2회 운영위원회 및

'산림환경과 건강에 관한 세미나'가 산림환경과 건강 특별위원회 주최로 열렸다. 산림환경과 건강 특별위원회의 회원 외에도 회의, 세미나 모두 자유롭게 참가할 수 있는 기회를 제공하여 아프리카 각국의 대학, 정부 관계자나 IUFRO 이사도 다수 참가하였다.

운영위원회에서는 우선 코디네이터인 라이티오 교수가 2007년 활동 보고를 했다. 건강과 생물 다양성에 관한 국제공동신규구상의 대표인 케츠 (Kretsch)는 국제연합이나 그 외의 국제기관에 대한 '건강과 생물 다양성에 관한 국제공동신규구상'의 정보 제공 루트의 확립과 관련한 설명을 하였다. 당시 산림환경과 건강 특별위원회도 제휴를 맺어 국제기관에 어필할 수 있도록 하자는 제안이 나왔다. 다른 의견으로는 시민운동으로서의 접근방법으로 각종 미디어를 이용한 광고 활동의 중요성이 지적되었다. 산림환경과 건강 특별위원회의 회의 등의 정보는 홈페이지(http://www.iufro.org/iufro/)에서 볼 수 있다.

2008년 4월에 실시된 세미나에서는 IUFRO 회장의 강연에 이어 산림환경과 건강 특별위원회 부대표인 루시(Rousi) 박사가 발표하고, 전술한 COHAB나 국제임업연구센터(Center for International Forestry Research：CIFOR) 등 다른 국제기관도 각각 '산림환경과 건강'에 관한 활동을 소개했다. 일본에서는 일본의학대학의 리 게이 교수가 〈일본에서의 산림의학 동향Forest medicine trend in Japan〉이라는 제목으로 강연을 실시했다. 의학적 방법을 이용하여 산림욕이 면역기능을 증강시킨다는 사실을 밝힌 연구를 소개하고 그에 대한 검토가 진행되었다. 산림환경과 건강 특별위원회의 창설 소식을 들었을 때는 멀리 떨어진 다른 나라에도 일본처럼 산림치유에 관심을 가지고 있는 그룹이 있다는 사실이 놀라웠다. 하지만 참가국의 대부분이 이른바 '스트레스 사회' 속에서의 다양한 문제를 지니고 있으며, 산림과 자연에서 문제 해결의 실마리를 찾으려고 노력하고 있다는 사실을 확인할 수 있었다. 또한 앞으로도 각국과의 정보교환, 제휴를 더욱 강하게 이끌어나가면서 연구를 추진해가는 일이 필요하다는 것을 느낄 수 있었다.

마지막으로 산림환경과 건강 특별위원회를 포함한 아시아와 세계의 산림치유 연구 동향을 다룬 심포지엄을 소개하겠다. 〈일본·한국 및 세계의 산림욕 연구동향〉 심포지엄이 2008년 3월, 제78회 일본위생학회 총기 회기 중에 개최되었다. 본 심포지엄은 위생학회 회원인 의학 분야의 연구자, 의사와 산림 분야의 연구자로 구성되어 있고, 산림환경과 건강 특별위원회가 목표로 하는 '산림 분야의 연구자와 건강에 관련된 다른 분야의 전문가와의 대화'가 일부 실현되는 장이라고도 할 수 있다.

본 심포지엄은 핀란드에서 초대된 라이티오 교수의 〈산림환경과 건강-연구 및 실천의 세계적 동향Forest and Human Health-Global issues in research and practice〉이란 제목의 강연으로 막이 올랐다. 라이티오 교수는 우선 "핀란드 산림연구소 역사상 소장이 의학계의 심포지엄에서 강연을 한다는 것은 처음 있는 일이며, 이를 매우 영광스럽게 생각한다"는 인사말을 시작으로, 산림이 인간에게 주는 공익과 위협을 자세하게 설명한 뒤 산림환경과 건강 특별위원회의 활동을 COST E39와 〈건강과 생물 다양성에 관한 국제 공동신규구상〉 등의 국제적 계획과 관련을 지어 소개하였다. 회의장에서는 핀란드의 의료보험 제도에 산림치유가 도입될 가능성 등에 대한 질문이 있었고, 라이티오 교수는 특별위원회가 정책 결정 기관에 제기할 수 있는 방법을 모색 중이라고 답했다.

한국에서 초대된 국립 충북대학교의 신원섭 교수는 한국에서의 산림치유의 기초 개념을 확립하고 학술 연구 단체인 (사)한국산림치유포럼 설립에 참여한 산림치유 연구의 일인자로, 강연에서 일본의 임야청에 해당하는 한국 산림청의 〈건강에 좋은 산림 만들기〉 프로젝트, 한국산림업연구원이 주도하는 〈건강에 좋은 산림 만들기 가이드라인〉과 〈복수의 질환에 대한 임상

프로그램 개발〉 연구 프로젝트를 소개하였다. 한국은 일본과 거리가 가깝고 산림치유 연구의 동향도 일본과 유사한 부분이 많다. 앞으로 아시아에서의 산림치유 연구는 일본과 한국의 연계를 중심으로 진행될 것이라고 생각한다.

일본이나 한국에서는 산림치유 연구가 의학 분야를 비롯하여 다른 분야로까지 서서히 확대되는 움직임이 일고 있다. 산림환경과 건강 특별위원회에 관련되어 있는 아시아, 유럽, 미국 등 세계 각국에서도 틀림없이 이와 같은 움직임이 일어날 것이다. 앞으로 다른 나라와의 공동 연구에 관심을 두고 일본이 보유하고 있는 자료들을 세계에 적극적으로 알릴 필요가 있다.

_ 스네츠쿠 유코(恒次祐子), 박범진(朴範鎭), 미야자키 요시후미(宮崎良文)

독일의 기후의학과
이를 활용한 일본의 산림치유

독일에서는 전통적으로 다양한 자연요법의 연구·실천이 활발하게 이루어져 왔다. 여기서는 과거부터 현재까지 뮌헨 학파가 이룬 업적에 근거하여 독일의 기후의학(medical climatology) 과 이에 관련된 자연요법에 대한 기초적 사항과 실천에 대해 간략하게 설명할 것이다. 그리고 계절이나 지형 변화가 심하고, 기후적·지리적으로 산림의 혜택을 입은 일본의 특성과 이를 활용한 앞으로의 자연요법 실천에 대해서 기술하겠다.

**기후의학
(medical climatology)**
기후와 질병과의 관계를 연구하는 학문 분야의 하나로 질병기후학 또는 의학기후학이라고도 한다. 기상병, 계절병, 풍토병 등이 주요 연구 대상이다.

1. 기후환경이 사람의 건강에 미치는 영향

우리를 둘러싼 장기적이며 평균적인 대기 상태인 기후는 심신에 여러 가지 영향을 미치는 것으로 알려져 있다. 어느 특정 장소를 특징짓는 기후환경은 지리적 위치(위도, 해발 고도, 해양·산악과의 위치 관계), 기압 배치, 해류,

식생, 인위적인 토지 이용·개발 등의 모든 조건에 의해 결정된다. 기후의학적 입장에서는 기후환경을 해양성 기후, 저지(低地) 기후, 중산지(中山地) 기후, 고산지 기후로 구분할 수 있다. [1~3)]

해양성 기후, 중산지 기후, 고산지 기후에는 각각 신체에 자극을 주는 활성화 요소와 단련을 위한 자극성 요소, 부하(負荷)를 제거 혹은 경감시키는 보호성 요소가 존재한다. 그렇기 때문에 기후요법의 입장에서 효과가 있는 것과 금기시되는 것이 기후마다 다르다.

일본의 저지 기후는 기온·습도가 높고, 그 지리적 분포가 오사카 시와 그 근교 지역이기 때문에 대기오염 물질이나 곰팡이·진드기·꽃가루 등의 알레르겐(allergen) 농도도 높다. 저지 기후는 인체에 대한 부하성 요소가 많아 요양처로는 부적절하다. [1, 2)]

해양성 기후의 자극적인 성질로는 강풍, 저온, 강한 자외선을 들 수 있으며 신체단련과 신체기능 향상에 적당하다. 또 공기에 알레르겐과 대기오염 물질이 적은 점, 찌는 듯이 더운 날이 없는 점, 적당한 온도가 유지되는 점 등은 보호성 요소에 속하는 것이어서 호흡기능 개선이나 기도와 피부에 대한 알레르기 반응을 완화하고 순환기계 부담을 줄이는 데 효과적이다. 다만 위독한 심장질환이나 중증위부전 등의 중증 질환, 발열, 급성 감염질환, 전신 홍반성 루프스(Systemic Lupus Erythematosus) 등 광선에 의해 악화되는 피부질환에는 부적절하기 때문에 주의해야 한다. [1, 2)]

중산지 기후에서는 산의 경사면 혹은 조금 높은 산이나 구릉 등의 지형에서 치유 효과가 있다. 특히 산림의 존재 여부에 따라 큰 특징이 드러나는데 주로 보호싱 요소가 지배적이다. 이 기후 분포 지역은 대략 해발 300~1,000m 고도의 지형이다. 열적 부하가 적다는 점, 깨끗한 공기가 존재한다는 점, 산과 계곡에서 바람이 순환되어 나타나는 냉각 효과가 있다는 점, 고지대에서 안개 발생이 적다는 점 등을 특징으로 들 수 있다. 이러한 특징

알레르겐
(allergen)
알레르기 반응에 관여하는 항원이다. 체내에 알레르겐이 침입하면 이것에 대하여 항체가 만들어지고, 그 후 다시 동일한 알레르겐이 체내에 들어왔을 때에 알레르기반응을 일으킨다.

전신 홍반성 루프스
(Systemic Lupus Erythematosus)
만성 염증성 자가면역질환으로 결합조직과 피부, 관절, 혈액, 신장 등 신체의 다양한 기관에 증상이 나타나는 경미한 경우가 있는가 하면 생명을 위협하는 심각한 합병증이 동반되는 경우도 있다.

들은 다른 지형과는 별도로 존재한다고 볼 수 있는 전형적인 숲 속 기후로 인체 보호와 부담을 줄여주는 데 효과적이다. 산림의 식생이 상록수 중심인지 낙엽수 중심인지에 따라 세부적인 내용이 달라지기는 하지만, 일반적으로 숲 속에서는 기온의 연교차와 일교차가 적고, 여름의 가장 더운 시기를 제외하고는 찌는 듯이 더운 날이 없다. 또 수목이 있으므로 비와 바람, 태양광 등은 약해지고 식물에서 발산되는 수증기에 의해 적당한 온도가 유지되며 공기가 맑다. 산림 속은 조용하며 방향 성분으로 가득 차 있다. 이와 같은 특징을 가진 중산지 기후는 연령이나 질환 유무에 상관없이 폭넓게 이용될 수 있다. 우선 질병의 회복기, 순환기계 질환, 운동 부족, 비알레르기성 기도질환에 효과가 있다. 다만 숲에는 꽃가루·곰팡이·진드기 등의 알레르겐이 존재하기 때문에 알레르기성 천식이나 꽃가루 알레르기가 있는 사람에게는 중산지 기후의 숲이 부적절하다. 계곡풍에 의해 도시의 산업 활동에서 생기는 대기오염 물질이 유입되는 경우가 있기 때문에 호흡기질환자는 주의할 필요가 있다.[1, 2]

해발 약 1,000m 이상의 고산지 기후(요양에 적당한 고도는 해발 약 3,000m정도가 상한선이라고 알려져 있다.)는 대기오염 물질이나 알레르겐이 적고 공기가 청정하고, 습도가 낮으며, 무덥지 않은 것이 보호성 요소로 작용한다. 한편 낮은 산소 분압, 강한 자외선, 높은 태양광 조도, 저온 및 강풍은 자극성 요소가 된다. 고산지에서 산소 분압이 낮은 상태에 적응하는 것은 지구력 훈련을 실시하는 것과 동등한 효과를 얻을 수 있고, 단련이나 신체 기능의 향상에 적당하다. 고산지 기후는 알레르기성·비알레르기성에 상관없이 피부질환·기도질환, 운동 부족, 골다공증, 계절성 우울증 등에 효과가 있고, 급성이나 중증을 제외한 순환기계 질환에도 효과적이다. 하지만 급성 혹은 중증의 환경기계 질환, 감염질환, 정신신경질환, 전신 홍반성 루프스처럼 햇빛에 심하게 노출되어 악화된 피부질환 등에는 부적절하다. 또한 심장질환 환자와 고령자가 약 2,000m 이상에서 활동하는 일은 금기시된다. 또 증기압이 낮아 수분의 증산(蒸散)이 일어나기 쉽기 때문에 고산지대에서는 충분한 수분 공급이 중요하다. 더욱이 케이블카를 타고 단시간에 표고차를 극복하는 경우에는 부정맥이 발생할 가능성이 있으므로 중년 이상의 연령에 해당하는 사람들은 주의가 필요하다.[1, 2]

2. 기후 노출 방법

기후요법을 효과적으로 시행하기 위해서는 사람의 신체를 몇 주간 매일 정해진 시간 동안 적당한 조건의 기후에 노출시킬 필요가 있다. 고전적으로는 기후지형요법, 냉기와상(冷氣臥床)요법, 일광요법, 외기욕(外氣浴)의 네 가지 방법이 있지만, 의복을 입지 않은 상태에서 실시하는 외기욕은 제2차 세계대전 중에 금지되었기 때문에 그 후로는 쇠퇴하였다. 현재는 주로 기후지형요법과 냉기와상요법, 일광요법의 세 가지 방법이 이용되고 있다.[1, 2]

모든 기후요법은 부하적인 환경 조건으로부터의 신체를 보호하거나 부하의 경감 및 자연환경 요소에의 적응이라는 두 가지 관점에 기초를 두고 있다. 일반적으로 대기오염 물질이나 알레르겐이 적은 청정 공기가 있다는 점, 무덥지 않은 점, 오염된 공기가 체류하기 쉬운 기온 역전 현상의 출현 빈도가 낮은 점들이 부하가 경감되기도 하는 보호성 요소이다. 한편 강한 자외선, 낮은 산소 분압, 강한 바람, 낮은 기온은 자극성 요소이다. 그러나 그때의 종합적인 기후 상황, 개개인의 감수성 상태, 기후에 노출되는 방법 등에 따라 자극성 요소가 보호성 요소로 혹은 보호성 요소가 자극성 요소로 바뀔 가능성도 있다.[1, 2]

기후요법에서 보호 혹은 부하 경감을 실현하기 위한 방법에는 몇 가지가

외기욕(外氣浴)
피부나 점막에 공기의 자극을 주어 혈액순환이나 체온조절 등에 좋은 영향을 미치고, 신진대사를 증진시켜 피부나 점막을 튼튼하게 하기 위해 시행하는 요법이다.

있다. 예를 들면 기도에 가는 부담을 줄이거나 알레르기 반응을 약하게 할 목적으로 대기오염이나 알레르겐이 적은 해안 근처나 고산지 등에 머물거나, 오염된 공기가 장기간에 걸쳐 체류하기 쉬운 기온 역전 현상이 나타나는 지역에서 중산지의 구릉이나 고산지로 이동하는 것은 효과가 있다. 혹은 화분병 환자가 알레르기 반응을 나타내는 식물의 개화기에 그러한 환경에 잘 노출되지 않는 해변이나 도서에 머무르는 것도 증상을 완화시킨다.[1, 2]

반면에 고온다습한 기후에서는 체외로의 열 방출이 어렵기 때문에 어떠한 경우에도 적합하지 않다. 보호성 기후 폭로(曝露, 신체를 기후에 노출시키는 일)와 자극성 기후 폭로 모두 열적 부담을 피하기 위해서 무더위가 없는 장소를 기후요법지로 선택해야 한다.[1, 2]

한편 '자극성 요소를 활용한 자연환경 요소에 대한 적응'이라는 관점에서 산소 분압이 낮은 장소에 대한 적응과 함께 열적 적응 과정, 특히 한랭에 대한 적응은 매우 중요하다. 해안이나 산악의 자연 바람은 변화가 많고 인공 바람처럼 균일하지 않아서 냉수용기가 온도에 익숙해지기 어렵기 때문에 한랭 적응에는 적당하다고 할 수 있다.

1) 기후지형요법

지형요법은 자연의 지형을 활용한 운동요법이다. 산악로, 하이킹 로드, 해안의 산책로 등을 활용하여 지구력, 근력, 조정력을 증강시키고 실외에서 신체를 움직임으로써 심리적으로 긍정적인 효과를 얻는 것을 목적으로 하는 예방의학적 요법이다. 산지에서의 워킹은 물론, 모래밭에서의 노르딕 워킹, 걷는 스키 등의 활동도 지형요법의 일부이다. 일본에도 정착한 걷기운동이나 조깅 등도 경로의 경사도, 기온, 일조 등의 조건을 매개 변수로 설정하여 개개인에게 적당한 열부하나 에너지 소비를 양적으로 계산한 뒤 실시한다면 보다 안전하고 효과적일 것이다.

조정력
자세를 조정하여 밸런스를 맞추는 능력 및 운동을 기밀하고 세밀하게 하는 능력을 일컫는다.

이 지형요법에 체재지에서의 기후에 대한 노출을 더한 것이 기후지형요법이다. 신체는 지형요법 등의 운동요법을 실행하는 도중에도 요법지의 기후 환경에 의한 영향을 항상 받는다. 따라서 요양에 적합한 기후 조건을 가진 요법지(療法地)를 골라 지형요법을 실시하면 노출되는 기후에 인체가 적응 반응을 나타내며, 이로 인한 기후와 인체의 상호작용 효과가 발생한다. 이러한 경우 지형요법 단독으로 시행하는 경우보다 운동의 효과가 한층 더 증강되기 때문에 기후에 의한 치료와 건강 증진 효과를 기대할 수 있다. 폭로대기(曝露大氣)운동요법이라는 관점에서 보면 일반적으로 고온에서는 신체가 많은 에너지를 소비하기 때문에 요양에 적당하지 않고, 류머티즘 질환 등 특수한 경우를 제외하면 한랭한 대기 상태를 유지하는 것이 중요하다.[1, 2]

한랭한 대기나 냉수에서 얻을 수 있는 차가운 자극(냉자극)은 피부 혈관을 수축시켜 체내의 열 손실을 막아주며, 신체를 한랭한 기후에 노출시킨 후에 냉자극을 제거하면 혈관이 확장되고 혈류량이 증가하여 피부 온도가 상승한다. 그리고 이와 같이 냉자극에 노출되어 있는 동안 피부 혈관의 수축·확장 반응 속도가 빨라지게 되는데 이를 냉순응이라고 한다. 냉순응이 일어나면, 역치가 저하되어 냉자극에 반응하기 쉬워지고, 피부나 기도 점막의 혈류량이 증가한다. 또한 근혈류량도 증가하여 전신의 대사도 높아진다. 그 결과 심박출량(cardiacoutput)은 증가하고 심장박동수가 감소하여 지구력 트레이닝을 실시한 경우와 같은 효과를 얻을 수 있게 된다. 다만 발과 목 뒤쪽에서 좌우의 견갑골(어깨뼈)에 해당하는 부분(승모근 영역)을 식히는 것이나 냉기를 직접 흡입하는 것은 기도 점막의 온도를 저하시켜 바이러스의 침입과 증식을 쉽게 만들기 때문에 주의해야 한다.[1, 2]

기후지형요법에서는 주로 요법지의 한랭한 대기를 냉자극으로 활용한다. 냉자극을 측정하는 매개변수로는 예상온열냉감지수(Predicted Mean Vote :PMV)가 이용된다. 예상온열냉감지수는 팽거(Fanger)가 신체의 열적 쾌적감

심박출량
(cardiacoutput)
1분 동안 심장이 박출하는 혈액량

표 2.3 :: 환경 온도의 주관적 평가[4]

PMV의 적용범위		PMV의 7단계 평가 척도		
PMV	−2<PMV<+2	+3	hot	덥다
대사량	0.8~4met	+2	warm	따뜻하다
착의량	0~2clo	+1	slightly warm	약간 따뜻하다
공기 온도	10~30℃	0	neutral	느낌 차이가 없다
평균 방사 온도	10~40℃	−1	slightly cool	약간 시원하다
평균 풍속	0~1m/s	−2	cool	시원하다
상대 습도	30~70%	−3	cold	춥다

에 영향을 주는 요소인 실온, 평균 방사 온도, 상대 온도, 평균 풍속, 재실자의 착의량, 작업량 등을 변수로 하는 쾌적 방정식에서 도출한 체감 지표이다. 사람의 주관적인 온도 평가를 춥다(−3), 시원하다(−2), 약간 시원하다(−1), 느낌 차이가 없다(0), 약간 따뜻하다(+1), 따뜻하다(+2), 덥다(+3)의 7단계로 표시하고 있다(표 2.3[4]).

ISO 7730(1994년)에는 쾌적 범위가 −0.5<PMV<0.5로 정해져 있고, 기온 지형요법은 PMV척도로 −1(slightly cool, 약간 시원하다)을 유지하여 실시하였다. 이때 피부의 평균 온도는 약 2℃ 낮아지지만, 심부 체온은 거의 변화하지 않는다(그림 2.4).

〈그림 2.4〉는 20분간의 기온 지형요법을 약간 시원하다(PMV=−1)고 느끼는 상태를 유지할 수 있도록 착의를 조절하면서 실시한 그룹(그림 중 ◑)과 착의 조절 없이 실시한 그룹(그림 중 Φ)으로 나누었다. 이들을 대상으로 요법 중 측정한 평균 피부 온도와 직장 온도의 추이를 나타낸 것이다. 의복을 이용한 체온 조절은 소매를 걷거나, 단추를 풀거나, 겹쳐 입은 옷을 벗거나 하는 방법이었다. 의복으로 조절한 군의 경우에는 시작부터 5분 후까지는 피

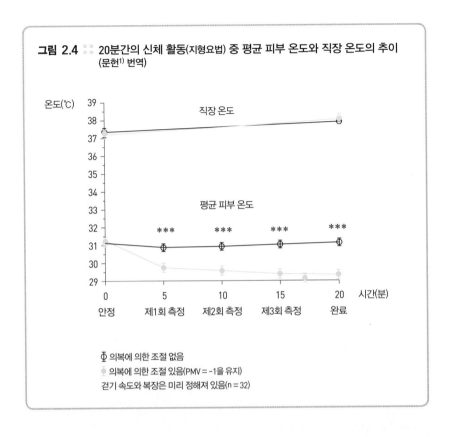

그림 2.4 20분간의 신체 활동(지형요법) 중 평균 피부 온도와 직장 온도의 추이 (문헌[1] 번역)

온도(℃)

직장 온도

평균 피부 온도

*** *** *** ***

시간(분)

안정　제1회 측정　제2회 측정　제3회 측정　완료

의복에 의한 조절 없음
의복에 의한 조절 있음(PMV = −1을 유지)
걷기 속도와 복장은 미리 정해져 있음(n = 32)

부 온도가 확실하게 저하되었고 20분 후 걷기 종료 시에는 시작했을 때와 비교했을 때 온도가 약 2℃ 낮아진 것이 확인되었다. 이에 비해 의복으로 조절하지 않은 군에서는 피부 온도의 변화가 확실하게 나타나지 않아 두 그룹 사이에 유의차(有意差)가 인정되었다. 또 직장 온도는 두 그룹 모두 걸을 때 서서히 상승하여 유의차가 인정되지 않았다.[1] 의복을 조절한 군에서 신체 활동 중에 피부 온도가 저하된 이유는 두 가지로 생각할 수 있다. 하나는 신체 활동에 의해 생산된 열이 외부로 방산(放散)되기 때문이고, 다른 하나는 땀이 증발하면서 피부의 기화열로 뺏기기 때문이다.

〈그림 2.5〉는 심장질환 환자 83명과 건강에 이상이 없는 90명을 대상으로 3주간 자전거 에르고미터(ergometer)를 이용하여 기후지형요법을 시작

에르고미터
노작계(勞作計) 또는 노동계. 실험실에서 근육운동의 양을 간단히 측정할 수 있도록 고안된 기계.

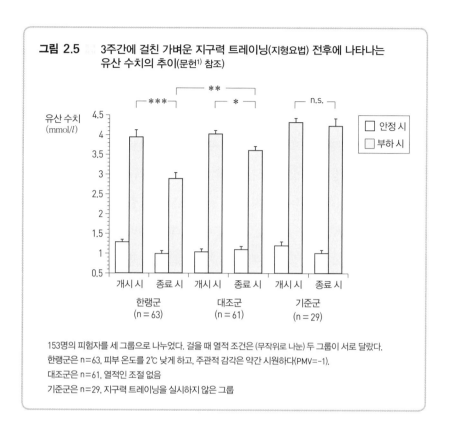

그림 2.5 3주간에 걸친 가벼운 지구력 트레이닝(지형요법) 전후에 나타나는 유산 수치의 추이(문헌[1] 참조)

유산 수치 (mmol/l)

안정 시
부하 시

개시 시 종료 시 개시 시 종료 시 개시 시 종료 시
한랭군 (n = 63) 대조군 (n = 61) 기준군 (n = 29)

153명의 피험자를 세 그룹으로 나누었다. 걸을 때 열적 조건은 (무작위로 나눈) 두 그룹이 서로 달랐다.
한랭군은 n=63, 피부 온도를 2℃ 낮게 하고, 주관적 감각은 약간 시원하다(PMV=-1).
대조군은 n=61, 열적인 조절 없음
기준군은 n=29, 지구력 트레이닝을 실시하지 않은 그룹

할 때와 종료 후 측정한 운동 전후의 혈중 유산치를 나타내고 있다(그중 20명은 중도 이탈). 참여 대상자 153명을 한랭군(지형요법 + 냉적응), 대조군(지형요법만 실시), 기준군(아무것도 실시하지 않음)으로 나누었다. 운동 개시 시(개입 전)와 종료 후(개입 후)에 혈중 유산치를 측정한 결과, 개입 전후의 혈중 유산치 변화는 한랭군과 대조군 모두 유의차를 보여 지형요법이 효과가 있음을 시사했다. 또 한랭군과 대조군과의 비교에서도 유의차를 보이며 냉자극에 의한 지구력 증강 효과를 증명했다.[1]

뮌헨 대학 의학부 안젤라 쉬(Angela Schuh) 팀은 1981~1985년 가르미슈파르텐키르헨에서 360명의 환자들을 대상으로 기후지형요법 효과에 관한 연구를 실시했다. 이 연구 성과로 가르미슈파르텐키르헨 산림에서 행해지는

기후지형요법을 의료보험 대상으로 인정하기에 이르렀다. 이 지역에는 목적별, 체력별로 33가지의 코스가 있으며, 이곳에서의 기후지형요법을 통해 건강 증진 효과가 나타난 증상은 순환기계질환, 외과수술 후의 재활훈련, 골다공증, 기도질환, 알레르기성 질환 등이다.

일반적으로 기후지형요법으로 얻을 수 있는 효과는 지구력 향상, 운동부족을 포함한 장기 이상이 없는 고혈압·저혈압·동맥경화·관상동맥 질환 등의 순환기계 질환 개선, 기관지 천식 등의 기도질환 증상 개선, 기상 감수성에 기인하는 두통이나 어지럼증 등의 증상 개선, 수면의 질 향상, 스트레스 해소와 릴랙스 효과, 일광욕에 의한 기분 개선이나 골다공증 예방 등 여러 가지가 있다. 운동이나 기후에 노출되어 참을 수 없을 정도의 통증이 나타나는 급성 혹은 중증의 질환을 제외하고는 적당한 요법지를 선정하고 부하를 설정함으로써 어린 아이에서부터 고령자에 이르기까지, 또 신체적인 기능장애의 유무에 관계없이 질병의 1차 예방에서 3차 예방까지 기후지형요법의 적용이 가능하다.[1-3]

기후지형요법을 실시할 때는 에너지 소비가 적절한 것인지 아닌지를 수시로 체크하면서 실시해야 한다. 에너지 소비가 너무 적어도 효과를 얻을 수 없기 때문에 심장박동수의 달성 목표를 일반적으로는 '180−(연령)'으로 설정하고, 처음에 익숙하지 않은 사람에게는 이것보다도 가볍게 '160−(연령)'으로 설정한다. 그리고 심장박동수는 '220(또는 200)−(연령)'이 부하의 한계이며, 이것을 넘지 않도록 주의해야 한다. 또한 질병이 있는 사람, 소아와 고령자는 개개인에 대한 배려가 필요하다. 예를 들면 고혈압 환자에게는 안정 시 혈압이 200/115mmHg 이상인 경우 기후지형요법의 사용이 금지되어 있고, 또 베타 차단제(β−blocker)를 복용한 사람은 심장박동수의 상승이 둔해지기 때문에 심장 부하 목표를 10~20% 낮게 설정한다.

기후지형요법의 실천에서는 복수의 관계 직종이 제휴를 맺어 상호 협력한

베타 차단제(β−blocker)
β−아드레날린수용체를 특이하게 차단하는 약물로, 항부정맥약·혈압하강약·협심증에 대한 예방약으로 쓰이고 있다.

다. 표준적인 기후지형요법은 3주간을 1단위로 한다. 환자는 요법지에 도착한 후 우선 전문의(kurarzt, 쿠어 요법의)를 찾아가 진찰과 필요한 검사를 받는다. 그리고 기후요법사(klimatherapeut)가 쿠어 요법 처방에 따라 3주간의 체류 계획을 짠다. 이때 계절이나 체류 중에 나타나는 매일의 날씨, 환자 개인의 건강 상태나 체력을 고려한 후 기후지형요법을 실시할 코스 선택과 전체 계획을 정해 환자 그룹을 나눈다(한 그룹은 7~8명 정도가 적당하다). 체류 중에 짜인 계획에는 일광요법, 운동요법, 물요법, 심리요법 등 기후지형요법 이외의 요법들도 포함되어 있다.

기후지형요법 코스에서는 부하 강도, 일조, 바람 상황(풍향과 풍속), 산림의 상황 등과 계절적 변동이 조사·측정되어 있고, 기후요법사는 이러한 자료를 토대로 걷는 방법(경로, 속도 등)을 결정한다. 요법을 실시할 때 기후요법사는 원칙적으로 모든 과정에 함께 참가하여 환자의 몸 상태를 체크하며 필요한 조언을 해주고, 이야기 상대자의 역할도 한다. 따라서 기후요법사에게는 전문 지식, 리더십과 커뮤니케이션 능력이 요구된다. 각 코스 종료마다 기후요법사는 환자와 상담하며 요법 내용을 조정하고, 3주간의 요법 종료 후에는 쿠어 요법의에 의한 최종 평가를 시행한다.

독일에서는 이와 같은 3주간 코스 외에 일주일 단기 코스도 인기가 높다. 건강보험의 적용을 받을 수는 없지만 건강 증진이나 레저를 목적으로 자유롭게 기후지형요법지를 방문하는 사람도 많다. 또 직원들의 질병 예방, 건강 증진, 업무 사기를 높이기 위해 일주일 단기 코스에 참가비용을 부담하고 있는 기업도 있다.

2) 냉기와상요법

냉기와상요법은 약간 한랭한 조건에서 조용하게 누워 있는 방식을 말하며, 기후 파빌리온에 설치되어 있는 개방적인 와상 홀 혹은 열린 창가, 테라스, 발코니나 나무 그늘, 해안에 설치되어 있는 지붕 달린 비치 의자같이 직사광선이나 바람으로부터 신체를 보호할 수 있는 실외에서 실시된다. 이 요법을 통해 지구력 향상과 신체 스트레스 해소 및 회복 촉진 효과를 얻을 수 있는 것으로 알려져 있다.[1,2]

이 요법은 처음에는 10분 정도로 시작하여 최대 1시간까지 서서히 시간을 늘려나가는 것이 좋다. 운동요법을 병용하는 경우와 달리 냉수용기(冷受容器)가 잘 회복되지 않기 때문에 온도와 바람 체크에 특히 신경을 써야 한다. 땀이 나지 않을 정도로 하고, 많은 열 손실이 일어나지 않도록 주의해야 하며, 바깥 기온 등 주위 환경에 따라 피부 표면이 조금 시원하다고 느낄 정도의 복장을 유지하면서 조절하거나 담요를 사용하여 기후에 노출되는 시간을 조절한다. 발과 목 뒤쪽에서 좌우의 견갑골(어깨뼈)에 해당하는 부분(승모근 영역)의 냉각, 냉기의 직접 흡입, 외풍이나 공조기(空調機)에서 부는 바람은 기후지형요법의 경우와 마찬가지로 피한다.

이 요법을 사용하면 장기에 이상이 없는 순환기계 질환(전신운동 부족을 포함)이나 호흡기질환, 질병의 회복, 면역력 향상에 도움이 된다. 그리고 기후지형요법과 병행하면 상보적으로 작용하여 치료 효과가 높아진다. 다만 냉기와상요법은 기본적으로 인체를 냉각시키는 효과를 동반하기 때문에 류머티즘질환 환자에게는 적합하지 않다.[1,2]

3) 일광요법

일광요법은 피부병이 걸린 신체 일부분 혹은 전신을 태양광에 노출시키는 치료법으로, 발코니·초원·차양 아래에 눕거나 혹은 해안이나 산지를 걸으면서 실시한다. 옷을 입거나 입지 않고 실시하는 경우도 있다.

태양방사는 대기권을 통과하는 과정에서 산란, 반사, 흡수되어 약해진다. 자외선 중에서 가장 단파장 쪽에 있어 에너지가 높은 UV-C(파장 0.20~0.28

냉수용기(冷受容器)
피부 표면에는 따뜻함과 차가움을 느끼는 점이 있는데, 각각 온수용기와 냉수용기가 대응하고 있다.

μm)는 오존층에 흡수되기 때문에, 지상에 도달하는 태양방사 중에서 생물학적으로 중요한 것은 UV-B(파장 0.28~0.32μm), UV-A(파장 0.32~0.35μm), 가시광선(파장 0.35~0.78μm), 자외선(파장 0.78~10μm)이다. UV-A는 자외선 중에서 가장 파장이 길고, 피부에 닿았을 때 표피에 머무르지 않고 피하조직까지 깊게 들어가 피부 노화와 암을 일으킨다. 일광요법에서 치료적으로 의미가 있는 것은 주로 UV-B이다.[1]

UV-B 장점은 비타민 D_3의 생성, 국소적인 면역 억제 작용에 의한 효과를 들 수 있다. 비타민 D_3 생성 과정에는 태양방사가 깊게 관여한다. 우선 피부의 기저층 내에서 프로비타민 D_3가 합성되어 UV-B에 의해 프리비타민 D_3로 변환이 촉진되고, 간장에서의 대사과정을 거쳐 위장에서 활성화되어 활성형 비타민 D_3로 변화된 후 체내에 축적·보존된다. 비타민 D_3는 식품으로부터 체내에 섭취되는 양이 전체 섭취량의 겨우 10% 정도에 지나지 않는다. 비타민 D_3는 골다공증·구루병을 예방하고, 피부 과잉 증식 억제에 의해 발생하는 마른버짐을 개선시키며, 지구력의 향상에도 기여한다. 과다한 일광 노출에 의한 전신의 면역 억제는 피부암을 유발하지만, 랑거한스 세포(Langerhans' cell)의 과잉 작용으로 인해 발생하는 알레르기성 피부염에 일광 노출을 국소적으로 적용하는 것은 유용하다. 한편 UV-B의 단점은 발암과 관련된 피부 그을림 현상이 생긴다는 것이다. 따라서 일광요법을 실시할 때는 최소홍반량(minimal crythema dosis : MED) 이하의 노출량에서 시작하며 인종에 따른 차이를 포함한 개인의 피부 타입, 연령, UV-B의 강도(위도·고도·계절·날씨와 관계가 있다)를 고려하여 적절하게 시행해야 한다.[1]

그 외에 태양광에 포함되어 있는 조도가 강한 가시광선이 눈에 투사되면, 계절성 우울증 개선이나 생체시계에 의한 수면주기 조정에도 효과가 있다고 인정되고 있다.[1]

랑게르한스 세포
[Langerhans' cell]
피부 기저층직상에서 표피 전층에 걸쳐서 산재하는 수지상 세포다. 탐식능을 가진 조직 구성의 세포로 마크로파지와 유사한 성질을 가지며 면역에 관련된 기능이 있는 것으로 알려져 있다.

최소홍반량(minimal crythema dosis : MED)
피부에 홍반을 발생케 하는 데 필요한 자외선량이다. 중파장 자외선을 건강한 피부에 여러 가지 양상으로 조사하고 24시간후에 관찰해서 홍반이 발생하는 최저선량을 MED로 한다.

3. 독일 기후요법과 지형요법의 배경

1) 쿠어아트

독일에서는 자연요법을 활용해 치료 및 예방의학적인 건강 증진 서비스를 제공하는 건강휴양지로서 공식 인증을 받은 곳을 쿠어아트(Kurort)라고 한다. 쿠어아트는 치료에 사용하는 주요한 자연자원에 따라 다섯 유형으로 분류한다(표 2.4).

치료에 사용되는 주요 치료재(자연환경 등)의 종류에 따라 쿠어아트의 명칭과 적응증(適應症)이 결정된다. 그러나 휴양지 내에서 제공되는 자연요법의 방법에는 다양한 것들이 포함되어 있고, 실제로는 그러한 것들을 복합적으로 활용한 요양 서비스가 제공된다. 독일에서 실시하는 쿠어아트 시스템의 뛰어난 점은 지역 내의 공공기관과 다수의 민간 조직이 서로 연계하여 적응증에 따른 서비스를 요양자에게 제공한다는 데 있다.

일주일을 1사이클로 하고 3~4사이클(3~4주간)의 요법 기간을 기본으로 하는 쿠어아트 시스템에서는 치료와 숙박 외에 자기 부담으로 자유롭게 선택할 수 있는 각종 요양(수치료법, 온열요법, 마사지 등)과 건강 레저 활동(걷기, 사이클링, 댄스 등), 그리고 전통문화 체험(음악, 역사 산책 등) 같은 부가 서비스를 받을 수 있는 기회도 제공하고 있다.

표 2.4 :: 독일 쿠어아트의 건강휴양지 구분(문헌[5])

Mineralheilbäder(미네랄성 치료욕장)

Moorheilbäder(습지성 치료욕장)

Seeheilbäder, Seebäder(해수치료욕장, 해수욕장)

Kneippheilbäder, Kneippkurorte(크나이프 요법욕장)

HeilKlinatische Kurorte(건강기후 요법지)

2) 쿠어아트 인증제도

쿠어아트로서 인증받기 위해서는 독일의 각 연방주가 인정하는 건강휴양지에 대한 전문 공적 연구기관이나 연구자에게 허가를 받아야 한다. 쿠어아트라는 이름을 내건 휴양지는 신청할 때 해야만 하는 초기 평가뿐 아니라 자격을 갱신할 때도 정기적인 평가(10년마다)에 합격해야만 한다. 〈표 2.5〉는 그 기초 조건을 정리한 것이다. 쿠어아트의 인증에 필요한 과학적 실적 검증이란 공적 전문 연구기관에 의한 횡단적 연구, 개입 연구에 의해 그 자격이 입증된다는 것을 의미한다. 바이에른 주에서는 뮌헨 대학 의학부 온천기후의학연구소가 평가와 인증을 담당하고 있다. 독일 각 지방에서는 이와 같은 대학부속 연구기관이 각 주의 쿠어아트 평가를 담당하고 있다.

3) 쿠어아트 요법 서비스

쿠어아트에서는 다양한 요법 서비스가 종합적으로 제공되고 있다. 아그쉬(Agishi)는 후생노동성의 〈건강 만들기를 위한 휴양 방법의 개발에 관한 연구〉 보고서에서 쿠어아트를 '산림욕이나 등산 등의 자연을 활용한 활동과 실내외에서의 운동요법, 각종 수치료법, 온열이학요법, 식사요법, 심신의학요법, 심리요법 등을 조합한 복합적 자연요법'이라고 기록하고 있다.

일본에서는 자연요법과 산림치유가 산림환경 속에서 실시하는 건강 만

표 2.5 ┊┊ **쿠어아트 설정의 기초 조건(문헌5))**

- • 쿠어 이용에서의 과학적 실적이 있고 과학적 견지에 의해 인증된 자연 치료재(해수 치료욕, 해수욕은 해안의 입지 환경)
- • 치료에 사용 가능하고 경험적으로 실증된, 조정 가능한 기후 요인
- • 일반적, 특수적 조건(쿠어아트의 구분에 의한 조건)을 만족시키는 쿠어 시설
- • 보호된 자연환경, 휴양환경

들기 활동으로 인식되는 경우가 많은 것에 비해 독일에서는 건강기후요법지 (Heilklimatische Kurorte)에서 실시하는 복합적인 요법 가운데 하나로 쿠어아 트의 효과와 효용을 평가한다. 쿠어아트 내에서 실시하는 요법들 중 인정받은 치료제를 사용하고 또 인정받은 적응증을 대상으로 하는 요법은 물요법, 운동요법과 이학요법, 기후요법, 식사요법과 영양교육, 심리요법 등이다. 쿠어아트는 운동과 영양, 그리고 휴양이라는 이른바 건강의 세 가지 요소를 전문가가 직접 지도함으로써 적절하게 실천할 수 있는 환경이다.

생기상학(生氣象學)
비가 올 때 노인들이 무릎이 쑤신다고 하는 것처럼 날씨 변화는 혈관의 확장·수축이나 교감신경 활동 등 인체에 미묘한 영향을 미친다. 이러한 날씨와 질병관계를 연구하고 체계화하는 분야다.

4) 건강기후요법지

2007년 4월 기준으로 독일 내 68개 지역이 건강기후요법지로 인정되어 있다(그림 2.6). 건강기후요법지에서는 신체 조정 기능의 단련을 위해 요법지의 기후 조건에 대한 신체 적응반응을 활용한다.

건강기후요법지로 인정받기 위해서는 기후의학과 생기상학(生氣象學) 그

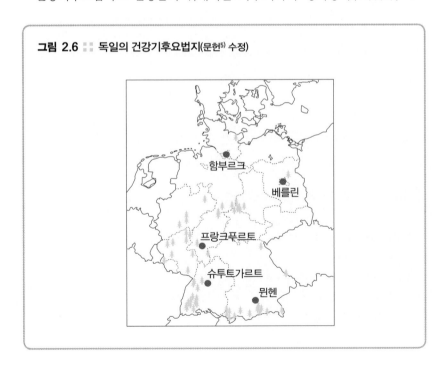

그림 2.6 ⠿ 독일의 건강기후요법지(문헌5) 수정)

리고 쿠어아트 의학을 전문으로 하는 공적 연구기관에서 실시하는 요법지 기후(요법재)에 대한 엄격한 평가 과정을 거쳐야 한다. 또한 앞서 〈표 2.5〉의 기준 외에도 쿠어아트의 여러 가지 인증 평가기준을 충족한다는 사실을 증명해야만 한다. 건강기후요법지의 평가 항목을 정리하면 다음과 같다.[1]

① 사전 판정

기상관측소의 기상 데이터와 현지 조사를 통해 지형·식생·건축물 등에 의한 영향을 예측하여 풍황(風況, 풍향·풍속의 상황)과 하루 일조의 변동을 시뮬레이션하여 인체에 미치는 열 부하를 평가한다.

② 기후 감정

해당 지역의 기후 특성 및 대기의 적성 판정을 실시한다.

③ 기후 분석과 생기상학적 평가

생기상학적으로 중요한 영향 인자인 시간적 변동, 장소에 의한 변동의 평가, 풍상·풍하·정상·고개·사면·고지대 등의 지형 조사를 실시한다. 해당지가 표방하는 치료 효과가 기대되는 기상 조건임을 확인한다. 기후는 보호성·자극성·부하성 요소에 따라서 평가한다. 연간 기온 변동에 의한 온도 자극의 변동, 조석의 냉각을 고려한 열 부하, 일조 조건, 풍향과 풍속에 의한 부하도 고려한다. 해당지에서의 자극 부하 조정의 가능성, 시계열에서의 변화, 인체에 작용하는 날씨 등에 대해서도 기상학적으로 평가한다.

④ 정기 적성 검사

토지 이용 형태의 변화, 건축물의 변화, 인구 변동, 교통 상황의 변화(도로 건설 등)에 따라 해당 지역의 생기상학적인 상황은 변화한다. 따라서 쿠어아트에서는 10년마다 재조사가 실시된다. 기상조건이 오히려 나빠질 경우에는 도시계획 변경이나 교통제한 등을 통한 개선방법을 지도한다.

4. 일본 내 산림치유와 독일 기후지형요법의 공동 연구

여기서는 일본의 기후별 지리적 분포와 기후구 내의 특징을 기술하고 몇몇 국지 기상에 대해 언급할 것이다. 그리고 독일에서 연구·실시하는 기후 및 지형을 활용한 자연요법을 일본의 환경을 활용한 산림치유와 함께 실시하는 방법과 전망에 대해서도 설명하겠다.

1) 일본의 기후 구분과 특징

일본 열도는 유라시아 대륙 동쪽에 남북으로 길게 뻗어 있는 형태이며, 세키료(脊梁) 산맥을 비롯한 기복이 심한 지형을 띠고 있다. 식생 분포를 중심으로 나누는 독일의 쾨펜 기후 구분법을 이용해 전국을 살펴보면, 일본의 기후는 아열대 기후에서 아한대까지 보인다.

제1차에서 제3차까지 구분하는 규모로 일본 전국을 39지역으로 나누는 요시노(吉野) 기후 구분법(그림 2.7)[7, 8]이 현재의 기후 구분법 중에서는 자연요법을 위해 생기상학을 고찰하는 데 가장 유용하다.

제1차 구분에서 지역 I과 II의 경계는 온난지수 180℃선(연평균 기온이 약 20℃)이다. 온난지수란 월평균 기온이 5℃ 이상인 달의 월평균 기온과 5℃와의 차를 연간 합계한 적산(積算)온도이며, 적산온도가 180℃ 이상인 지역은 열대림이나 아열대림의 생식역(生息域)에 해당한다. 지역 II와 III의 경계는 1월의 월 최저 기온이 0℃인 선(안개가 매우 드문지 아닌지에 대한 지표)에 거의 일치하고, 지역 III과 IV의 경계는 연간 최대 적설량 50cm 선(태평양 측 기후

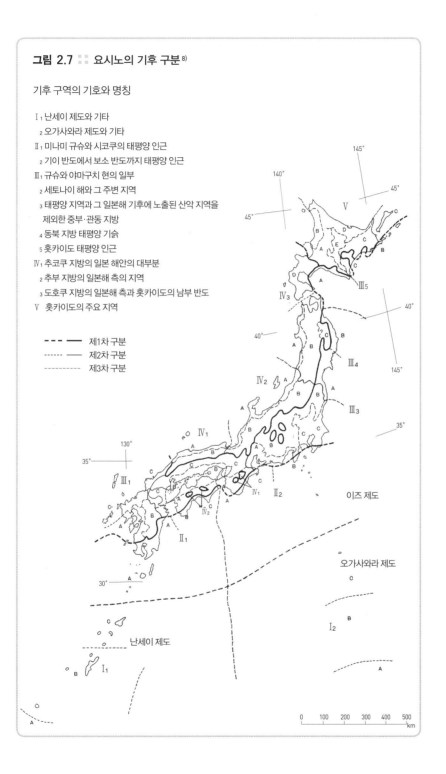

그림 2.7 :: 요시노의 기후 구분[8]

기후 구역의 기호와 명칭

Ⅰ₁ 난세이 제도와 기타
 ₂ 오가사와라 제도와 기타
Ⅱ₁ 미나미 규슈와 시코쿠의 태평양 인근
 ₂ 기이 반도에서 보소 반도까지 태평양 인근
Ⅲ₁ 규슈와 야마구치 현의 일부
 ₂ 세토나이 해와 그 주변 지역
 ₃ 태평양 지역과 그 일본해 기후에 노출된 산악 지역을
   제외한 중부·관동 지방
 ₄ 동북 지방 태평양 기슭
 ₅ 홋카이도 태평양 인근
Ⅳ₁ 추코쿠 지방의 일본 해안의 대부분
 ₂ 추부 지방의 일본해 측의 지역
 ₃ 도호쿠 지방의 일본해 측과 홋카이도의 남부 반도
Ⅴ 홋카이도의 주요 지역

  --- ━━━   제1차 구분
  ----- ──   제2차 구분
  ------ ─   제3차 구분

와 일본해 측 기후의 경계)이다. 또 지역 Ⅳ와 Ⅴ의 경계는 월평균 기온이 0℃ 이하의 달이 네 달 이상인 선으로 하고 있다.

제2차 구분은 제1차 구분의 보조적 의미가 강하고 수평거리로 300~600km가 되도록 구분한 것이다. 지역 Ⅰ은 기온이 높고, 기온의 연교차도 낮다. 이것은 쿠로시오(黑潮) 해류의 영향을 받은 해양성 기후의 특징이다. 가장 더운 여름은 석 달 이상이지만, 일 최고 기온이 35℃ 이상인 혹서(酷暑)일은 적다. 지역 Ⅱ도 쿠로시오 해류의 영향을 받는 지역이며 기온의 연교차는 적다. 여름에는 고온지만 겨울의 기온 저하나 강수량은 적고 일조 시간이 긴 온화한 기후이다. 지역 Ⅲ은 지역 Ⅱ와 같이 장마나 가을장마, 온대 저기압 발생과 발달이 가장 현저하게 나타나는 지역이다. 긴키·동해·관동 지방이나 분지 지형에서는 혹서일이 많고, 특히 최근에는 도시화의 영향으로 혹서일이 현저하게 많이 나타난다. 또 전국적인 경향이지만 도시와 그 주변에서는 일 최저 기온이 25℃ 이상인 열대야 증가와 함께 일 최저 기온 0℃ 미만인 기온은 눈에 띄게 줄어든다. 지역 Ⅳ는 겨울의 적설과 우레 일수가 많은 것이 특징이다. 겨울 계절풍이 매우 강하고, 한국의 동해에서 오는 수증기 공급, 세키료 산맥 등의 영향으로 북위 35~40°는 세계적으로도 적설량이 가장 많은 지역이다. 지역 Ⅴ는 기온이 낮고 내륙에서는 기온의 일교차와 연교차가 큰 것이 특징이다.[9]

2) 일본의 국지 기상

바다와 육지 간의 열 차이로 기압차가 생겨 부는 바람을 해륙풍이라고 하며, 낮에는 해풍, 밤에는 육풍이 분다. 일본의 경우 해풍 최성기일 때 수평 규모는 내륙 측에 약 10km, 앞바다 측에 약20~30km로 관측된다. 하지만 관동, 노비(濃尾)평야, 긴키 지방 등에서는 해풍이 중부 산악지대의 계곡풍으로 연결되어 해안에서 10km 정도 내륙까지 진입하는 대규모 해풍이 부

는 경우가 있고, 이때 바람과 함께 대기오염 물질도 날라 들어와 관심이 모이고 있다.[10]

산악지역에서는 낮에는 사면(斜面) 상승풍이나 계곡풍이, 야간에는 사면 하강풍이나 산풍이 부는 경우가 많다. 이 외에 산바람 등 각지의 국지풍, 일본해 측에서 많이 발생하는 푄현상, 방사무(放射霧), 역전층, 지형성 강수의 발생 등의 현상을 보이는 곳도 있다. 지형이 복잡한 일본에서는 몇 가지 기상 현상이 동시에 나타나 복합적으로 영향을 미치는 경우가 많다. 해륙풍과 산곡풍이 복합적으로 발생해 대규모 현상을 일으키는 경우도 있다.

방사무
해가 진 뒤 지면의 복사(輻射) 현상으로 지면 가까이의 냉기가 식어서 생기는 안개

3) 일본 내 산림치유와 독일 기후지형요법의 공동 연구

휴양의학은 요양과 건강 증진에 관여하는 요소에는 지역의 환경, 인프라, 전통, 문화, 관습 등의 모든 것들이 서로 영향을 미친다고 전제한다. 산림치유에서 건강에 직접 영향을 주는 요소로는 그곳에 존재하는 식물의 군락에 의한 효과나 산림이 존재하는 지역의 기후 속에서 기복이 있는 지형을 걷는 기후지형요법도 포함된다. 또 휴식을 취하면서 냉기나 용수에 몸을 담그거나, 산림이 아닌 곳에서 햇빛으로 일광욕을 즐기는 방법도 있을 것이다. 위에서 말한 세 가지 기후 폭로 방법들은 모두 산림치유 장소에서 반드시 실행되는 것이다. 그렇기 때문에 일본에서 산림치유를 실시할 때는 복잡한 일본의 기후 특성이나 지형을 충분하게 고려해야 한다.

앞으로 풀어가야 할 큰 과제 중 하나는 생기후학적 입장에서 일본 각지를 구분하는 일이다. 예컨대 해양성 기후, 저지(低地) 기후, 중산지 기후, 고산지 기후로 구분하는 것, 그리고 건강에 미치는 영향을 고려한 관점에서 휴양성 요소, 자극성 요소, 부하성 요소(고온, 다습, 대기오염이나 알레르겐의 존재 등)로 구분하고, 이에 근거한 평가를 실시하는 것이 필요하다. 더욱이 계절적인 변동도 크기 때문에 어느 한 지역에서 일 년 중 특정 시기에 보호성

요소가 탁월하거나 자극성 요소가 탁월한 경우 또는 변화를 반복하는 경우도 생각할 수 있다. 이러한 경우는 계절에 따라 요양하는 지역에도 변화를 줄 필요가 있으며, 일본 실정에 맞는 독자적인 평가방법도 필요하다.

일본은 기후나 지형과 마찬가지로 식생도 상록수림, 낙엽수림, 활엽수림, 침엽수림, 혹은 혼합림으로 변화가 풍부하다. 산림 내부의 환경은 식생의 종류에 따라서 다르게 나타나는 경우가 있는데, 그 예로 겨울철 낙엽수림은 나무 줄기 부분만 남게 되므로 여름철 산림에 의한 보호성 요소가 거의 사라진다는 것을 들 수 있다.[10] 그렇기 때문에 휴양지로 활용하는 각 산림 환경에 대한 계절별 기후 평가 지도가 필요하며, 이것이 완성된다면 산림치유의 실천에 도움이 되는 도구로 활용할 수 있을 것이다. 또한 지형에 따라 단시간 동안의 강우나 낙뢰, 급격한 하천의 증수 등이 일어나는 장소도 존재하기 때문에 사고가 일어나지 않도록 실시간으로 기상정보를 충분하게 활용하여 방재 대책을 구축하는 것도 중요하다.

독일에서는 엄격한 심사기준에 부합하는 지역을 건강휴양지로 인정함으로써 휴양지의 질을 보증하며, 이러한 것들이 계속적인 환경 보전과 유지로 연결되고 있다. 인증에는 오랜 기간에 걸친 기후 자료를 해석해 작성한 기후감정서, 공기의 질 평가, 또 그 장소의 기후가 심신에 주는 영향에 대한 기후의학적 심사가 필수적이다. 기준을 만족시키지 않으면 인증은 취소되기 때문에 자동차 배기가스 등에 대한 환경 대책도 마련해두어야 한다. 과학적 근거에 입각한 전통적인 건강휴양지로서의 기능을 위해, 일본의 휴양지도 지역과 연계한 환경 대책을 마련해야 하며, 이러한 일들이 일본의 산림 보전으로도 연결되어야 할 것이다.

_ 미야지 마사노리(宮地正典), 카네야마 히토미(釜山ひとみ),
가가미모리 사다노부(鏡森定信)

한국의 산림치유

우리나라는 1970년대부터 서울의 인구가 전체 인구의 약 25%에 해당하는 1,000만 명을 넘어설 정도로 도시화가 심화되고 있다. 인공적인 도시환경에서 거주하는 인구가 매년 증가하고 있으며 이에 따라서 점차 도시민의 스트레스가 사회문제로 대두되고 있다. 도시민의 스트레스와 관련된 사회적 문제를 해결하기 위해 1990년대부터 산림휴양이라는 개념이 널리 보급되기 시작했다. 이 시기부터 전국적으로 수목, 야생동물 등 산림이 가진 뛰어난 자연환경을 파괴하지 않으면서 휴양 공간으로 활용할 수 있는 휴양림을 조성해왔다. 국민들에게 휴양의 공간 또는 도시민이 자연과 만날 수 있는 공간인 휴양림은 2015년을 기준으로 국립, 군립, 시립 그리고 사립을 포함해 전국에 약 140개에 달한다. 이러한 휴양림 정책은 산림청의 다양한 정책 중에서 국민의 높은 지지를 얻고 있는 정책으로 평가되고 있다.

2000년대로 넘어오면서 도시화 문제는 더욱 심각해지고 있으며 65세 이상의 인구가 전체 인구의 70% 이상을 차지하는 고령화 사회에 대한 문제까지 대두되고 있다. 이러한 사회적인 현상을 반영하듯이 심신의 건강 증진을 위한 휴양활동의 하나인 산림치유에 관한 관심 또한 높아지고 있다.

1. 산림청의 산림치유 정책

1) 산림치유 활성화 추진 계획(2012~2017년)

산림청에서는 녹화에 성공한 숲을 국민 건강 자원으로 활용하기 위하여 〈산림치유 활성화 추진 계획〉을 수립하였다. 산림치유 활성화를 통한 국민 건강 증진을 비전으로 제시하고 산림치유 인프라를 구축하고 확대하여 2017년 까지 산림치유 서비스 수혜자 100만 명을 달성하기 위한 목표를 세웠다. 이를 달성하기 위하여 전국적으로 산림치유 공간을 확대하여 산림자원의 활용도를 높이며 최근 새롭게 부각되고 있는 산림치유 수요를 충족하고 산촌을 중심으로 지역경제를 활성화하는 계기를 만들고 있다. 또한 산림

표 2.6 :: 산림치유 활성화를 위한 추진 과제(5대 분야 10개 과제)

분야	과제
산림치유의 정체성 확립	산림치유 영역 정립 산림치유에 대한 인식 공유 및 확산
산림치유 공간 확대	단기 방문형 치유의 숲 조성 중·장기 체류가 가능한 산림치유 시설 확대
산림치유 프로그램 표준화 및 전문 인력 양성	산림치유 프로그램 표준화 및 보급·운영 산림치유 관련 전문 인력 양성
산림치유 효과 구명을 위한 연구 개발 강화	연구개발 추진체계 정립 다학제간 협력을 통한 기획 연구 강화
산림치유 제도 개선	산림치유 관련 법령 등 제도정비 산림치유와 보험과의 연계체계 구축

치유 공간 특성에 맞는 다양한 산림치유 프로그램을 개발하여 보급·운영하고, 산림치유 전문 인력을 양성하여 국민 건강 증진에 기여하는 동시에 젊은 층의 일자리 창출에도 기여하고자 노력하고 있다.

2) 산림복지 진흥에 관한 법률 제정

「산림복지 진흥에 관한 법률」은 2015년 3월 제정되어 2016년 3월 28일부터 시행될 예정이다. 이 법령은 산림을 기반으로 체계적인 산림복지 서비스를 제공하여 국민의 건강 증진, 삶의 질 향상 및 행복 추구에 이바지하는 것을 목적으로 하고 있다. 「산림복지 진흥에 관한 법률」에서는 '산림복지', '산림복지 서비스', '산림복지소외자', '산림복지 서비스 이용권', '산림복지 서비스 제공자', '산림복지전문가', '산림복지전문업', '산림복지지구', '산림복지시설'에 관한 내용을 포함하고 있다.

「산림복지 진흥에 관한 법률」에서 정의하는 산림복지란 국민에게 산림을 기반으로 하는 산림복지 서비스를 제공함으로써 국민의 복리 증진에 기여하기 위한 경제·정서적 지원을 말하며 산림복지 서비스란 산림을 기반으로 제공되는 서비스로 휴양·치유·산림교육 등을 의미한다. 그리고 산림복지 전문가란 숲해설가, 유아숲지도사, 숲길체험지도사, 산림치유지도사를 일컫는다.

또한 이 법은 산림을 기반으로 제공되는 일련의 서비스를 전문업으로 등록하여 영업의 수단으로 활용할 수 있는 내용을 포함하고 있으며, 산림복지 서비스를 제공하는 공간들을 집단으로 구성하여 산림청장에게 산림복지지구로 지정받을 수 있다는 사실을 명시하고 있다.

2. 산림치유 인프라

우리나라에는 현재 산림치유 서비스를 제공할 수 있도록 조성한 공간으로 '치유의 숲'과 '산림치유원'이 있다. 치유의 숲이란 산림을 기반으로 인체의 면역력을 높이고 건강을 증진시키기 위한 산림치유 프로그램을 제공하는 공간이며, 소유 및 운영 주체에 따라 국립, 공립, 사립으로 구분한다.

2015년 현재 국립 치유의 숲은 산음(경기도 양평군), 청태산(강원도 횡성군), 장성(전라남도 장성군)의 3개소이며 공립 치유의 숲은 잣향기푸른숲(경기도 가평군), 장흥(전라남도 장흥군)의 2개소이다. 또한 현재 추가로 조성 계획이 수립된 곳은 국립 7개소, 공립 22개소, 사립 1개소로 총 30개소에 달한다.

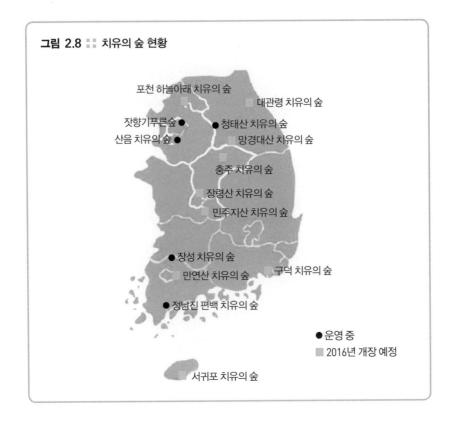

그림 2.8 :: 치유의 숲 현황

그림 2.9 ░ 산림치유단지 현황

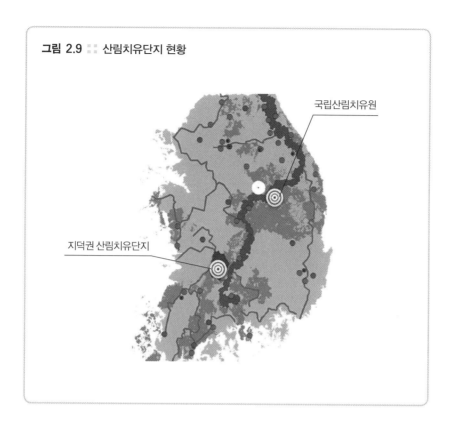

산림치유 수요와 입지를 종합적으로 고려하여 산림치유 프로그램 개발, 산림치유지도사 교육, 지역 기반 치유 산업 연구의 역할을 수행하며 체류형 산림치유 프로그램을 위한 장·단기 체류시설을 갖춘 곳을 말한다.

2015년 현재 산림치유단지는 2,889ha의 국립산림치유원(경북 영주, 예천)이 2016년에 개장할 예정이며, 617ha의 지덕권 산림치유단지가 2021년에 개장될 예정이다.

3. 산림치유지도사 교육

산림치유지도사는 산림을 활용한 대상별 맞춤형 산림치유 프로그램을 기획·개발하여 산림치유 활동을 효율적으로 할 수 있도록 지원하는 사람을 뜻하며 산림청장으로부터 자격을 부여받은 국가자격의 산림치유 전문가이다. 현재 산림치유지도사는 1급과 2급으로 나누어서 양성하고 있다. 산림치유지도사는 2013년에 36명이 자격을 취득하였으며, 2014년까지 총 170명이 자격을 취득하였다. 산림치유지도사 자격은 〈그림 2.10〉의 과정을 거쳐 취득할 수 있다.

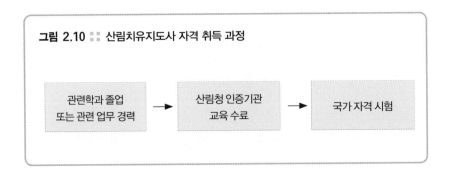

그림 2.10 :: 산림치유지도사 자격 취득 과정

관련학과 졸업 또는 관련 업무 경력 → 산림청 인증기관 교육 수료 → 국가 자격 시험

4. 산림치유 전문가 교육

1) 충남대학교 산림환경자원학과 산림환경건강학 실험실

충남대학교는 산림치유의 기초연구를 위하여 2010년에 산림환경건강학 실험실을 개설하였다. 학부 과정에서는 산림과 인간, 산림치유론, 산림치유 활동론, 산림치유환경계획학 등이 강의되고 있다.

2) 충북대학교 대학원 산림치유학협동과정

충북대학교는 산림치유에 대한 교육 및 연구를 위해 국내 최초로 대학원에 산림치유학협동과정을 개설(석사과정 : 2011년, 박사과정 : 2012년 개설)하였다. 산림치유학협동과정은 산림치유와 관련된 이론을 견고하게 정립시키고, 유효한 과학적 증거를 확보할 수 있는 연구에 힘쓰며, 이 연구의 결과를 바탕으로 임상과 실생활에 적용될 수 있도록 하는 것이다.

산림치유학은 산림은 물론 의학을 비롯해 많은 관련 학문이 협력하여 성취할 수 있는 분야이기 때문에 산림치유학협동과정에서는 산림학, 의학, 체육학, 심리학, 식품공학, 경제학, 특용식물학, 원예과학, 교육학 등 12학과의 교수진(22명) 및 교육 과정이 구성되어 있다. 2015년 기준으로 석박사 과정의 졸업생 및 수료생은 16명과 35명이며 재학생은 62명이다.

3) 강릉영동대학교

강릉영동대학교는 산림청 산림복지종합계획의 산림복지 인력양성 계획에 발 맞춰 2015년도에 산림복지학과를 신설하였다. 강릉영동대학교의 산림복지학과는 3년제로서 산림자원의 육성과 관리 운영에 필요한 공무원과 산림자원을 활용한 숲 관련 산림복지 전문 인력 양성을 위해 강릉영동대학교, 동부지방산림청, 임업기계 훈련원간 협약을 맺고 협약기관이 공동으로 맞춤형 현장 실무 교육 및 인성 교육을 수행하여, 창의적이며 인성을 겸비한 산림복지 전문 인재를 양성하기 위한 비전을 제시하고 있다.

5. 산림치유 연구 활동

1) 국립산림과학원

국립산림과학원에서는 2007년부터 산림치유 연구를 수행하였으며, 숲을 이용한 건강·치유 프로그램 개발(2007. 4~2011. 4) 연구는 산림이 지닌 건강 증진 및 질병 치유의 효능을 검증하여 산림치유를 하나의 근거중심의학 (EBM)으로 자리 잡도록 과학적인 기전을 밝히고, 산림자원에서 방출되는 건강·치유 관련 물질의 성분 및 함량을 분석하였으며, 치유의 숲 조성 방안 및 인력 양성 방안을 제시하고 산림치유 프로그램을 개발하고, 치유의 숲을 지속적으로 확대·발전시키기 위한 법·제도화 방안 제시를 목적으로 한다. 숲을 이용한 건강·치유 프로그램 개발 세부 과제별 연구 내용을 정리하면 〈표 2.7〉과 같다.

표 2.7 ∷ 숲을 이용한 건강·치유 프로그램 개발 세부 과제별 연구 내용

건강 · 치유 관련 물질 함량 조사	• 휘발성 피톤치드 포집 및 최적 분석 조건 설정 • 침엽수의 휘발성 피톤치드 방출량 • 활엽수의 휘발성 피톤치드 방출량
산림의 건강 기능 조사	• 산림의 건강 인자 및 건강 기능 조사 • 치유의 숲 대상지 건강 기능 조사 • 산림건강 기능의 사회적 복리 효과 조사
질병·대상별 산림치유 프로그램 개발	• 고혈압 환자 대상 산림치유 프로그램 개발 • 우울증 환자 대상 산림치유 프로그램 개발 • 알레르기 환자 대상 산림치유 프로그램 개발
치유의 숲 조성 및 운영 방안 개발	• 치유의 숲 조성 모델 개발 • 치유의 숲 표준 설계기준 개발 • 치유의 숲 산림 경관 관리 기법 개발 • 치유의 숲 운영 프로그램 개발 • 치유의 숲 관련 법·제도화 방안 개발

산림치유 기반 구축을 위한 통합의학적 응용기술 개발(2010~2014) 연구는 산림자원에 대해 의학적인 응용기술을 적용한 치유 프로그램 개발 및 치유의 숲에서 활용할 수 있는 기반을 조성하는 데 목적이 있다(표 2.8).

나아가 산림이 지닌 인간 건강 증진 및 질병 치유 효과를 과학적으로 평가하기 위한 측정도구를 개발, 치유의 숲 등 산림현장에서 사용 가능한 대상별, 질환별 산림치유 프로그램과 활용 매뉴얼을 개발함으로써 산림치유 기능의 확대 방안을 모색하였다. 또한 아토피 질환에 대한 개선 및 치료 효과를 산림치유에 기여하는 물질로 대표되는 피톤치드를 이용하여 검증하고

표 2.8 ◦◦ 산림치유 기반 구축을 위한 통합의학적 응용기술 개발 연구 내용

산림의 통합의학적 이용 및 물리적 환경요인 조사	• 통합의학적 헬스케어 및 전문 인력 양성 프로그램 개발 • 통합의학적 헬스케어 프로그램의 임상적 효과 구명 • 산림치유가 소아 환경성 질환에 미치는 임상적 효과 구명 • 피톤치드가 만성질환에 미치는 생리학적 효능 구명 • 국외 산림치유 관련 증거연구 분석 및 DB구축 • 방향성 천연물질을 이용한 만성질환 치유 효과 물질 개발 • 산림치유에 영향을 미치는 대기질 분석 • 산림의 온열 환경이 인체에 미치는 긍정적 영향 분석 • 산림의 시각적 자극이 인체에 미치는 긍정적 효과 조사 • 산림의 후각적 자극이 인체에 미치는 긍정적 효과 조사 • 산림의 청각적 자극이 인체에 미치는 긍정적 효과 조사
산림의 치유기능 확대를 위한 효과 측정 및 적용체계 개발	• 대상별 질환별 산림치유 효과의 과학적 측정법 개발 • 심리치료적 기법을 적용한 산림치유 프로그램 매뉴얼 개발 • 산림환경과 환경성 질환 간의 코호트 연구 • 사회적 건강 증진을 위한 산림치유 효과 평가 • 근무지 산림환경이 직장인 건강에 미치는 영향 조사
환경성 질환 및 실내공기의 질 개선용 피톤치드 소재 개발	• 아토피 피부질환 개선용 피톤치드 소재 개발 • 피톤치드 제제의 유해 병원균 제어 효과 • 실내공기의 질 개선용 피톤치드 소재 개발 및 현장 실연 • 유효성분의 대량생산 체계 확립

항생제내성균, 새집증후군 유발 유해물질 등에 대한 제어 효과를 생물 의학
적으로 검증하여 관련 분야 기반 기술 확보 및 산업화 실행 방안 수립을 위
한 연구를 수행하였다.

2) 산림치유연구사업단

산림치유연구사업단은 2012년부터 5년 동안 숲을 국민 건강 자원으로 활

표 2.9 :: 산림치유연구사업단 세부 과제별 연구 내용

〈제1 세부 과제 연구〉 주요 수종별 산림치유인자 DB구축 및 사업방법 개발	• 다양한 전문가가 참여하는 유럽의 건강 증진 프로젝트 사례 조사 분석 • 국내 주요 침엽수(소나무, 잣나무, 편백, 전나무)의 산림치유인자 조사 및 DB 구축 • 산림치유 환경 조성을 위한 사업 방법 개발 • 산림치유를 위한 맞춤형 바이오마커 발굴 • GIS시스템을 활용한 치유의 숲 대상지 타당성 평가 기준 제작
〈제2 세부 과제 연구〉 산림치유의 경제적 가치 추정 및 산림치유의 보험화를 통한 산림치유 활성화 방안 제시	• 산림치유 수요 구조와 결정 요인 분석 • 산림치유의 경제적 파급 효과 분석 및 지역경제 활성화 방안 연구 • 산림치유 복지화 방안 관련 국내외 사례 분석 및 국내 산림치유 복지화 방안 수립 • 산림치유 보험화 해외 사례 연구 및 국내 산림치유 보험화 방안 연구
〈제3 세부 과제 연구〉 산림형태별 산림치유 효과 규명	• 3개 질환(후경부통, 뇌졸중, 대사증후군)에 대한 산림 형태별 산림치유 효과의 규명 • 산림 형태별 산림치유 프로토콜의 확립 및 의료기관과의 지원 체계 구축 • 미세공간 산림기후환경 정보를 분석하여 기후환경 인자가 환자의 건강에 미치는 영향을 분석 • 외국 산림 내 휴양병원의 치유 콘텐츠, 시설, 제도 연구 및 산림치유 연구 결과를 분석하여 산림의학의 이론 정립
〈제4 세부 과제 연구〉 보건학적 관점에서 산 림자원 활용의 건강 증진정책 개발	• 국가 공공기관에서 실시하고 있는 건강 증진 사업의 분석 • 정부부처 간 산림 활용 건강 증진 사업의 연계 체계 분석과 개발 • 현장실험을 통한 산림 활용 건강 증진 사업의 기반 구축 전략 제안 • 각 부처 전문 인력과 산림치유지도사를 연계 – 정착할 수 있는 방안 모색

용하기 위한 산림치유의 체계 확립 및 활성화를 위한 목적으로 설립되었다.

산림치유사업단의 목표는 산림치유 환경 DB구축 및 치유의 숲 조성 방안 제시, 산림치유의 의학적 효과 규명 및 산림의학의 기초 확립, 보건시스템과 산림치유시스템의 연계를 통한 산림치유의 대중화 확립, 산림치유의 보험화 가능성 평가를 위한 것이다.

산림치유연구사업단은 산림과학, 경제학, 의학, 보건학을 중심으로 하는 다학제 간 협업을 통한 연구를 바탕으로 치유의 숲의 사업방안을 제시하고, 산림치유의 복지화 및 보험화 방안을 제시하고, 산림치유에 대한 국민 홍보 및 산림치유에 대한 의료인의 인식을 전환시키고, 보건기관과 연계한 산림치유 프로그램을 개발하고 활성화시키는 방안을 제시하기 위한 목적으로 사업을 추진하고 있다. 산림치유연구사업단의 세부 과제별 연구 내용을 살펴보면 〈표 2.9〉와 같다.

_ 박범진(朴範鎭)

한일 공동 연구

– 산림 풍경이 뇌 기능에 미치는 영향 : fMRI를 이용하여

인간은 자연과 접했을 때 쾌적한 느낌이나 인공적인 환경에 의해 높아진 긴장감이 해소되는 느낌을 받는다. 이와 같은 자연환경이 가져다주는 심리적 효과에 대한 메커니즘이 다양한 연구를 통해 밝혀지고 있다. 자연환경은 사람의 인지능력을 향상시켜[1] 건강한 사람의 주의력을 높이고[2] 도시 저소득층 아동들의 주의력도 높인다는 사실[3]이 보고되고 있다. 그리고 유방암 수술을 받은 환자의 경우에도 주의력을 향상시킨다는 연구 결과[4]도 있다.

한편 풍부한 자연환경에서 생활하면 빈곤자 문제에 대한 관심이 높아지고[5] 범죄율이 낮아진다는 연구 결과[6] 등이 보고되고 있으며, 가정 내 폭력 감소,[7] 노동자의 노동에 대한 만족도 증가[8]와 이웃 간의 연대감 강화[9] 등의 효과들도 보고되고 있다. 더욱이 빈곤층 아동의 자제력이 높아지고[10] 심리적 건강 상태가 높아진다는 사실[11~14]도 보고되었다.

테일러(Taylor)와 설리반(Sulivan)[15]은 주의력결핍 과잉행동장애 아동을 자연환경 속에서 활동시킨 결과 그 증상이 완화된다는 연구 결과를 발표했다. 또 웰스(Wells)와 에번스(Evans)[16]는 전원생활을 하는 초등학교 3~5학년 학생들을 대상으로 집 주변에 얼마나 자연환경이 풍부하게 존재하는지를 조사하고 그에 따르는 심리적 건강 상태를 측정하였다. 그 결과 거주하는 곳 주변에 자연환경이 풍부할수록 학생들의 심리적 안정감이 높아짐을 알 수

있었다.

자연환경이 긍정적인 감정을 유발한다는 것은 이미 잘 알려져 있는 사실이다. 자연환경과 도시환경의 사진과 비디오를 보여주고 심리평가를 실시한 결과, 자연환경을 볼 때는 도시환경을 보고 있을 때보다 긍정적인 감정과 행복감이 높아지고 공포, 분노, 공격성, 슬픔, 우울, 긴장이 저하된다는 사실이 보고되고 있다.[17, 18] 또 자연환경 속을 걸을 때는 도시 속에서 걸을 때보다 긍정적인 감정과 행복감이 높아지고 공포감이나 공격성이 저하된다는 사실도 보고되고 있다.[1, 19]

심리 응답을 이용하여 자연환경이 가진 인체에 대한 스트레스 완화 효과를 조사한 연구 보고도 있다.[17, 20] 피험자에게 사고 장면의 비디오를 보여주거나 계산 과제를 시켜 스트레스 상태를 만든 뒤 자연환경과 도시환경의 비디오를 보여줬을 때, 자연환경 비디오를 본 경우가 도시환경을 볼 때보다 스트레스 상태에서 빨리 회복하는 사실이 밝혀졌다. 또한 스트레스 요인에 의해 높아지는 피험자의 혈압[19]과 심장박동수[21]가 자연환경을 접했을 때 저하되는 결과도 나타났다.

주관평가를 중심으로 실시된 연구 결과에서 자연환경은 도시환경에 비해 긍정적인 감정을 유발하고 스트레스를 완화시킨다는 사실 등이 밝혀지고 있다. 그러나 주관평가는 언어로 표현할 수 없는 감정의 평가가 불가능하기 때문에 생리반응을 이용한 평가가 중요시되는 경향이 있다.

본 연구[22]는 산림환경이 긍정적인 감정을 유발한다는 사실에 착안하여 시각적으로 숲의 사진을 봄으로써 긍정적인 감정이 생기는 것에 대해서 과학적으로 검토하고, 기능적자기공명화상법(Functional magnetic resonance imaging : fMRI)을 이용하여 숲 사진을 볼 때 긍정적인 감정을 느끼게 되는 메커니즘을 밝히는 것을 목적으로 했다.

기능적자기공명화상법
(Functional magnetic resonance imaging : fMRI)
두뇌가 활동할 때 혈류의 산소 수준 신호를 반복 측정하여 뇌가 기능적으로 활성화된 정도를 측정하는 방법이다.

인간의 뇌는 감각, 지각, 운동, 정신(감정 및 인지) 등의 여러 가지 기능을 가지고 있다. 뇌를 구성하고 있는 정신 세포는 서로 연결되어 있어, 정보를 받은 후 받은 정보를 통합하여 다른 신경세포에 전달하는 방식으로 정보를 처리한다. 정신 세포의 전기 신호를 기록하여 분석하는 전기 생리학적 방법에는 단일 및 복합 정신 세포의 활동 전위를 기록하는 방법이나, 패치클램프법 등을 활용하여 세포막에서의 이온 흐름을 측정하는 방법 등이 있다.

뇌 기능을 계측하는 방법으로는 뇌전자기신호를 검출하는 방법인 뇌자도(magnetoencephalograph : MEG)와 뇌파계(electroencephalograph : EEG)가 있다. 또 핵자기공명을 이용하는 기능적자기공명화상법(fMRI), 근적외선을 이용하는 근적외선분광분석법(NIRS), 방사성동위원소를 이용하는 양전자단층촬영(positron emission tomography : PET) 등이 있다.

그중에서도 fMRI는 최근 가장 주목을 받고 있는 뇌 화상화 기술이다. 1992년에 미국 베른 연구소의 오가와(小川) 박사 팀에 의해 개발된 fMRI법은 뇌 내부의 산소 순환 촬영이 가능한 뇌 단층 촬영법으로서 뇌 과학에 새로운 패러다임을 도입했다는 평가를 받고 있다. 일반적으로 병원 내에서 이용하고 있는 진단용 MRI는 인체의 해부학적인 단면(그림 2.11)만을 화상화할 수 있는데 반해, fMRI는 매우 짧은 시간인 100~200밀리초(millisecond) 내에 뇌의 단층을 촬영하여 그 활동 상황을 화상화할 수 있다(그림 2.12).

기능적자기공명화상법은 뇌신경의 부활화(賦活化)에 의한 자기공명신호(magnetic resonance : MR)의 변화를 시각화하는 것이다. 신경세포가 활성화되면 주변의 뇌 혈류량이 증가하고, 이때 활성화된 신경세포 주변의 모세혈관에서 산소와 결합된 산화 헤모글로빈(HbO_2) 농도가 증가한다. 산화 헤모글로빈은 자성을 가지고 있지 않지만 환원 헤모글로빈은 자성을 띠기 때문에

뇌자도(腦磁圖, MEG)
뉴런의 활동에 의해 발생하는 자장을 측정하는 방법이다.

뇌파계(EEG)
뉴런의 신경 활동에 의해 발생하는 전기 신호를 측정하는 방법이다.

밀리초(millisecond)
시간의 단위로 1000분의 1초. 물리나 공학 분야에서는 통상 msec. 또는 ms라고 쓰인다.

그림 2.11 :: MRI로 촬영한 뇌 단층 사진

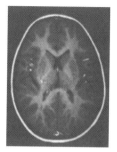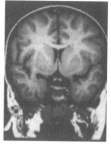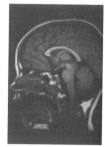

그림 2.12 :: fMRI에 의한 촬영 화상

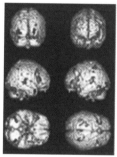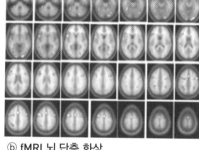

ⓐ 3차원 뇌 화상　　　ⓑ fMRI 뇌 단층 화상

환원 헤모글로빈의 농도 변화에 의한 수소원자핵의 신호 변화를 화상화할 수 있게 된다. fMRI의 뇌 활동 화상은 오차 범위가 수 밀리미터(mm) 이내로 정밀한 결과를 얻을 수 있다. 1회 측정에 필요한 시간이 짧고(1~3초), 하나의 감정 혹은 인지 과제를 실행하는 20~30초 동안에 반복 측정이 가능하기 때문에 공간분해능과 시간분해능이 뛰어난 영상을 구성할 수 있다. 이렇게 MR의 신호 변화를 연속적으로 측정함으로써 자극에 의한 MR 신호의 변화를 검출하여 부활화된 뇌 부위를 신속하게 측정할 수 있다. 즉, 뇌가 활동할 때의 혈류산소 수준(blood oxygen level dependent : BOLD) 신호를 반복적으로 측정하여 어느 정도 기능적으로 부활화되는지 측정하는 방법이다.

2. 연구방법

1) 피험자

피험자는 오른손잡이로, 두부 외상 또는 정신질환 병력이 없는 한국 충남대학교 여자 대학생 12명으로 정했다. 피험자들은 실험 내용에 관한 설명을 들은 후, 동의서에 서명을 하였다. 또 본 실험은 충남대학교의 기관감사위원회(Institutional Review Board : IRB)의 승인을 얻어 실시하였다.

● 기관감사위원회
(Institutional Review Board)
인간 연구 참가자의 보호와 권익을 위해 기관에서 이루어지는 연구의 승인·감시·검사를 수행하는 위원회

2) 자극 및 실험의 패러다임

자극은 다섯 장의 산림 사진으로 하고 컨트롤 사진은 도시 사진 다섯 장으로 하였다(그림 2.13).

실험 디자인은 통제 자극 사진(실험 자극 사진과 동일한 채도와 명도를 가지고 있지만, 형태가 알 수 없도록 만들어진 사진)과 실험 자극 사진(산림과 도시 사진)이 교차하면서 영상이 제시되는 실험방법인 박스카 디자인(boxcar design)을 사용하였다(그림 2.14). 각각의 블록은 통제 자극 1개와 실험 자극 1개가 짝으로 되어 있고, 전부 10개의 블록으로 구성했다. 각 블록의 제시 시간은 16초(통제 자극 8초, 실험 자극 8초)로 하여 10개의 블록이 무작위로 제시되도록 설정했다. fMRI 측정 시간은 신호 안정화를 위한 6초와 10개의 블록이 제시되는 160초를 합친 166초로 하였다.

3) 측정 프로토콜

fMRI의 실험실 내에 금속이 있는 경우 자장의 균질성이 무너져 허상이 나타날 가능성이 있기 때문에 피험자는 몸에 착용하고 있는 모든 금속을 제거한 후 편한 복장으로 fMRI 실험실에 들어갔다.

실험실에 들어간 피험자는 실험자의 제시에 따라 편안한 자세로 누워 준

그림 2.13 :: 실험 자극 사진[22]

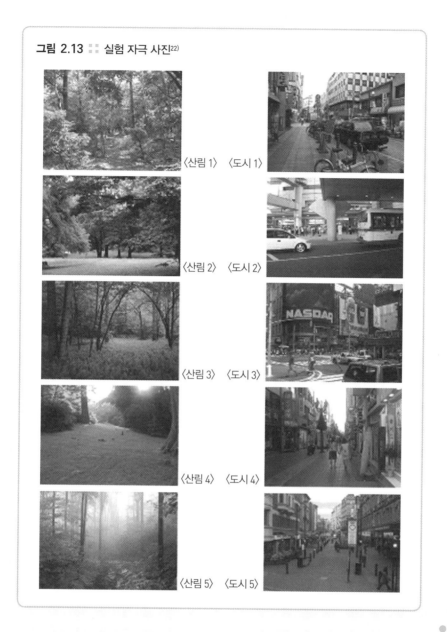

〈산림 1〉　〈도시 1〉

〈산림 2〉　〈도시 2〉

〈산림 3〉　〈도시 3〉

〈산림 4〉　〈도시 4〉

〈산림 5〉　〈도시 5〉

비했다. 그 후 10분간의 측정용 보정(shimming) 작업을 한 후 측정을 시작했다. 실험 종료 후 자극 사진에 관한 주관평가를 실시했다. 또 피험자에게는 촬영 시에 두부(頭部)를 움직이지 말 것과 졸지 말고 제시되는 화면에 집중할 것을 지시했다.

측정용 보정
(shimming)
불균일한 자기장을 균일한 자기장으로 보정하는 과정을 말한다.

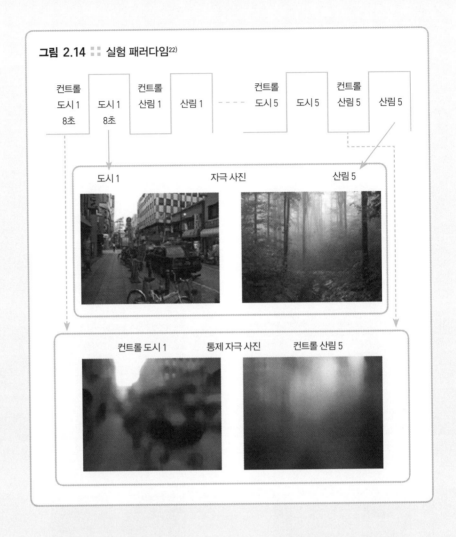

그림 2.14 ⠿ 실험 패러다임[22]

4) 실험 장치 및 환경

fMRI 실험은 전파에 의한 방해를 피하기 위해, 전자파 차단실(RF shield room)에서 실시했다. 차단실의 중앙에는 마그넷이 있는 측정기가 있고, 피험자는 앙와위(仰臥位, 배와 가슴을 위로하고 반듯하게 누운 자세) 자세로 측정을 받는다. 촬영실 내부에는 무전기가 준비되어 있어, 피험자와 조작실 사이에 상호 의사소통이 가능하도록 하였다. 실험 자극 사진은 조작실의 컴퓨

그림 2.15 ⣿ fMRI 실험실[22]

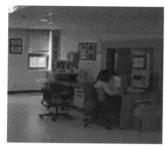
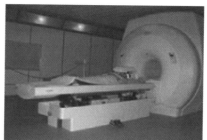

ⓐ 조작실   ⓑ 촬영실

터를 이용하여 제시하고 피험자는 두상의 프로젝터와 거울을 통해 제시된 사진을 보았다(그림 2.15).

5) 심리 평가

실험 자극을 볼 때의 주관적 감정 반응은 손(Sohn)[23]이 개발한 감정평가 척도를 이용하여 평가했다. 피험자는 fMRI 실험 종료 후 대기실로 이동하여 심리 평가를 실시했다. 주관적 정서 평가의 척도로 심미성 측정은 '아름답다' '소박하다' '인상적이다', 청량성 측정은 '상쾌하다' '쾌적하다' '따뜻하다', 쾌적성·안정성 측정은 '릴랙스되다' '안정적이다' 등의 긍정적인 감정 평가 항목으로 구성했다. 각 항목에 대해서 1점에서 10점까지의 10단계로 평가하도록 제시했다.

6) Imaging 기법과 데이터 분석

뇌 화상 촬영은 3.0T Forte(ISOL, Korea)를 이용하여 실시하고, Single-shot EPI fMRI scan 기법을 이용하여 24장의 슬라이드를 연속적으로 수집했다. 또한 화상 데이터 분석은 SPM99를 이용했다. 우선 두부의 움직임을 보정한 후, 기능적 화상 이미지와 해부학적 화상 이미지의 공간 해상도를 일치시켰다. 그 후 각 개인의 뇌 형태적인 차이를 보정하기 위해 표준화된 템플릿 화상을 이용하여 정규화했다. 또 공간적 스무딩(spatial smoothing)을 실시하여 각 피험자의 화상을 얻었다.

3. 연구 결과

1) 주관적 정서 평가

주관적 정서 평가의 결과, 11명의 피험자가 산림의 사진을 보았을 때, '안전'하고 '쾌적'한 느낌이 들었다고 대답했다. 또 도시의 사진을 보았을 때는 '좁다', '정리되지 않았다', '차갑다' 등의 감정을 느낌과 동시에 '위험'을 느꼈다고 평가했다. 각 사진에 대한 피험자 12명의 감정 득점을 합산한 결과, 도시의 긍정적 득점이 −40∼30 사이였던 것에 비해 산림의 득점은 60∼120 사이인 것으로 나타났다. 이로써 피험자가 산림의 사진을 봤을 때 더욱 긍정적이고 편안한 감정을 갖게 된다는 것을 알 수 있었다(그림 2.16).

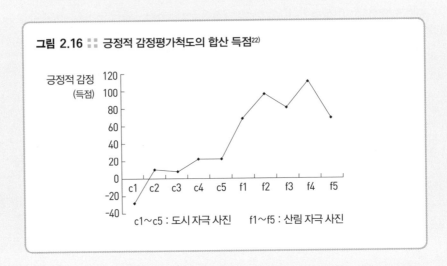

그림 2.16 ▫▫ **긍정적 감정평가척도의 합산 득점[22]**

긍정적 감정 (득점)

c1∼c5 : 도시 자극 사진   f1∼f5 : 산림 자극 사진

<table>
<tr>
<td>

그림 2.17 산림 자극 제시에 의한
뇌의 부활화[22]

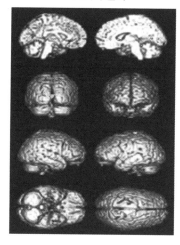

</td>
<td>

그림 2.18 도시 자극 제시에 의한
뇌의 부활화[22]

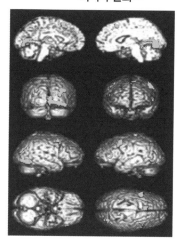

</td>
</tr>
</table>

2) 산림 사진 제시에 의한 뇌의 부활화 – fMRI 분석

피험자가 산림 사진을 볼 때 부활화되는 뇌의 영역을 밝히기 위해 집단 분석을 실시했다. 부활화되는 뇌 내부 영역을 밝히기 위해 산림 자극을 제시했을 때의 부활화 영역과 통제 자극을 제시했을 때의 부활화 영역을 비교했다. 그 결과 산림 자극을 제시했을 때의 변화량이 통제 자극 제시 때보다 큰 영역에(그림 2.17) 나타냈다. 자극을 제시한 결과 양측 설상회(舌狀回, 혀이랑), 우측 방추상뇌회(紡錐狀腦回), 피각상두정소엽(被殼上頭頂小葉), 좌측 상·중 전두회(前頭回)가 부활화되는 것을 알 수 있었다.

3) 도시 사진 제시에 의한 뇌의 부활화 – fMRI 분석

피험자가 도시 사진을 볼 때 부활화되는 뇌의 영역을 밝히기 위해, 도시 자극을 제시했을 때와 통제 자극을 제시했을 때의 뇌 부활화 영역을 비교했다. 도시 자극을 제시했을 때의 변화량이 통제 자극을 제시했을 때보다 큰 영역(그림 2.18)으로 나타났다. 자극을 제시한 결과 양측 설상회, 방추상 뇌회, 중·하 전두회, 우측 각회(角回), 좌측 상단에서 중간 부분 혹은 상단 일부의 전두회가 부활화되는 것이 밝혀졌다.

4) 뇌 부활 부위에 관한 산림과 도시 시각 자극의 관계 - fMRI 분석결과

산림 자극 사진을 보았을 때의 MR 신호치와 도시 자극 사진을 보았을 때의 MR 신호치 차이를 검정하여, 수학적인 보간법(補間法)을 이용하여 2차원으로 표시하였다(그림 2.19ⓐ). 그 결과 도시 자극을 볼 때는 산림 자극 때보다 우측 후부 대상회(帶狀回), 좌측 설상회, 쐐기부분(楔部), 설전부(楔前部)가 부활된다는 사실을 알 수 있었다. 또 산림 자극 때에는 도시 자극을 볼 때에 비해 좌측 상단두회(頭回), 우측 중심후회(後回), 중 전두회, 양측 대상 피질이 크게 부활화된다는 것이 인정되었다(그림 2.19ⓑ). 특히 도시 자극을

보간법(補間法)
함수의 값을 구하는 근사 계산법

그림 2.19 :: 뇌 부활 부위에 관한 산림 시각 자극과 도시 시각 자극의 관계[22]

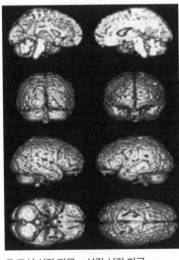
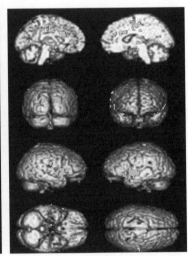

ⓐ 도시 시각 자극 – 산림 시각 자극　　　　ⓑ 산림 시각 자극 – 도시 시각 자극

볼 때보다 산림 자극을 볼 때 강하게 부활화된 뇌 영역들 가운데 좌측 상단두회, 중전두회, 양측 대상피질은 긍정적인 감정과 연관되어 부활화되는 것으로 알려져 있는 영역이다.[24~27] 이 결과에서 산림 시각 자극은 도시 시각 자극에 비해 긍정적인 감정을 유발시킨다는 사실을 알 수 있었다. 또 이 결과는 주관적 정서 평가의 결과와도 일치했다.

산림 자극을 볼 때보다도 도시 자극을 볼 때 강하게 부활화되는 영역은 주로 뇌의 후두부에 위치한다. 이 영역은 시각야(視覺野)와 관련되어 있는 것으로 알려져 있어, 도시 자극이 산림 자극보다 강한 시각 자극을 주었음을 나타낸다.

4. 결론

주관평가의 결과를 정리하면 산림 자극을 보았을 때는 도시 자극에 비해 긍정적인 평가 득점이 높다는 것을 알 수 있었다. 또 fMRI 실험의 결과, 산림 자극을 제시할 때에는 좌측 상단두회, 좌측 중심후회, 중전두회, 양측 대살피질의 각 영역이 유의하게 부활화되고 있다는 사실이 밝혀졌다. 이 부위는 긍정적인 감정과 관련된 영역으로 알려져 있으며,[24~27] 결론적으로 산림 시각 자극은 사람의 긍정적인 감정을 유발시킨다는 것을 시사하고 있다.

5. 연구 결과와 이후

본 연구를 통해 단시간이라도 숲의 풍경을 보면 긍정적인 감정이 유발된다는 사실을 알 수 있으며, 이러한 사실은 지금까지의 실내 및 산림현장 실힘[11~14, 17, 18]의 결과를 뒷받침한다고 볼 수 있다. 또 산림 풍경이 주는 긍정적인 감정 유발 효과는 뇌 기능으로부터 비롯된다고 보는 생리적 관점에 대한 메커니즘이 이 연구 결과로 밝혀졌다.

하지만 후각, 촉각, 청각 등의 복합적인 자극이 어떠한 심리·생리적 효과를 유발하는지 밝히기 위해서는 앞으로 더 많은 연구가 필요하다.

_ 손진훈(孫晉勛), 석지우(石持于), 박범진(朴範鎭), 미야자키 요시후미(宮崎良文)

제 3 부

일본의 산림치유

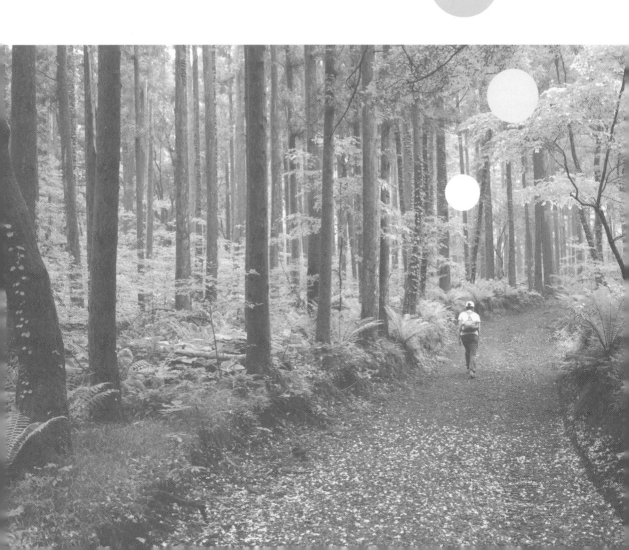

제1장

일본 산림의학 연구의 흐름과 전망

이 장에서는 과거에서 현재에 이르기까지 산림의학 연구의 흐름을 실제 연구 사례를 들어 설명하고 앞으로의 연구 방향성에 대해서도 기술하겠다.

우선 산림의학 연구의 '과거'로서, 이와 같은 산림치유 프로젝트 이전의 연구를 살펴볼 것이다. 산림치유 프로젝트 이전의 산림의학 연구에서는 주로 실내 실험을 통해서 산림환경의 각 감각 요소가 유발하는 영향을 밝히는 방법이 많았기 때문에 산림현장에서의 산림욕 실험에 관해 축적된 자료는 적었다.

하지만 2004년부터 일본에서 실시되고 있는 과학연구비보조금기반연구 (S)(대표 : 미야자키 요시후미) 〈생리인류체계화 시도〉, 농림수산성 대형 프로젝트인 〈산림계 환경 요소가 인체에 유발하는 생리적 효과 해명〉과 산림치유 프로젝트를 통해 산림현장에서 실시한 산림치유 실험 자료들이 빠르게 축적되고 있다. 이러한 연구 자료는 산림의학 연구의 '현재'에 소개하고자 한다. 마지막으로 개인차의 고려나 간단한 측정법의 확립을 포함한 앞으로의 연구 전망에 대해서는 산림의학 연구의 '미래'에 정리하겠다.

1. 과거의 산림의학 연구

일본에서 산림치유 프로젝트가 시작되어 산림의 치유 효과에 관한 과학적 근거가 대규모 실험에 의해 체계적으로 축적되기 시작한 것은 2004년의 일이다. 물론 그때까지도 산림은 우리 주변에 있었고, 산림이 건강에 좋다고 하는 '느낌'은 많은 사람들이 가지고 있었다. 1982년 임야청에서 〈산림욕 구상〉을 발표하였고, 그 후 1990년대가 되면서 생리적 측정 방법이 발전함에 따라 산림욕에 대한 연구가 서서히 진행되었다.

여기서는 산림치유 프로젝트 이전에 실시된 산림욕이나 산림계 환경 요소(숲과 나무의 향기·소리·경관 등)에 관한 연구를 개관하고, 이러한 일들이 어떻게 '산림치유 연구의 오늘'로 연결되었는지에 대해 살펴보고자 한다. 여기에서는 주로 '산림욕이나 산림계 환경 요소가 인체에 미치는 생리적·심리적인 영향'에 초점을 맞춘 연구들을 소개하며, 이른바 산림 레크리에이션 이용 등에 관한 연구들은 살펴보지 않기로 한다.

1) 산림계 환경 요소에 의한 오감 자극 실험

산림욕의 효과는 예를 들어 산림의 경치(시각), 나무향기(후각), 시냇물 소리와 산들산들 나뭇잎 스치는 소리(청각), 수목이나 잎, 지면의 감각(촉각), 용수의 달콤함(미각) 등이라고 할 수 있다. 산림욕의 효과는 산림의 다양한 요소가 인간의 오감을 통하여 입력됨에 따라(오감 자극) 발생한다. 실제의 산림에서 오감으로 입력된 정보는 뇌에서 각각의 감각에 관련된 부위에서 처리되어 서로 영향을 주면서 뇌 속으로 전달된다. 더욱이 쾌·불쾌의 감정에 관여하는 부위나 신체의 모든 기능을 담당하는 부위 등을 통해 인간에게 생리적 영향을 미친다. 2004년 이후 산림치유 프로젝트로 시행되고 있는 일본 각지의 산림현장 실험에서는 이와 같은 각 감각 정보의 복합적인 영향, 즉 환경의 종합적인 영향을 평가하고 있다.

한편 대규모 산림현장 실험이 실시되기 이전에는 주로 실험실 내에서 각 감각 정보를 나누어 실험을 실시해왔다. 현재는 산림현장 실험과 병행한 실내 실험 자료들이 차근히 축적되고 있다. 실제의 산림치유 효과를 평가하는 산림현장 실험이나 실내 실험은 산림현장 실험의 결과 검증 혹은 세세한 분석이 가능하다는 점과, 인공 환경 속에서 실시된 인체에 대한 자연의 치유 효과 검증이 가능하다는 점 등에서 의의가 있다.

아래에 살펴볼 내용들은 '산림의 환경 요소나 목재가 사람에게 미치는 치유 효과'를 오감으로 나누어 실시한 실내 실험이다.

① 시각 자극

산림 경관이 시각적으로 인체에 어떠한 영향을 미치는지에 대해서는 대형 고해상도 화면을 이용한 실험의 예를 들어 설명할 수 있다. 스다(須田)는 '벚꽃'과 '산림욕' 풍경을 70인치 대형 고해상도 화면에 제시하여 뇌 전두전야 활동과 자율신경계 활동(혈압, 맥박수)의 변화를 측정했다.[1] 벚꽃은 여러 그루가 만개한 사진을 이용하였고, 산림욕은 파리 뱅센(Vincennes) 숲에서 사람들이 산책하고 있는 풍경 사진을 이용하였다.

주관평가에서 산림욕 화면은 대조군 실험에서 제시된 회색 화면에 비해 쾌적하고 안정적이라고 평가되고, 벚꽃은 반대로 각성적이라고 평가되는 경향이 있었다. 또 산림욕 화면을 봤을 때는 혈압이나 뇌 활동이 저하되는 것에 비해, 벚꽃 화면을 봤을 때는 맥박수 증가와 혈압이 상승하는 경향이 나타났고 뇌 활동도 상승하였다. 주관평가와 생리 응답은 연관성이 있는 경우도 있고 없는 경우도 있지만, 본 실험은 그 연관성이 인정된 예다. 또 벚꽃 경치를 보면 감정이 고양되는 느낌을 받는다는 사실을 감각(시각) 자료를 활용하여 입증한 연구라고 할 수 있다. 이 결과가 일본에서만 나타나는 특유의 느낌인지는 연구를 좀 더 해야 할 필요가 있다.

자연의 풍경이라고 하는 관점에서 보면, 산림 외에도 여러 가지 다른 시각 자료들이 있고, 그중에서도 빙산, 설경, 유빙(流氷), 열대우림, 사막, 용암, 작은 시냇물, 단풍 등 여덟 종류의 영상을 볼 때 나타나는 자율신경계 반응을 조사한 예가 있다.[2] 이 연구는 42인치 화면에 상영된 영상을 볼 때 나타나는 다음과 같은 변화를 검토한 것이다.

  ⓐ 다양한 생리지표의 변화
  ⓑ 영상에 대한 인상, 주관적 온·냉감과 쾌적감의 변화
  ⓒ 영상의 물리적 특징(휘도, 채도 등 프레임마다의 변화율) 등의 관계

영상의 종류에 따른 안정 시 심박출량의 변화와 주관적으로 느끼는 온·냉감에 차이가 있다는 사실이 인정되었으며, 구체적으로 용암이나 사막 등 더운 영상을 보고 있을 때에는 심박출량이 증가하고, 설경이나 작은 시냇물 등의 차가운 영상을 볼 때는 심박출량이 감소했다. 또 영상이 쾌적할수록 심박출량은 감소하고, 불쾌할수록 증가하는 것을 발견하였다. 한편 휘도나 채도 프레임마다의 변화율 등 영상의 물리적 특징과 생리반응의 상관관계는 인정되지 않았기 때문에, 이러한 변화는 영상이 가진 내용에 강하게 영향을 받고 있다고 추측할 수 있다. 즉, 자연의 영상이 인간의 생리적인 면에 충분한 영향을 준다는 사실이 이 연구에서도 밝혀졌다고 할 수 있다.

목재의 나뭇결 등에 의한 영향은 비교적 많은 연구가 이루어지고 있다. 마스다(增田)·나카무라(仲村) 연구 팀은 색, 나뭇결의 모양(절을 포함), 광택

등 목재가 가지고 있는 시각 특성과 '느낌이 좋다', '자연적인', '경중감(輕重感)', '조활감(粗滑感)' 등과 같은 심리적 이미지와의 관계를 검토해왔다.[3~5] 최근에는 안구운동 기록장치를 이용하여, 판목재(板木材, 널빤지에 나타난 나뭇결 목재)에서는 '순(筍) 모양'의 정점부에, 유절재(有節材)에서는 절 부분에 시선이 집중된다는 사실이나, 나뭇결의 명암 변화가 큰 부분에 장기간 시선이 머문다는 사실 등을 밝혀냈다.[6] 그리고 이러한 연구는 앞으로 목재의 어떠한 부분에 시선이 이끌리고 그것에 의해 어떠한 심리적·생리적 반응이 생기는가에 대한 연구로 이어질 것으로 기대된다.

스네츠쿠 유코는 목재를 내장재로 이용했을 때의 시각적 효과를 조사하기 위해, 목재율(마루·벽·천장의 면적 중에 목질 내장재가 차지하는 비율)이 다른 모델 룸을 제작하여 피험자가 실내에서 내장재를 90초간 바라보고 있는 동안의 생리적 반응(혈압, 맥박수, 근적외선분광분석법에 의한 뇌 전두전야 활동)을 측정했다.[7~8] 일반적으로 보급되고 있는 거실을 본뜬 목재율 30%의 모델 룸에서는 맥박수 및 확장기 혈압이 저하되고 생리적으로 릴랙스된 상태가 되었다. 또 목재율이 45%인 모델 룸에서의 거실은 가장 쾌적하고 활기를 느낀다고 평가되었고 맥박수도 상승했다.

한편 목재율이 90%인 모델 룸의 거실에서는 실험 시작 후 60초까지는 수축기 혈압, 확장기 혈압이 저하되었지만 80~90초 후 뇌 활동이 급격하게 저하되고 맥박수는 상승했다. 이는 목재량이 너무 많아 피험자가 질렸을 것이라고 추측된다. 이와 같은 생리적 반응의 결과에서 볼 수 있듯이 목재계 내장재를 이용한 거실은 모두 주관적으로는 쾌적하다고 평가되었다. 하지만 무조건 목재량이 많을수록 좋은 것이 아니라 목적에 따라 적당하게 목재량을 조절하는 것이 중요하다는 사실을 알 수 있었다.

② 후각 자극

산림욕 관련 용어 중에서 가장 일반적으로 보급되고 있는 것은 '피톤치드'라는 단어일 것이다. 피톤치드란 '식물'을 뜻하는 'phyto'와 '죽이다'를 뜻하는 'cide'를 조합한 말로 '모든 식물이 생산하는 휘발성 및 비휘발성 물질로서 다른 식물에 영향을 주는 것'이라고 정의되고 있다[9]. 그러나 피톤치드는 학술용어로 정립된 사례가 없기 때문에 아직까지는 속어로 인식되고 있다.

피톤치드라는 단어가 지나치게 확대·보급되어 산림욕의 효과가 모두 피톤치드에 의한 것이라는 오해도 만연하다. 하지만 실제 산림의 공기 중 피톤치드의 농도는 매우 낮으며 게다가 산림 구성이나 계절, 기후 조건 등 다양한 요인으로 인해 달라진다. 또 피톤치드라는 것은 물질의 총칭이기 때문에 산림에 따라 실제로 검출되는 화학물질도 다르다. 산림욕의 효과는 피톤치드를 포함한 오감에 관한 모든 요소의 복합적인 효과라고 생각하는 것이 타당하다고 할 수 있다.

피톤치드는 산림환경의 후각 관련 요소이지만, 후각은 '본능적·감정적·기호적'이라는 점이 지적되고 있고,[10] 인체의 생리적인 면에 미치는 영향도 그 편차가 다른 감각에 비해 크다고 알려져 있다. 지금까지 실시된 산림이나 목재의 향기에 관한 연구로는 다음과 같은 사례들이 있다.

■ 삼나무재 칩에서 발생하는 향기 물질에 의한 영향[11~12]

목재는 각각 수종 특유의 향이 있다. 일본의 대표적인 침엽수로서 목조주택의 구조재로 이용되고 있는 삼나무의 향기는 우리에게 익숙한 향기 가운데 하나다. 미야자키가 실시한 삼나무 칩을 이용한 후각 자극 실험에서는 향기 물질을 흡입한 후에는 수축기 혈압이 저하되는 결과가 나타났는데, 특히 실험 시작 후 40~60초에 흡입 전과 비교했을 때 혈압이 크게 저하된다는 것을 알 수 있었다. 뇌 전두전야의 활동도 혈압과 마찬가지로 흡입 후 빠르게 저하되는 경향을 보이며, 흡입 시작 후 70~90초에 큰 저하를 보였다. 또 주관평가에서 삼나무 향은 '좋다'고 평가되는 경향이 있었다. 즉, 삼나무 향에 의한 주관적인 쾌적감이 증진되고 인체는 릴랙스 상태로 유도된다는 사실을 알 수 있었다.

일반적으로 향기는 성별이나 개인의 취향 등에 따라 기호차가 크다. 이 실험에서도 삼나무 향은 평균적으로는 '좋다'고 평가되었지만, 그중에서는 '싫다'는 반응을 보인 피험자도 있었다. 그러나 '싫다'고 평가한 피험자의 자료만을 추출하여 평균을 내도 유의미한 혈압의 상승 효과는 인정되지 않았다. 인간의 생리기능은 자연환경에 훨씬 잘 적응할 수 있도록 만들어져 있기 때문에 자연환경에서 비롯되는 자극은 주관적으로 '싫다'고 생각하더라도 인체에 스트레스 상태를 유발하지 않는다고 추측할 수 있다.

■ α-피넨의 흡입에 의한 영향(농도의 차이에 착안하여)[13]

α-피넨(pinene)은 나무의 대표적인 향기 성분 가운데 하나로 일반적으로는 침엽수림의 공기 중에서 많이 검출되며, 최근에는 휘발성 유기화합물(VOC)로 흔히 볼 수 있는 물질이다. 좋아하는 향수의 향기라고 해도 너무 강한 경우는 불쾌감을 느끼는 것처럼 어떠한 냄새라도 그 농도가 지나치게 높으면 불쾌감을 일으키는 것으로 알려져 있는데, 모리카와(森川)는 α-피넨의 농도를 변화시켜 그 영향을 검토하였다.

피험자는 15~17명의 남자 대학생을 대상으로 했다. 실험은 온도 25℃, 상대습도 60%로 조절된 인공기후실 내에서 실시하였다. α-피넨의 농도는 $10\mu l/30l$, $100\mu l/30l$, $500\mu l/30l$의 3단계로 하고, 코밑 약 10cm 위치에서 분당 $3l$를 흘려보냈다. 제시 시간은 $10\mu l/30l$, $100\mu l/30l$를 90초간, $500\mu l/30l$는 60초간으로 했다.

냄새의 감각 강도 평가에서 $10\mu l/30l$, $100\mu l/30l$를 흘려보냈을 때는 대부분 '약한 냄새'라고 평가하였고, $500\mu l/30l$를 흘려보냈을 때는 대부분 '적당하게 느끼는 냄새'라고 평가하였다. 또한 $10\mu l/30l$, $100\mu l/30l$에서는 '다소 쾌적'하다고 평가하였고, $500\mu l/30l$는 '다소 불쾌'하다고 평가하였다.

생리반응은 '약한 냄새'로 '다소 쾌적'하다고 평가한 $10\mu l/30l$, $100\mu l/30l$의 경우 수축기 혈압이 흡입 시작 후부터 저하를 보인 것에 비해, '적당하다고 느끼는 냄새'로 '다소 불쾌'하다고 느꼈던 $500\mu l/30l$의 경우는 수축기 혈압의 저하가 인정되지 않았다. 맥박수는 $10\mu l/30l$, $100\mu l/30l$에서 변화가 없었던 것에 비해, $500\mu l/30l$에서는 상승하는 경향이 있었다. 이는 '다소 불쾌'하다고 평가한 $500\mu l/30l$를 흡입했을 때 교감신경이 활성화되었다고 생각할 수 있다. α-피넨 농도의 상승과 함께 뇌 활동 항진의 정도가 커지고 있다는 사실 또한 입증되었다.

이상의 결과를 종합적으로 해석하면, $10\mu l/30l$, $100\mu l/30l$ 등 낮은 농도의 α-피넨의 향기는 인체를 릴랙스 상태로 만들어주고, $500\mu l/30l$의 경우에는 인체에 약한 스트레스 상태를 유발한다고 할 수 있다. α-피넨도 자연에서 유래된 물질이기는 하지만 일반적인 자연환경 속에서 인간이 특정한 향기 물질에 이처럼 고농도로 노출되는 경우는 없다. 그렇기 때문에 '불쾌'하다고 느낀 경우에는 인체에 스트레스 상태를 유발한 것이라고 생각할 수 있다. 경험적으로 알고 있는 '너무 강한 냄새는 불쾌하다'는 것이 실험결과로도 나타났다고 볼 수 있다.

■ 리모넨 흡입에 의한 영향[14]

리모넨(limonene)은 α-피넨과 함께 수목에서 발생하는 대표적인 피톤치드 중에 하나이다. 감귤류의 껍질이나 레몬, 포도 등에도 함유되어 있으며 향기가 부드러워 많은 사람들에게 사랑받고 있다.

모리카와는 리모넨의 흡입에 따른 생리적 반응 실험을 실시하였다. 리모넨의 농도를 $10\mu l/30l$로 하고, 피험자는 남자 대학생 17명으로 했다. 인공기 후실 내의 환경 조건은 앞선 실험에서 설정했던 a-피넨의 경우와 같은 조건으로 했다. 리모넨의 향기는 주관평가에서는 다소 '쾌적'하고 다소 '진정적'이라고 평가되었다. 또 흡입 후 20초 정도 후에는 혈압이 저하되기 시작해 33~44초에 유의한 혈압 저하 효과를 나타내었고, 그 후에도 낮게 유지되었다. 그러나 이때 뇌의 활동에서 유의한 변화는 인정되지 않았다. 리모넨을 흡입했을 때는 주관적으로 쾌적하고 진정된다고 평가하였으며, 생리적으로도 교감신경이 억제된 이른바 릴랙스 상태를 유발한다는 사실을 알 수 있었다.

■ 세드롤의 흡입

데이완사(Dayawansa)는 삼나무에서 추출되는 정유 성분인 세드롤(cedrol)이 자율신경의 활동에 미치는 영향에 대해서 보고하였다.[15] $14.2\pm1.7\mu g/l$의 농도의 세드롤 혼입 공기와 보통 공기를 비교했을 때, 세드롤이 혼합된 공기를 흡입했을 때 심장박동수, 수축기 혈압, 확장기 혈압에 대해 유의한 저하 효과가 인정되었다. 또 심박변이도(heart rate variability : HRV) 검사한 결과, 부교감신경계 활동의 지표인 고주파(high frequency : HF) 성분이 증가하고, 교감신경 활동의 지표인 LF/HF 비는 저하되었다. 세드롤 흡입에 의한 부교감신경계 활동의 항진, 교감신경계 활동의 억제가 인정되어 세드롤의 진정 작용이 밝혀지게 되었다.

같은 그룹으로 실험을 실시했던 우메노(Umeno)는 하기도(下氣道)에서 직접 세드롤을 흡입시켜도 수축기 및 확장기 혈압의 유의한 저하, 심박변이도 HF 성분의 증가가 인정되었으며, 이로써 세드롤은 코에서 기관 상부까지의 상기도(上氣道)만이 아니라 기관에서 기관지에 이르는 하기도와 폐를 통해서도 작용한다는 사실을 지적했다.[16] 이 그룹은 세드롤의 수면 개선 효과도 보고했다.[17]

③ 촉각 자극

촉각은 오감 중 유일하게 전신에서 감각을 수용할 수 있는 감각이다. 산림의 환경 요소 중 촉각에 관련된 것으로는 주택 내에 이용된 내장목재를 예로 들 수 있다. 주택 내장재를 손발을 이용해 접촉시켰던 '목재의 접촉'에 대한 연구 보고는 다음과 같다.

사쿠라가와(Sakuragawa)는 금속과 목재(졸참나무)에 손을 접촉했을 경우에 대한 생리적 반응을 비교했다.[18] 목재 온도에 의한 차이를 없애기 위해 금속은 따뜻하게, 졸참나무는 차갑게 하여 실험을 하고, 이것을 손으로 60초간 만졌을 때의 수축기 혈압을 측정했다. 금속을 차갑게 했을 때에는 혈압이 상승하여 인체가 스트레스 상태가 되었지만 따뜻하게 하면 혈압의 상승이 억제되었다. 한편 차갑게 한 목재에 접촉했을 때에는 혈압이 상승할 것으로 예상했지만 실제로는 상승하지 않았다. 차갑게 한 목재는 주관평가에서는 불쾌하다는 평가를 받았지만 목재가 인간에게 친숙한 재료이고, 자연적인 느낌을 가지고 있기 때문에 실제로 생리적 스트레스 반응은 나타나지 않았다고 해석할 수 있다.

한편 미야자키는 표면에 도장(塗裝)이 되어 있는 목재를 손바닥으로 접촉했을 때 신체가 받게 되는 영향에 대해 실험을 실시했다.[19] 도장하지 않은 삼나무판, 옅게 도장(오일피니쉬 도장)한 삼나무판, 두꺼운 도장(폴리우레탄 도장)을 한 삼나무판, 비교를 위한 금속판, 이렇게 모두 네 종류의 재료에 접촉했을 때의 수축기 혈압을 측정했다. 도장을 하지 않거나 얇게 도장을 한 목재를 접촉했을 때에는 일시적으로 상승한 혈압이 빠르게 접촉 전의 값으로 돌아온 것에 비해, 두꺼운 도장과 금속판의 경우에는 접촉 전의 수치로 되돌아오지 않고 스트레스 상태가 계속되었다. 즉, 도장을 두껍게 하면 삼나무판이라고 해도 금속판과 동일한 반응이 나타난다는 사실을 알 수 있었다. 일상생활에서 이용되는 목재의 대부분은 내구성이나 지속성을 고려하여 도장한 경우가 많지만, 우리 몸에 좋은 영향을 끼치는 목재의 성질을 살리는 것과는 연결되지 않는다고 생각할 수 있다.

손으로 접촉한 경우는 그 외에도 몇 가지 연구 사례가 더 있지만, 발로 접촉한 경우에 대해서는 실험을 실시한 예가 적다. 사토(佐藤)는 '바닥재'를 이용한다는 사실에 착안하여 도장하지 않은 삼나무판 마루 바닥재에 발을 접촉한 경우 인체의 생리적 반응을 검토했다.[20] 비교 대상으로 이용된 건조 수초 매트(목욕탕의 탈의실 등에서 사용되는 매트)보다도 삼나무판 마루 바닥재는 유의하게 쾌적하다고 평가되었다. 또한 수초 매트를 접촉했을 때에는 맥박수가 상승했지만, 목재의 경우는 변화가 없었다. 또 수축기 혈압은 모두 접촉 후 일시적으로 상승했지만, 삼나무판에서는 접촉 전의 상태로 돌아오는 데 걸리는 시간이 20초 정도인 것에 비해, 수초 매트는 50초 정도로 나타났다. 무엇인지 알 수 없는 것에 접촉한 경우에는 불안감으로 인해 생리적 스트레스 반응이 나타날 것으로 예상했지만 '인간에게 친숙한' 자연 재료의 특성이 이와 같은 결과로 이어졌을 것이라고 여겨진다. 그러나 발로 접촉하여 도장을 하지 않은 삼나무판을 목재로 구별한 비율은 64%였으며 이에 비해 손의 경우는 79%였다.

④ 청각 자극

미시마(Mishima)는 치과의 치아를 깎는 기계 소리(터빈음)와 시냇물 소리를 각각 60초 동안 들려주면서 뇌의 전두전야 활동, 수축기 혈압을 비교했다.[21] 쾌적한 시냇물 소리를 활용해 불쾌한 치과 치료음의 영향에서 벗어나고 싶다는 의도에서 시작된 실험이다. 수축기 혈압은 터빈음 청취 시에는 유의하게 상승하지만 시냇물 소리에는 변화가 없었다. 또 근적외선분광분석법에 의해 측정된 뇌 활동은 터빈음을 들었을 때 대폭 저하되었고, 시냇물 소리에는 거의 변화가 없었다. 일반적으로 스트레스 상태에서는 뇌의 활동이 상승할 것이라고 생각하는 경우가 많지만, 이 실험에서는 터빈음의 지나친 불쾌함으로 인해 도주 반응이 일어났다고도 생각할 수 있다. 치과 치료 시 느끼는 불쾌감의 정도는 연령이나 개인의 경험에 따라 상대적으로 다르게 나타나는 경우도 있기 때문에 이러한 개인차에 대해서 연구할 필요도 있다.

⑤ 미각 자극

목재는 옛날부터 일본뿐 아니라 전 세계적으로 음식의 '맛'을 향상시키는 재료로 사용되어온 경우가 많다. 일본 술이나 위스키의 저장 용기가 그 예이다. 후지이(藤井)는 보통의 위스키와 삼나무통에 저장한 위스키의 맛과 향에 대해서 연구를 실시했다.[22] 보통 위스키와 삼나무통에 저장된 위스키를 각각 알코올 도수를 25%로 조정하여 100μℓ씩 맛을 보고 향도 맡았다. 그 결과 보통 위스키에서는 수축기 혈압이 상승한 후에 이전의 값으로 돌아오기까지 약 50초가 걸렸지만, 삼나무통에 저장된 위스키의 경우에는 수축기 혈압이 상승한 지 10초 만에 이전 수치를 회복했다. 두 종류의 위스키에 대한 주관평가에서는 차이가 없었고 피험자는 맛의 차이를 느끼지 못했지만 이와 같은 생리반응의 차이를 나타내고 있었다. 이는 생리적인 평가방법이 발달하면서 얻게 된 성과라고 볼 수 있다.

2) 산림욕 실험

보고된 사례는 적지만, 과거에도 산림현장에서 몇 가지 산림욕에 대한 실험을 실시하였다. 미야자키는 야쿠시마에서 다섯 명의 피험자를 대상으로 산림욕 실험을 실시했다.[23] 이것이 아마도 산림욕의 생리적 효과를 조사한 최초의 실험일 것이다. 9시에서 15시까지 야쿠시마 삼나무 숲에 들어가 오전과 오후에 각각 40분씩 산림 내에서 산책을 했다. 또 인공기후실의 온도와 습도를 산림 내부와 거의 같은 조건으로 만들어놓은 후 똑같이 40분간 걷기를 실시하고 두 결과를 검토했다. 산림욕은 주관평가에서 쾌적하고 자연적이며 편안한 느낌이 있다고 나타났다. 또 심리상태평가서에서는 '긴장-불안, 혼란, 우울-기분이 가라앉음, 화남-적의, 피로' 등의 감정 척도 점수가 감소하고, '활기'에 대한 감정 척도 점수는 상승하였다. 또한 생리지표로는 타액 속 코티솔 농도를 측정하였으며, 그 결과 대조군에 비해 산림욕을 실시한 경우에는 타액 속에 존재하는 코티솔의 농도가 낮아진다는 사실이 밝혀졌다. 타액 속 코티솔은 스트레스 상태에서 그 농도가 증가하는 것으로 알려져 있다. 그리고 이러한 사실에 근거한 본 실험을 통해 산림욕이 주는 인체에 대한 스트레스 완화 효과를 처음으로 실증했다고 할 수 있다.

오츠가(Ohtsuka)는 인슐린 비의존성 당뇨병 환자 87명(남성 29명, 여성 58명, 평균연령 61세)을 대상으로 산림욕의 효과를 조사하는 연구를 실시했다.[24] 6년간 9회의 산림욕(3~6km 걷기)을 실시하여 그 전후의 혈당치를 비교했을 때, 이들의 평균 혈당치가 179mg/dl에서 108mg/dl로 저하되는 것을 관찰할 수 있었다. 걷는 거리의 차이에 의한 효과는 인정되지 않았다.

오오히라(大平)는 20명의 학생 피험자를 대상으로 산림욕 실험을 실시하고 생리적 지표를 이용하여 그 효과를 검증했다.[25] 산림에 8시간 머문 후 생리적인 지표를 측정한 결과 그 전에 비해 NK세포 활성과 면역글로불린(immune globulin) A·G·M 농도가 유의하게 상승했지만, 다른 생체신호(내분비계 지표·뇌파·심전도)와 심리지표에서는 차이가 안정되지 않았다. 논문에서는 산림욕 실험을 실시한 날의 날씨가 나빠 숲 속이 추웠던 것이 상기의 지표에서 차이를 보이지 않았던 이유라고 추측하고 있다.

3) 해외에서 실시된 연구 사례

산림욕을 비롯해서 자연환경이 사람에게 가져다주는 쾌적감에 대해 실험을 하고 그 메커니즘을 밝히는 연구는 일본이 비교적 앞서간다고 해도 좋을

면역글로불린
(immune globulin)
B림프구에 의해 형성된 다양한 당단백질로 항원의 존재시 혈액이나 다른 분비조직에서 항체로 분비된다. A·G·M 등의 형태로 체액 내 존재하며 항원과 결합하여 항원을 불활성화시키거나 면역을 형성하는 성질을 가진 단백질로 항체라고 하기도 한다.

것이다. 그러나 일본 외에도 세계적으로 바이오필리아 가설(Biophilia hypothesis)[26]을 제창한 에드워드 O. 윌슨(E. O. Wilson)을 비롯해 자연과 인간의 관계에 흥미를 가진 연구자들이 많다.

《Science》지에 〈식물이 입원 환자의 회복에 미치는 영향〉[27]을 발표한 것으로 유명한 울리히(Ulrich)는 한 병원에서 1972년부터 1981년에 걸쳐 담낭 절제 수술을 받은 환자의 입원 기간을 조사했다. 그 병원에는 병실의 넓이나 창문, 가구 배치, 담당 간호사 등은 동일하지만 창문에서 보이는 경치가 각기 다른 병실이 몇 개 있었다. 예를 들면 나무 몇 그루가 보이는 병실과 건물 벽면이 보이는 병실이 있는 것이다. 이러한 병실에 입원하고 있던 환자들을 연령·성별 등을 대응시켜 23개 그룹을 만들고, 이에 대한 자료를 추출하고 그룹별로 비교하였다. 단, 미성년자와 70세 이상의 환자, 합병증이 있는 환자, 정신장애 이력이 있는 환자는 데이터에서 제외하였다. 그리고 담당 의사 배정은 무작위로 할 수 있도록 하였다.

수술한 날부터 퇴원한 날까지의 일수를 조사한 결과, 나무가 보이는 병실에 입원하고 있던 환자는 평균 7.96일, 건물 벽면이 보이는 병실에 입원한 환자는 평균 8.70일로, 나무가 보이는 병실에 있던 환자들의 입원 기간이 상대적으로 짧았다. 또 간호사가 기록한 내용을 보면 나무가 보이는 병실에 있던 환자는 '(심리적) 동요가 보인다', '격려가 필요하다' 등과 같은 부정적인 언급이 적고 진정제의 사용량도 적었다. 울리히는 각 병실 벽면의 무늬나 색깔에 아무런 차이가 없다거나, 활기가 넘치는 거리를 볼 수 있는 병실에서 실험을 실시했다면 결과가 달라질 수도 있는 가능성에 대해 언급하면서도, 식물이 인간에게 어느 정도 치유 효과를 가져다준다는 점과 환자의 회복을 돕기 위해서는 병실 창에서 보이는 경치에도 신경을 써야 할 필요가 있다는 점을 지적하였다.

울리히는 그 외에도 일찍부터 생리적인 실험을 실시해오면서 이와 관련된

바이오필리아 가설
(Biophilia hypothesis)
생명(bio)과 좋아함(philia)을 조합해 만든 용어로 국내에서는 '생명애 가설'이라고도 한다. 인간이 자연을 지키고 자연과 공존하려고 생각하는 이유는 인간의 유전자가 그와 같이 설정되어 있기 때문이라고 보는 가설이다.

논문들을 발표하였다. 그는 60종류의 컬러 풍경사진을 피험자에게 제시하여 α파(뇌파 종류의 일종)의 진폭, 심장박동수와 감정 상태의 변화를 조사하기 위한 실험을 실시하였다.[28] 풍경사진은 물이 있는 자연 풍경과 식생이 있는 자연 풍경, 그리고 물도 식생도 없는 도시 풍경의 세 종류로 나누었다. 이 조사 결과 자연 풍경이 도시 풍경보다 심리·생리적으로 인체에 좋은 영향을 미친다는 사실이 드러났다. 예를 들면 식생이 있는 풍경을 볼 때는 도시의 풍경을 볼 때보다 α파의 진폭이 크고 물이 있는 풍경을 볼 때도 평균적으로 도시 풍경을 볼 때보다 α파의 진폭이 컸다. 또 자연 풍경이 인체에 미치는 심리적인 영향도 양호하며, 특히 물이 있는 풍경을 볼 때 결과가 좋았다. 울리히는 이 실험결과를 근거로 자연 풍경은 도시 풍경보다도 사람의 주의나 흥미를 더 잘 이끈다고 주장한다.

또한 120명의 피험자를 이용한 실험에서는 식생이나 물이 있는 풍경과 자연 요소가 없는 풍경의 동영상을 제시하고 혈압, 심장박동수, 피부 전기 저항, 근육의 긴장을 측정하였다.[29] 이러한 생체신호를 측정한 결과, 자연 풍경의 동영상을 본 피험자 그룹은 스트레스 상태에서 빠르게 회복하는 경향을 보였으며, 그 회복 경향은 모든 지표에서 인정되었다. 또 자연 풍경은 인공적인 풍경에 비해 교감신경계의 활동을 저하시켰으며, 이러한 효과로 인해 두려움이나 분노에 관한 주관적 보고도 적었다. 이 실험은 세계적인 연구의 흐름에서 보더라도 상당히 빨리 자연환경의 평가에 생리 측정을 도입한 예라고 할 수 있다.

로어(Lohr)는 창문이 없는 방에 식물을 놓아두면 그 실내에서 일하는 사람들의 생산성이 높아진다는 사실을 보고하였다.[30] 실험은 96명의 피험자를 대상으로 대학의 컴퓨터실에서 실시되었다. 피험자에게는 컴퓨터 화면에 정해지지 않은 위치와 일정하지 않은 시간 간격으로 다양한 크기의 도형 세 가지를 제시한 후 대응된 키보드의 버튼을 되도록 빨리 누르라는 과제를 주고 정답률과 함께 반응시간, 혈압, 맥박수, 주관적 감정 상태를 측정하였다. 그 결과, 실내에 식물이 있는 경우에는 식물이 없는 실내보다도 과제 후에 측정한 주관적 집중도가 높다는 사실을 알 수 있었다. 또 수축기 혈압은 식물의 유무에 관계없이 과제 중에 모두 상승했지만, 상승의 정도는 식물이 없는 방이 특히 컸다. 또한 양쪽 모두 과제가 끝난 후 혈압이 저하되었지만, 저하 정도는 식물이 있는 방에 있던 사람들에게서 크게 나타났다. 식물의 유무는 정답률에 영향을 주지 않았지만, 반응시간은 식물이 있는 경우에 12% 빨랐고 그 차이는 유의하다고 볼 수 있다. 로어는 실험에 이용한 과제는 단시간의 단순 생산성에 관한 것이고 실제 사무실 환경에 미치는 식물의 영향은 이 실험만으로는 충분히 검토할 수 없다고 언급했지만, 적어도 실내의 관엽식물이 인간에게 어떤 긍정적인 영향을 미치고 있다는 사실이 밝혀졌다고 할 수 있다.

또 로어는 오리언스(Orians)가 제창한 '사바나 가설(savana hypothesis)'을 배경으로 도시에 한 그루의 나무를 식재할 때 어떤 나무가 적합한지에 대해서도 조사했다.[31] 나무가 없는 풍경에 비해 나무가 있는 풍경을 모두 선호하지만, 가늘고 긴 나무나 둥근 수형의 나무보다도 사바나에 있는 것과 같은 가지가 펼쳐진 유형의 나무를 가장 선호한다는 결과가 나왔다. 또 다양한 색의 수관(樹冠) 일러스트를 제시한 실험[32]에서는 건강한 나무색에 가장 가까운 녹색이 노란색이나 보라색 수관보다도 선호도가 높고, 영양 부족을 나타내는 나무색인 갈색은 가장 적합하지 않다는 사실이 밝혀졌다. 이러한 결과가 나온 이유는 인간이 진화해온 과정 속에서 건강한 수목이 있는 환경은 인간의 생존에도 유리한 환경이라는 사실을 터득했기 때문이라고 추측하고 있다. 한편 로어는 유소년기에 자연과 접했던 경험이 어른이 된 이후에 식물을 대하는 태도에도 영향을 준다는 사실도 보고하고 있다.[33] 그리고 이러한 사실과 함께, 인간의 자연에 대한 심리적 생리적 반응은 인간이 선

사바나 가설
(savana hypothesis)
인류의 진화의 장이었던 사바나의 경관이 현대를 살아가는 인류에게도 가장 적합하다는 가설

천적으로 가지고 있는 유전적인 요소와 학습에 의해 만들어진 후천적 요소가 서로 복합적으로 작용하여 만들어진 영향으로부터 비롯된다고 기술하고 있다.[34]

프럼킨(Frumkin)은 환경위생의 관점에서 자연이 인간의 건강을 증진시키는 데 중요한 역할을 한다는 것을 지적하고 있다.[35] 종래의 '환경과 건강'은 자연환경에 존재하는 건강 저해 요인, 즉 부정적인 영향을 다루는 경우가 많았지만 최근에는 자연이 인간의 건강을 증진시켜주는 잠재적인 힘을 가지고 있다고 여기기 시작했다. 프럼킨은 인간이 진화해온 과정에서 그 대부분의 시간을 자연에서 보내왔다는 사실을 거론하면서, 이를 자연이 인간의 건강에 도움이 된다는 근거로 들고 있다. 그러면서 동물, 식물, 자연경관, 자연 체험(캠프 등)의 네 가지로 나누어 상기의 가설을 뒷받침하는 과학적 근거를 소개하고 있다. 프럼킨은 환경위생 분야의 연구자들에게 "자연환경이 인간의 건강에 미치는 긍정적인 영향을 해명하기 위해서는 타 분야에 종사하는 연구자들과의 연계가 필요하다"고 제언을 하고 있다. 하지만 이것은 환경위생 분야뿐 아니라 자연의학에 관련된 모든 분야의 연구자들에게도 해당이 되는 말일 것이다.

제2부 〈칼럼 1〉에서도 기술했던 것과 같이 최근 수년 간 EU 국가를 중심으로 산림환경과 건강에 관한 관심이 더욱 높아지고 있다. 그렇기 때문에 앞으로 해외에서도 연구를 통해 다양하고 새로운 지식이 생겨날 것을 기대하고 있다.

2. 현재의 산림의학 연구

산림치유 프로젝트 이전에 주로 실내 실험이 실시되었던 이유 가운데 하나로 산림현장에서의 연구방법이나 생리적 측정방법이 확립되지 않았다는 점을 들 수 있다. 산림현장 실험은 실내 실험과 달리 기온이나 습도 등의 환경이나 그밖의 조건들을 제어하는 것이 어렵다. 얼마 전까지만 해도 실외 환경에서 생리지표를 정밀하게 측정할 수 있는 간편한 측정기계가 거의 없었다. 하지만 최근 측정기술이 발전함에 따라 실외 실험에 충분히 적용 가능한 방법들이 늘고 있다.

산림현장 실험을 할 때 날씨 등의 조건들을 통제하는 일이 어렵기 때문에 실험을 재현할 수 있는 가능성이 적다. 그렇기 때문에 대규모 실험을 통해서 가능한 한 많은 피험자 결과 자료를 축적하는 일이 필요하다. 실험에 필요한 연구비나 연구인원을 생각하면, 산림욕의 인간에 대한 생리적 효과를 밝히기 위해서는 프로젝트의 규모가 국가적 수준으로 커져야 할 필요가 있다. 지금까지 실시되었던 산림현장 실험은 피험자 수가 적었거나 1회에 그쳤던 실험인 경우가 많기 때문에 실험의 성공 여부가 날씨에 좌우된 경우도 있었다. 하지만 측정방법이 진보하고 '스트레스'나 '치유'에 대한 관심이 높아지면서, 인간과 자연환경 간의 관계를 해명하는 것을 목적으로 하는 과학연구비보조금기반연구(S)가 채택되고 산림의 다면적 기능을 활용하려는 일본 임야청의 시책 등과 같은 정부 정책도 마련되었다. 이처럼 다양한 요소가 잘 맞아 떨어져 산림치유 프로젝트가 국가적인 규모로 시작될 수 있었던 것이다.

여기에서는 현재 진행 중인 일본의 산림치유 프로젝트에서 실시된 실험과 그에 따른 몇 가지 성과를 소개하겠다.

1) 실험방법

일본의 산림치유 프로젝트는 2005년에 전국 10곳, 2006년에 14곳, 2007년에는 11곳에서 생리적 실험을 실시했고, 최종적으로는 100곳에서 산림치유에 관한 자료를 축적하는 것에 목표를 두고 있다. 이러한 각 실험지에서의 실험은 기본적으로 동일한 실험 디자인에 의해 설계된 실험을 실시하고 있다. 현재는 각지의 자료를 개별적으로 해석하고 있지만, 앞으로는 산림의 임상, 온·습도·빛 등의 물리적 환경조건, 피톤치드나 이온 등의 화학적 환경조건과 생리적인 영향과의 관계를 서로 연관해 해석할 수 있을 것으로 기대된다.

실험은 각지의 산림과 대조지(근처의 도시-번화가나 전철역 주변 등)에서 같은 일정으로 실시했다. 피험자는 남자 12명으로, 각 실험지 근처의 대학생들을 대상으로 했다. 숙박시설에서 측정 연습을 실시했고, 피험자에게 충분히 설명한 후 실험 참가 동의서에 서명을 받았다. 또한 (독)산림총합연구소 또는 치바 대학의 윤리심사위원회의 승인을 얻어 실험을 실시했다.

피험자들은 실험 전날부터 실험 종료 때까지 호텔의 객실에서 숙박을 하고 동일한 식사를 했다. 실험 실시 전날 오전에 산림과 도시 각각의 대기실에서 측정 장소에 대한 오리엔테이션을 실시하였다. 그 후 피험자는 6명씩 두 그룹으로 나뉘어, 첫날은 각각 산림 혹은 도시에서 실험을 실시하고, 이튿날은 장소를 교대했다. 각각의 실험지에서 경관 감상과 숲길 걷기를 실시했다. 경관 감상은 의자에 앉아 15분간 경치를 바라보는 방법으로, 숲길 걷기는 사전에 정한 코스를 15분간 걷는 것으로 하였으며, 이때 산림과 도시에서 모두 같은 속도로 걷도록 지시하였다. 단, 표준 시간은 15분으로 정했지만 각각의 실험지의 상황에 따라서 조금씩 달리했다.

측정 지표는 자율신경계 지표로 맥박수, 수축기(최고) 혈압, 확장기(최저) 혈압, 심박변이도의 HF(부교감신경 활동지표), LF/HF 혹은 LF/(LF+HF)(교감신경 활동지표)를 활용하였으며, 내분비계 지표로는 타액 속 코티솔의 농도,

면역글로불린 A의 농도(2005년)를 활용했다. 또 주관평가로는 질문지를 활용해 쾌적감, 진정감, 편안함을 측정했다.

우선 아침 식사 전에 호텔 회의실에서 상기의 모든 지표를 측정했다. 그 후 산림과 도시로 각각 차를 타고 약 1시간 이동해 경관 감상을 하기 전과 후에 마찬가지로 모든 지표를 측정했다. 다만 심박변이도 해석을 위한 심전도 R-R 간격 측정은 경관 감상 중에도 실시했다. 또 마찬가지로 숲길 걷기 전후에도 모든 지표들을 측정하였고(2005년), 심박변이도 해석을 위한 심전도 R-R 간격 측정은 숲길 걷기 중에도 실시했다. 경관 감상과 숲길 걷기실험을 종료한 후, 피험자는 차를 타고 호텔로 돌아가 저녁 식사 전에 다시 한 번 회의실에서 모든 지표들을 측정했다(2005년). 그리고 이러한 실험은 한 사람씩 개별적으로 실시했다.

2) 치바 현 세이와 현민의 숲에서 실시한 실험[36]

2005년에 실험을 시작하기 전 이미 2004년 치바(千葉) 현에 있는 졸참나무가 주요 수종인 마을 숲에서 실험을 실시했다. 2005년 이후의 측정 지표를 그 결과에 더하고, 근적외시간분해분광법을 이용한 뇌 전두전야 활동의 계측도 실시하였다.

실험은 키미츠(君津) 시 세이와(淸和) 현민의 숲에서 실시했으며, 대조군으로 JR 치바 역 주변에서 동일한 조건으로 실험을 실시하였다. 왼쪽 앞이마 부분에서 측정한 뇌 헤모글로빈 농도의 절대치는 숲길에서 걸을 때가 도시에서 걸었을 때보다 낮았다($p < 0.05$, 대응이 있는 t검정. 이하 같음).

그리고 경관 감상 전에도 산림에서 측정한 수치가 더 낮게 나타나는 경향이 있었다($p < 0.06$). 이를 통해 산림에서는 뇌 전두전야의 활동이 진정된다는 사실을 알 수 있다. 타액 속 코티솔의 농도는 경관 감상 전후에 산림에서 측정한 값이 도시에서 측정한 값보다 유의하게 낮았다(경관 감상 전 $p < 0.05$,

경관 감상 후 p<0.01). 이러한 결과를 통해 산림에서는 뇌 활동이 진정되고 스트레스 호르몬 농도도 낮아진다는 사실을 알 수 있다.

3) 나가노 현 아게마츠마치 아카자와 자연휴양림에서 실시한 실험[37~38]

나가노(長野) 현 아게마츠마치 아카자와(赤澤) 자연휴양림은 '산림욕'이라는 단어가 제창되어 최초의 산림욕 모임이 개최된 숲으로서 산림욕의 발상지로 잘 알려진 숲이다. 주요 수종은 수령 300년의 편백 천연림이다.

실험은 아카자와 자연휴양림에서 실시하였으며, 대조군으로 JR 마츠모토(松本) 역 주변에서 동일한 조건으로 실험을 실시했다. 심박변이도를 나타내는 HF 수치는 10분간의 걷기실험 중 9분째와 10분째, 경관 감상에서는 3분째부터 10분째에 산림에서 높게 나타났다. 이로써 산림에서는 우리 몸이 릴랙스될 때 높아지는 부교감신경 활동이 활성화된다는 사실을 알 수 있었다. 또 걷기를 한 후와 경관 감상 후에는 산림에서 측정한 타액 속 면역글로불린 A 농도가 도시에서 측정한 값보다 낮았다. 이는 산림에서 걷거나 앉아 있는 것이 신체에 스트레스 완화작용을 일으킨다는 사실을 나타낸다.

4) 야마가타 현 오구니마치에서 실시한 실험[39]

야마가타(山形) 현 오구니마치(小国町)는 니가타모(新潟) 현의 경계에 위치한 마을로, 전체 면적의 95%가 너도밤나무를 중심으로 한 낙엽활엽수림으로 조성되어 있다. 그 너도밤나무 천연림과 JR 니가타 역 주변에서 실험을 실시하였다. 수축기 혈압은 산림에서 측정한 값이 도시에서 측정한 값보다 숲길을 걷기 전과 경관 감상 전후에 낮게 나타났고(p<0.05, 경관 감상 전은 p<0.01, 대응이 있는 t검정. 이하 같음), 확장기 혈압도 산림에서 측정한 값이 도시에서 측정한 값보다 걷기 전(p<0.05)과 경관 감상 후(p<0.01)에 낮게 나타났다. 맥박수는 산림에서 측정한 값이 도시에서 측정한 값보다 걷기 전

(p<0.05)과 걸은 후(p<0.06)에 낮게 나타나는 경향이 있었다. 타액 속 코티솔 농도의 측정 결과는 경관 감상 전후, 걷기실험 후에는 산림에서 측정한 값이 도시에서 측정한 값보다 낮았고(p<0.05), 걷기실험 전에도 산림에서 측정한 값이 도시에서 측정한 값보다 낮은 경향이 있었다(p<0.06). 심박변이도 분석 결과 산림에서는 도시에서보다 부교감신경 활동이 활성화되고, 교감신경 활동은 억제된다는 사실이 인정되었다.

5) 일본 24개 지역 실험결과[40]

2005~2006년에 걸쳐 24곳에서 피험자 총 288명을 대상으로 실험을 실시했다. 여기에서는 24곳에서 실시한 실험 결과를 정리해 소개할 것이다. 경관 감상과 걷기실험에서 거의 같은 경향의 결과를 얻었기 때문에 경관 감상 시의 자료에 대해서만 소개하기로 한다.

수축기 혈압은 산림에서 측정한 값이 도시에서 측정한 값보다 1.7%, 확장기 혈압은 1.6% 낮았다. 맥박수는 산림에서 측정한 값이 도시에서 측정한 값보다 6.0% 낮았다. 이러한 결과들을 통해 산림은 신체를 진정시키는 효과를 지니고 있다는 사실을 알 수 있다. 또 산림에서는 도시에 비해 HF치가 56.1% 높고, LF/HF치는 18.0% 낮아졌다. 이 결과는 산림에서는 릴랙스 상태에서 발생하는 부교감신경의 활동이 활성화되고, 스트레스 상태에서 발생하는 교감신경의 활동은 억제된다는 사실을 보여준다. 더욱이 대표적인 스트레스 호르몬인 타액 속 코티솔 농도가 도시에서 측정한 값에 비해 산림에서 측정한 값이 13.4% 낮았다. 결론적으로 말하자면 산림욕은 인체에 릴랙스 효과와 스트레스 완화 효과를 가져다주며, 이러한 사실을 생리적인 실험을 통해 과학적으로 입증한 실험이라고 할 수 있다.

3. 일본의 산림치유 연구 방향

산림치유가 우리 일상생활 가운데 친숙해지고 가까워져서 산림욕을 활용해 스트레스 완화나 건강 증진 효과를 얻는 사람들이 늘어나도록 하기 위해서는 전국 각지에 유형이 다른 산림치유 기지 및 로드(road)를 마련할 필요가 있다. 각각의 산림치유 기지에서는 그 지역이 가지고 있는 역사적 배경과 문화, 식생, 온천 등 유·무형의 자원들을 살릴 수 있는 계획을 세우는 것이 중요하다. 더욱이 개개인에게 맞춘 치유 프로그램이 산림테라피스트 등을 통해서 제공될 수 있도록 해야 하며, 간단한 평가방법을 통해 가능하면 그 장소에서 산림욕의 효과를 알 수 있는 생리신호 측정법이 확립될 수 있도록 연구를 해야 할 필요가 있다.

산림테라피스트가 개인에게 맞춘 치유 프로그램을 개발하기 위해서는 '연령이나 그 사람의 체력, 개인이 가지고 있는 산림에 대한 기호나 체질 및 성격 등에 따라 어떻게 산림욕의 효과가 다른가?' 하는 물음에 대해서 고민해 볼 필요가 있으며, 이와 같은 개인차에 대해서 연구를 하는 일이 필요하다. 인간을 포함한 생물을 대상으로 한 연구에서 개인(신체) 차이에 대한 관심은 옛날부터 있었지만 연구방법의 어려움 때문에 자료들은 '평균치와 오차'로 표현되는 경우가 많았다. 앞으로는 산림치유에 대한 연구를 할 때에도 '어떤 집단에는 몇 개의 세부 집단이 존재한다'는 다형성(多形性)을 가진 사고 관점에서 개인차를 과학적으로 다루는 일이 필요하다.

간단한 측정으로 산림욕의 효과를 혈압, 맥박수, 타액 속 호르몬 농도 등의 측정방법과 기본적인 생체신호를 유용하게 활용하여 측정할 수 있을 것으로 생각된다. 코티솔이나 면역글로불린 A 등은 예전에는 혈액이나 소변을 채취하지 않으면 분석할 수 없었으나, 최근 측정 정확도와 정밀도가 향상됨에 따라 타액을 이용하여 분석할 수 있게 되었다. 또한 아밀라아제와 크로

모그라닌(chromogranin) A[•] 활성 등 스트레스 반응을 측정할 수 있을 것으로 기대되는 새로운 지표들이 있다. 특히 교감신경 활성 정도를 측정할 수 있는 타액 속 아밀라아제 활성은 1분 만에 결과를 알 수 있는 간단한 측정기가 개발되어 시판 중이며 산림치유 프로젝트의 실험에서도 이를 활용한 자료가 축적되고 있다. 앞으로 연령에 의한 영향이나 하루 중 변동, 안정 시에 나타나는 농도의 개인차 등에 관한 기초적인 자료들을 계속해서 축적함으로써 지표의 신뢰도를 향상시킬 수 있을 것이라 기대된다.

_ 스네츠쿠 유코(恒次祐子), 박범진(朴範鎭),
이시이 히데키(石井秀樹), 미야자키 요시후미(宮崎良文)

크로모그라닌 A
(chromogranin A)
부신크로마핀 과립의 주요 단백질로 내분비계 세포나 신경세포에 들어 있고 혈중에서도 검출된다. 프로호르몬이라고도 볼 수 있고, 그 펩티드 단편에는 판크레아스타틴이나 파소스다틴 등의 활성이 나타나는 것 외에 카테콜아민의 분비에 관계하는 단편도 들어 있다.

제2장

면역기능과 산림치유

산림환경은 오래전부터 조용한 분위기, 아름다운 경관, 온화한 기후, 청정한 공기 등을 인간에게 제공함으로써 사랑을 받아왔다. 1982년에 처음으로 일본의 임야청에서 산림욕을 제창하면서 서서히 일본 내에 보급되었다. 당시 러시아나 일본의 연구기관에서는 식물에서 발산되는 휘발성 물질인 '피톤치드'가 인간의 건강에 긍정적인 영향을 미친다고 보고했다.

산림욕이 혈당 수치와 혈압을 저하시켜 자율신경의 균형을 잡아줌으로써 생리적 릴랙스 효과를 가져다준다는 것이 보고되었고,[1~3] 수목에서 발산되는 피톤치드가 피로를 풀어주는 요인 중 하나로 주목을 받았다. 하지만 산림욕이 인체의 면역기능에 미치는 영향에 관한 과학적인 근거는 아직까지 밝혀지지 않고 있다. 따라서 앞으로 산림욕이 면역체계에 미치는 영향 및 효과를 과학적으로 밝히는 것은 예방의학과 사회의학의 관점에서도 매우 중요한 일이다.

사람의 면역반응은 체액성 면역과 세포성 면역으로 분류된다. 체액성 면역은 주로 B림프구에서 분비되는 항체에 의해 만들어지는 반응이지만, 세포성 면역은 T세포나 NK세포 등에 의해 만들어지는 반응이다. 또 림프구 등에서 생산되는 사이토카인(cytokine, 인터류킨2, 인터페론 등), 대식세포 (macrophage), 과립구(granulocyte)와 보체(complement)도 면역반응에 관여한다.

성숙 림프구는 표면 마커나 기능에 따라 T세포와 B세포, NK세포의 세 종류로 구분된다. T세포는 세포 표면에 T세포 항원 수용체를 가지며 도움 (helper)·유도(inducer) T세포와 억제(suppressor)·살해(killer) T세포로 나뉘어져 세포성 면역의 주역을 담당한다.

NK세포는 자연살해라는 명칭 그대로 '표적 세포(예를 들어 암세포)를 자연적으로 죽이는 세포'로 세포 표면에 T세포와 B세포에도 없는 림프구 CD16과 CD56 마커가 있다. NK세포는 종양세포의 발생·증식·전이를 억제하는 면

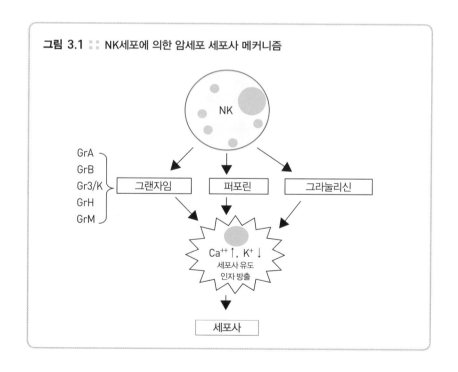

그림 3.1 ⠿ NK세포에 의한 암세포 세포사 메커니즘

- 대식세포(macrophage)
동물 체내 모든 조직에 분포하여 면역을 담당하는 세포이다. 침입한 세균 등을 잡아서 소화하여, 그에 대항하는 면역정보를 림프구에 전달한다.

- 보체(補體, complement)
동물의 혈청에서 효소와 같은 작용을 하는 물질로 항체와 결합하여 용균(溶菌), 식균(食菌), 살균(殺菌), 용혈(溶血) 현상 등에 관여한다.

역학적 감시기능, 감염 세포 살해, 면역기능 억제에 중요한 역할을 담당한다.[4]

NK세포는 퍼포린(perforin), 그랜자임(granzyme) A·B·3·K·H·M(GrA·GrB·Gr3·K·GrH·GrM), 그라눌리신(granulysin) 등의 세 가지 항암단백질을 방출하여 암세포를 죽인다. 과정은 퍼포린이 먼저 암세포의 막에 구멍을 뚫으면 그곳을 통해 그랜자임과 그라눌리신이 세포 내로 들어가 암세포의 세포사(apoptosis)를 유도한다(그림 3.1).[5~8] NK세포의 기능이 활성화되면 항암능력도 커지는데, 그 항암기능은 NK세포 활성 정도와 NK세포의 수를 측정한 것으로 평가한다.[5, 7, 10] 최근 필자는 미국 스탠퍼드 대학에서 사용하는 방법을 보완하여 항암단백질 퍼포린, 그랜자임, 그라눌리신의 측정을 NK세포의 항암기능 평가에 도입했다.[9~12]

1. 피톤치드의 면역기능 효과

산림욕으로 발생하는 인체 면역기능에 대한 효과를 조사하기 위해, 필자는 우선 시험관 내(in vitro)법을 이용하여 산림에서 발생하는 피톤치드인 편백 재유(材油), 편백 엽유(葉油), 나한백 재유, 삼나무 재유, 타이완 편백 재유, α-피넨, d-리모넨, 1,8-시네올(cineole)이 인체의 NK세포 기능에 미치는 효과에 대해 검토하고 아래와 같은 사실을 밝혀냈다.

우선 피톤치드가 직접 인체 NK세포 내 항암단백질인 퍼포린, 그랜자임, 그라눌리신을 증가시키는 NK 활성 정도를 더욱 상승시킨다는 사실을 밝혀냈다(그림 3.2, 3.3).[12] 이러한 사실은 피톤치드가 건강한 사람에게도 효과가 있다는 점을 시사하고 있으며, 효과는 영양보조식품(supplement)의 기능과도 유사할 것으로 기대된다. 또한 피톤치드로 처리한 인체 NK세포가 피톤치드 처리를 하지 않은 NK세포보다 면역 억제제에 대한 저항력이 높다는

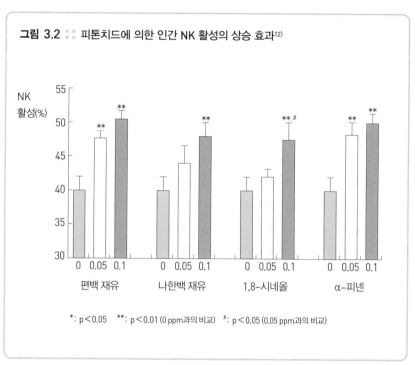

그림 3.2 :: 피톤치드에 의한 인간 NK 활성의 상승 효과[12]

*: $p < 0.05$ **: $p < 0.01$ (0 ppm과의 비교) #: $p < 0.05$ (0.05 ppm과의 비교)

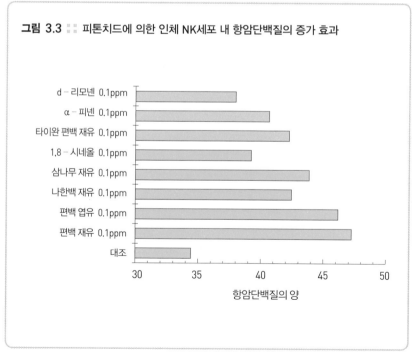

그림 3.3 :: 피톤치드에 의한 인체 NK세포 내 항암단백질의 증가 효과

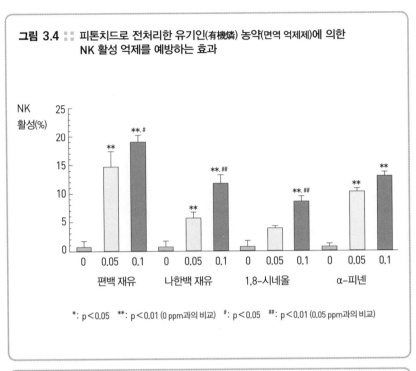

그림 3.4 :: 피톤치드로 전처리한 유기인(有機燐) 농약(면역 억제제)에 의한 NK 활성 억제를 예방하는 효과

*: $p < 0.05$ **: $p < 0.01$ (0 ppm과의 비교) #: $p < 0.05$ ##: $p < 0.01$ (0.05 ppm과의 비교)

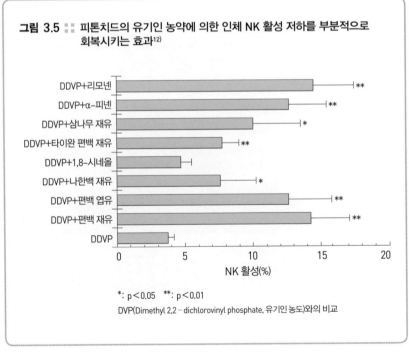

그림 3.5 :: 피톤치드의 유기인 농약에 의한 인체 NK 활성 저하를 부분적으로 회복시키는 효과[12]

*: $p < 0.05$ **: $p < 0.01$
DVP(Dimethyl 2,2 – dichlorovinyl phosphate, 유기인 농도)와의 비교

사실도 밝혀졌다(그림 3.4).[12] 이것은 피톤치드가 백신과 같은 효과를 가지고 있다는 사실을 시사하며, 이러한 효과는 병의 예방기능으로도 작용할 수 있을 것으로 기대된다.

그리고 면역 억제제로 미리 인체 NK세포를 처리하여 NK 활성을 저하시킨 후 피톤치드로 인체 NK세포를 처리함으로써, 저하된 NK 활성을 부분적으로 다시 회복시킬 수 있다는 사실 또한 밝혀냈다. 이러한 효과는 면역기능이 저하된 환자들에게 면역을 다시 강화시킬 수 있는 면역 부활제로서의 효과를 가져다줄 수 있을 것으로 기대된다(그림 3.5).[12]

한편 고모리(Komori) 논문(공저)에서는 감귤에서 발생하는 방향제를 이용하여 우울증에 걸린 남성 입원 환자를 치료한 결과 인체 NK 활성과 CD4/8 비가 정상 범위로 회복되면서 요중 스트레스 호르몬인 도파민(dopamine) 및 코티솔이 감소하는 경향을 보였다고 보고했다.[13]

이상의 결과는 산림욕이 인체 NK세포에 유익한 영향을 미친다는 사실을 시사한다.

2. 산림치유 로드를 활용한 산림욕의 의학적 효과

이상의 배경을 근거로 산림욕이 인체 NK세포 활성과 퍼포린, 그랜자임, 그라눌리신에 어떠한 영향을 주는지 검토했다.[14~21]

1) 실험 대상자 및 방법

본 실험의 대상자는 도쿄 도내 35~56세의 대기업 남자 직원과 대학생 12명, 그리고 대학 병원에 근무하는 25~43세의 건강한 여성 간호사 13명으로 정했다. 본 실험은 일본의과대학의 윤리위원회의 승인을 받았고, 모든 피험

도파민
동식물에 존재하는 아미노산의 일종으로 자외선 작용으로 티로신에서 형성되는데, 멜라닌 색소 합성 과정의 중간물질로 콩과 식물에 저장되어 있다. 뇌신경 세포의 흥분 전달에 중요한 구실을 한다. 부족하면 파킨슨병이 생긴다.

자들로부터는 문서로 승인을 받았다.

피험자는 나가노 현 이이야마 시(飯山市, 2005년 9월, 남성),[14, 15] 나가노 현 아게마츠마치(2006년 9월, 남성),[16~18] 시나노마치(信濃, 2007년 9월, 여성)[19~21]의 산림환경 속에서 2박3일 머물며 각각 세 곳의 산림 산책로를 걸었다. 첫날 아침, 신칸센으로 도쿄를 출발하여 오전 중 현지에 도착한 후, 오후부터 최초의 2.5km의 산림 산책로인 잡목림 〈그림 3.6①〉, 편백림 〈그림 3.6②〉, 삼나무림 〈그림 3.6③〉을 두 시간에 걸쳐 걸었다.

산책은 각 참여자의 평소 운동량을 고려하여 코스와 거리를 설정하였으며 산책 도중 휴식을 취하기도 했다(그림 3.7①). 숙소는 산림 산책로에서 가까운 거리에 있는 호텔로 정했다. 이튿날 아침 8시에 채혈한(그림 3.7②) 혈액을 일본의과대학에 보내 다양한 검사를 실시하였다.

그림 3.6 ⠸ **산림 속 산책**

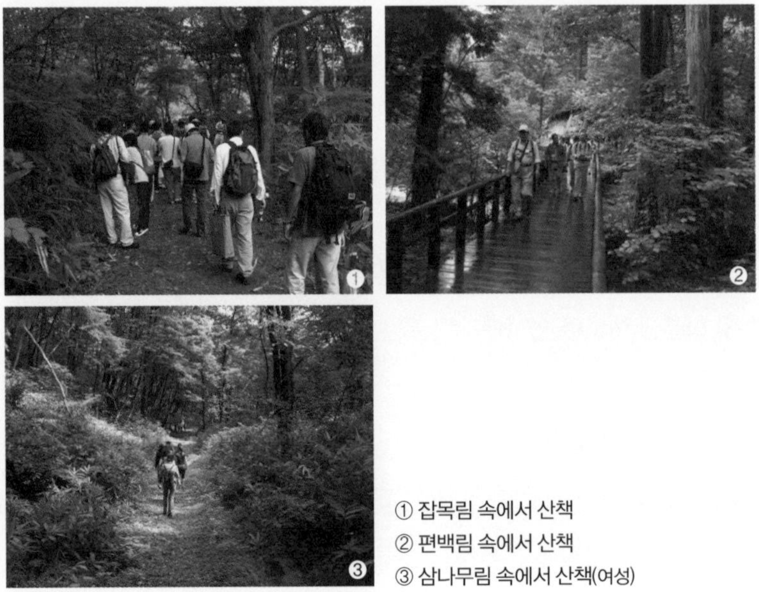

① 잡목림 속에서 산책
② 편백림 속에서 산책
③ 삼나무림 속에서 산책(여성)

그림 3.7 :: 산림 속에서의 산책

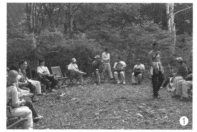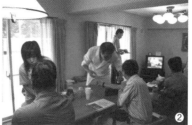

① 숲 속에서 휴식하는 모습   ② 채혈하는 모습

그림 3.8 :: 산림 속 산책

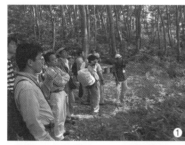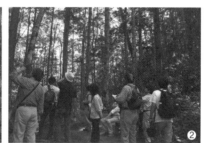

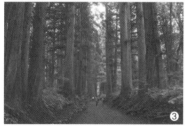

① 너도밤나무림 속에서 산책
② 편백림 속에서 산책
③ 삼나무림 속에서 산책

　대상자는 계속해서 오전에 두 시간(너도밤나무림 〈그림 3.8①〉, 편백림 〈그림 3.8②〉), 오후에 두 시간(삼나무림 〈그림 3.8③〉)씩 각각 2.5km의 산림 산책로를 걸었다. 셋째 날 아침 8시에 채혈한 혈액을 일본의과대학에 보내 전날과 동일한 항목으로 검사를 실시하였다. 대조군으로 산림욕 전의 자료를 수집하기 위해 출발 사흘 전에 도쿄의 직장 등에서 아침 8시에 채혈을 했다. 또 산

그림 3.9 :: 도시에서의 산책(대조실험)

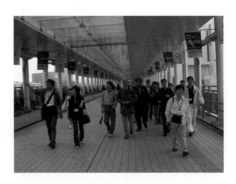

림욕의 지속 효과를 조사하기 위해 아게마츠마치(2006년 9월, 남성)[16~18]와 시나노마치(2007년 9월, 여성)[19~21]에서의 실험에서는 산림욕 후 일주일 후와 한 달 후에 각각 채혈을 실시하여 결과를 얻었다. 그리고 산림환경 공기 중의 피톤치드(α-피넨, β-피넨 등)의 농도도 측정했다.

또한 산림욕 실험의 대조실험으로 일반 여행이 NK세포 기능에 미치는 영향에 대해서도 검토했다. 일반 여행은 도쿄-나가노와 거의 같은 거리에 있는 나무가 적은 N시에서 2박3일 머물기로 정하고 숙소도 도시의 호텔로 정했다(그림 3.9). 피험자는 모두 앞의 산림욕 실험에 참여했던 남성들로 정했으며, 산책 시간, 산책 거리, 호텔에서의 생활과 혈액 검사 항목은 모두 산림욕 실험과 동일하게 했다.

2) 측정 항목 및 방법

우선, NK 활성의 측정은 말초혈액에서 림프구를 분리하고 동위원소 크롬-51(^{51}Cr)로 표식된 K-562 세포(만성골수성백혈병 환자의 흉수 중 아구(芽球)에서 수립된 세포주)를 표적 세포로 하는 크롬 해리법으로 실시했다. NK세포 수와 T세포 수의 측정은 형광표식항체를 이용하는 유세포분석기법(Flow

Cytometry)으로 실시했다. 그리고 림프구 내의 항암단백질(퍼포린, 그랜자임, 그라눌리신) 측정도 형광표식항체를 이용한 유세포분석기법으로 실시했다. 백혈구 계수와 분획은 자동세포개수측정기(cell counter)로 측정했다. 혈청 속 에스트라디올, 프로게스테론, 에스트라디올 농도(여성 피험자)는 화학발 광면역측정법(CLIA)과 방사면역측정법(RIA), 유안법(硫安法)을 이용하여 실시했다. 소변 속 스트레스 호르몬(아드레날린, 노르아드레날린, 도파민) 농도 측 정은 고속액체크로마토그래피법(HPLC)을 이용하여 실시했다. 수면 상태의 계측은 체동계로 실시했다. 운동량 계측은 만보계로 실시했다. 감정과 기분 에 미치는 영향은 심리상태평가서(Profile of Mood states : POMS)를 이용하여 실시했다. 마지막으로 산림욕에 의한 자각 증상에 대한 영향은 일본산업위 생학회 피로연구회 '자각증상 조사'를 이용하여 실시했다.

3) 산림욕 실험의 결과에 대해서

① 산림욕이 인체 NK 활성에 미치는 영향[14~21]

〈그림 3.10①〉은 산림욕이 남성 NK 활성에 미치는 효과를, 〈그림 3.11①〉 은 산림욕이 여성 NK 활성에 미치는 효과를 나타낸다. 산림욕 후 첫날과 이 튿날 모두 산림욕 전보다 NK 활성이 높게 나타났고, 특히 남성은 NK 활성이 첫날보다 이튿날에 높게 나타났다.

이상의 결과를 보면 산림욕은 성별에 관계없이 인체 NK 활성을 상승시킨 다는 사실을 알 수 있다. 한편 일반적인 여행은 인체 NK 활성에 영향을 미 치지 않았다(그림 3.12).

② 산림욕이 인체 NK세포 수에 미치는 영향[14~21]

그렇다면 왜 산림욕이 인체 NK 활성을 상승시키는 것일까? 산림욕에 의 한 NK 활성 상승의 메커니즘을 알아보기 위해, 산림욕 전과 후에 말초혈액

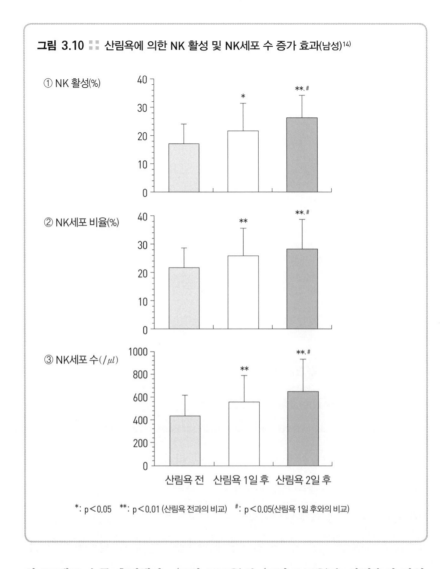

그림 3.10 ⠿ 산림욕에 의한 NK 활성 및 NK세포 수 증가 효과(남성)[14]

① NK 활성(%)

② NK세포 비율(%)

③ NK세포 수(/μl)

산림욕 전 산림욕 1일 후 산림욕 2일 후

*: $p < 0.05$ **: $p < 0.01$ (산림욕 전과의 비교) #: $p < 0.05$(산림욕 1일 후와의 비교)

의 NK세포 수를 측정했다. 〈그림 3.10②〉와 〈그림 3.10③〉은 산림욕이 남성 NK세포 수에 미치는 효과를, 〈그림 3.11②〉는 산림욕이 여성 NK세포 수에 미치는 효과를 나타낸다. 산림욕 후 모두 산림욕 전보다 NK세포 수가 높게 측정되었고, 남성은 이튿날이 첫날보다도 NK세포 수가 특히 높게 나타났다. 이상의 결과를 보면 산림욕은 성별에 관계없이 인체 NK세포 수를 증가시킨다는 사실을 알 수 있다. 한편 일반적인 여행에서는 인체 NK세포 수의 변화

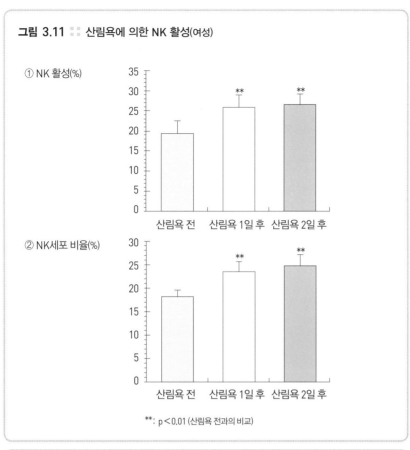

그림 3.11 ▪ 산림욕에 의한 NK 활성(여성)

① NK 활성(%)

② NK세포 비율(%)

**: p＜0.01 (산림욕 전과의 비교)

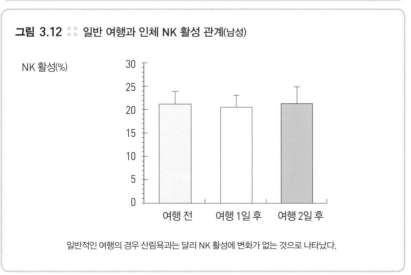

그림 3.12 ▪ 일반 여행과 인체 NK 활성 관계(남성)

NK 활성(%)

일반적인 여행의 경우 산림욕과는 달리 NK 활성에 변화가 없는 것으로 나타났다.

가 나타나지 않았다. 이러한 사실로 미루어볼 때 산림욕에 의한 NK세포 수 증가가 NK 활성의 상승에 기여했다고 생각할 수 있다.

일반적으로 운동이 인간의 NK 활성 및 NK세포 수에 영향을 미친다고 보고되고 있지만,[10] 이번 실험에서는 각 피험자의 산림욕과 여행 시의 운동량을 평소 운동량에 맞춰서 설정했기 때문에, 운동이 NK 활성과 NK세포 수에 미치는 영향을 배제했다고 생각할 수 있다. 또 일반적으로 NK 활성은 하루 중에도 변동이 있다고 보고되고 있다.[23] 하루 중 변동에 대한 영향을 배제하기 위해 이번 실험에서는 채혈 시간을 모두 조사 당일 오전 8시로 정했다. 음주가 NK세포 기능에 미치는 영향을 배제하기 위해 대조 일을 포함해 모든 실험 기간 중에 피험자 전원 금주를 실시하도록 했다. 따라서 이번 산림욕 후의 NK 활성 및 NK세포 수 상승은 산림욕의 효과에 의한 것이라고 생각할 수 있다. 또 이번 연구에서는 비가 내릴 때 실시한 산림욕의 효과 및 영향이 인정되지 않았지만, 비가 내리는 산림도 환상적인 분위기를 연출하여(그림 3.13) 좀 더 풍부한 산림욕을 즐길 수 있었다. 독자 여러분도 꼭 빗속의 산림욕을 체험해보기 바란다.

그림 3.13 :: 비가 내릴 때 실시한 산림욕(여성)

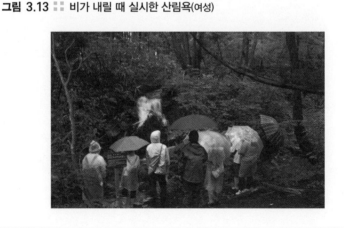

③ 산림욕이 인체 림프구 내의 항암단백질에 미치는 영향[14~21]

산림욕에 의한 NK세포 활성 상승의 메커니즘을 알아보기 위해 세포 내 항암단백질인 퍼포린, 그라눌리신, 그랜자임 A와 B의 수치를 측정했다.

〈그림 3.14〉는 산림욕이 인체 림프구 내의 항암단백질을 증가시킨다는 사실을 나타낸다(①은 각각의 양성률(%), ②는 μl당의 양성 세포 수).

림프구 내의 항암단백질은 산림욕 후 첫날과 이튿날 모두 산림욕 전보다 높은 수치를 나타냈고, 그랜자임 A는 산림욕 후 이튿날이 첫날보다도 높은 수치를 나타냈다. 이것은 산림욕이 인체 림프구 내의 항암단백질을 증가시킨다는 것을 의미한다.[14~15] 일반 여행에서는 세포 내의 항암단백질 퍼포린,

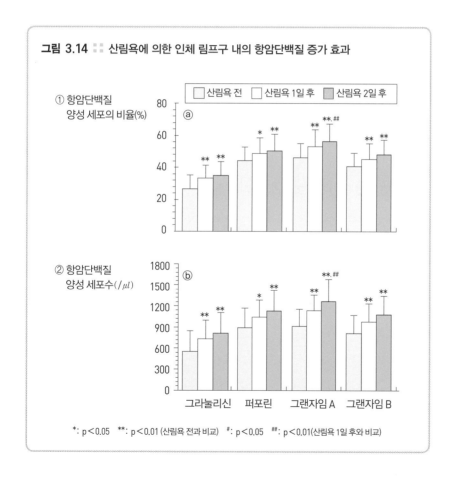

그림 3.14 ⋮ 산림욕에 의한 인체 림프구 내의 항암단백질 증가 효과

*: $p < 0.05$ **: $p < 0.01$ (산림욕 전과 비교) #: $p < 0.05$ ##: $p < 0.01$(산림욕 1일 후와 비교)

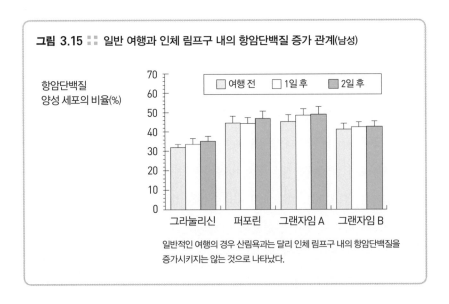

그림 3.15 :: 일반 여행과 인체 림프구 내의 항암단백질 증가 관계(남성)

항암단백질
양성 세포의 비율(%)

여행 전　1일 후　2일 후

그라눌리신　퍼포린　그랜자임 A　그랜자임 B

일반적인 여행의 경우 산림욕과는 달리 인체 림프구 내의 항암단백질을
증가시키지는 않는 것으로 나타났다.

그라눌리신, 그랜자임 A와 B의 증가는 인정되지 않았다(그림 3.15).[16~18]

결과적으로, 산림욕이 인체 림프구 내의 항암단백질을 증가시키며, 이러한 효과가 NK 활성 상승을 활성화시킨다는 사실을 알 수 있다.

④ 산림욕에 의한 NK 활성 상승 지속 효과[16~21]

산림욕에 의해 상승한 NK 활성이 어느 정도 지속되는가 하는 것은 산림욕, 산림치유 프로그램 개발에 직접 관련되는 사항으로 매우 중요하면서도 현실적인 문제이다. 그래서 산림욕의 지속 효과를 조사하기 위해 산림욕 일주일 후와 4주 후에 각각 채혈을 실시하여 NK 활성 정도 등을 측정했다. 〈그림 3.16〉은 산림욕에 의한 NK 활성 상승의 지속 효과를, 〈그림 3.17〉은 산림욕에 의한 NK세포 증가의 지속 효과를, 〈그림 3.18〉은 산림욕에 의한 NK세포 내 항암단백질 증가의 지속 효과를 나타낸 것이다.

산림욕 후 일주일 이 경과해도 피험자의 NK 활성, NK세포 수, NK세포 내의 퍼포린·그라눌리신·그랜자임 A와 B가 산림욕 전보다도 높은 수치를 나

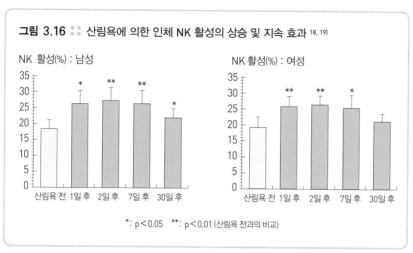

그림 3.16 ⣿ 산림욕에 의한 인체 NK 활성의 상승 및 지속 효과 [18, 19]

*: p<0.05　**: p<0.01 (산림욕 전과의 비교)

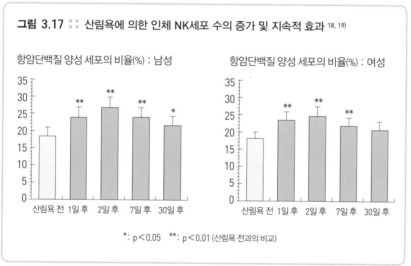

그림 3.17 ⣿ 산림욕에 의한 인체 NK세포 수의 증가 및 지속적 효과 [18, 19]

*: p<0.05　**: p<0.01 (산림욕 전과의 비교)

타냈다. 또 남성은 산림욕 후 한 달이 경과해도 피험자의 NK 활성, NK세포 수, NK세포 내의 퍼포린·그라눌리신·그랜자임 B가 산림욕 전보다도 높은 수치를 나타냈다. 성별에 상관없이 산림욕의 지속 효과도 인정되었다.[16~21] 이것은 월 1회 산림욕을 하면 신체는 항상 높은 NK 활성을 유지할 수 있고 암에 잘 걸리지 않는 몸이 된다는 사실을 시사한다.

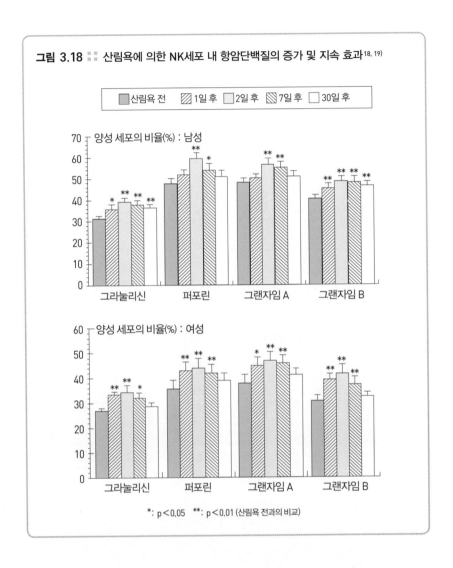

그림 3.18 ▫ 산림욕에 의한 NK세포 내 항암단백질의 증가 및 지속 효과[18, 19]

⑤ **여성의 생리주기와 성호르몬이 산림욕의 효과에 미치는 영향**

여성의 생리주기가 NK 활성에 영향을 미친다는 사실이 보고되고 있다. 일반적으로 NK 활성은 난포기(卵胞期, 월경 시작부터 배란까지의 저체온 상태)에 높고, 황체기(배란부터 월경 시작까지의 고체온 상태)에 낮아진다. 이번 연구에서는 그러한 변동이 실험결과에 미치는 영향을 최소화하기 위해 각 피험자의 생리주기를 설문조사했다. 그 결과 각 채혈일(산림욕 전, 산림욕 1일 후,

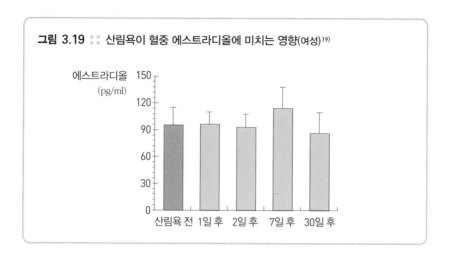

그림 3.19 :: 산림욕이 혈중 에스트라디올에 미치는 영향(여성)[19]

에스트라디올
(pg/ml)

산림욕 전   1일후   2일후   7일후   30일후

산림욕 2일 후, 산림욕 7일 후, 산림욕 30일 후)에서 난포기의 비율은 각각 5/13, 6/13, /6/13, 7/13 및 6/13이고, 각 피험자의 생리주기가 NK 활성에 미치는 영향이 비슷하다는 것이 판명되었다. 따라서 생리주기가 산림욕 효과에 미치는 영향은 인정되지 않았다.[19]

여성 호르몬인 에스트라디올(estradiol)* 및 프로게스테론이 NK 활성을 억제한다는 사실이 보고되고 있다. 이 영향을 확인하기 위해 각 채혈일의 혈중 에스트라디올 및 프로게스테론 농도를 측정했다. 그 결과 〈그림 3.19〉에 나타난 것과 같이 혈중 에스트라디올의 농도는 각 채혈일 사이에 차이가 크지 않았다. 이것은 각 채혈일의 혈중 에스트라디올이 NK 활성에 미치는 영향이 비슷하다는 의미다. 따라서 혈중 에스트라디올이 산림욕의 효과에 미치는 영향은 인정되지 않았다.[19]

프로게스테론은 〈그림 3.20〉에 나타난 것과 같이 큰 차이는 없었지만 산림욕 첫날과 이튿날의 혈중 프로게스테론이 산림욕 전보다 높은 것을 보면, 이들 채혈일에 프로게스테론이 NK 활성을 억제한다고 생각할 수 있다. 그러나 결과적으로 산림욕의 효과가 혈중 프로게스테론의 영향을 억제하여 산림욕 첫날과 이튿날 NK 활성이 산림욕 전보다도 높은 값을 나타냈고, 이

에스트라디올(estradiol)
여성에 주로 존재하는 성 호르몬으로, 에스트로겐 중 가장 강력하고 대표적인 호르몬이다.

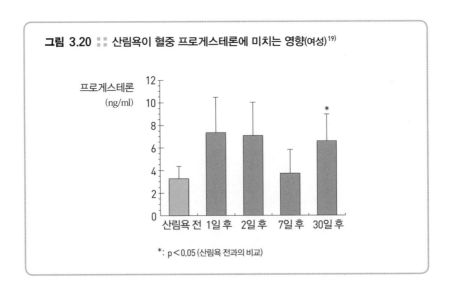

그림 3.20 :: 산림욕이 혈중 프로게스테론에 미치는 영향(여성)[19]

프로게스테론
(ng/ml)

산림욕 전 1일 후 2일 후 7일 후 30일 후

*: p<0.05 (산림욕 전과의 비교)

는 산림욕이 NK 활성에 미치는 효과가 혈중 프로게스테론에 의한 영향보다 컸다는 점을 시사한다.[19]

한편 산림욕 한 달 후 측정한 혈중 프로게스테론 농도가 산림욕 전보다 높다는 사실로부터 프로게스테론이 NK 활성을 억제했다고 생각할 수 있다. 결과적으로 여성의 경우 산림욕 한 달 후의 NK 활성은 산림욕 전보다 높은 수준을 나타냈지만, 유의미한 차이는 인정되지 않았다.[19] 이에 비해 남성 피험자는 산림욕 한 달 후의 NK 활성이 산림욕 전보다 유의미한 수준으로 높은 수준을 나타냈다.[18] 이러한 남녀의 차이는 프로게스테론이 NK 활성에 미치는 영향이 그 하나의 원인이라고 볼 수도 있을 것이다.

⑥ 산림욕이 백혈구에 미치는 영향[14]

〈표 3.1〉에 나타낸 것과 같이 산림욕이 말초혈의 림프구와 대식세포를 증가시켜 과립구를 감소시킨다는 사실이 밝혀졌다.[14] 사람은 부교감신경이 우위인 상태 이른바 릴랙스 상태에서는 말초혈 림프구가 늘어나고, 과립구가 감소한다고 보고되고 있다.[24] 이번 실험의 결과는 산림욕에 의한 생리적 릴

표 3.1 :: 산림욕이 백혈구 분획에 미치는 영향(남성, 평균치±표준편차)

	산림욕 전	산림욕 1일 후	산림욕 2일 후
백혈구(/㎕)	6533 ± 1559	6325 ± 1042	6467 ± 1157
림프구(%)	31.45 ± 5.46	34.93 ± 5.41*	35.47 ± 3.88**
단구(%)	4.27 ± 0.85	4.33 ± 0.83	4.91 ± 0.94**.#
과립구(%)	64.28 ± 5.71	60.75 ± 5.29*	59.6 ± 3.88**

*: $p < 0.05$ **: $p < 0.01$ (산림욕 전과의 비교) #: $p < 0.01$(산림욕 1일 후와 비교)

랙스 효과를 간접적으로 증명한 것이라고 할 수 있다.

⑦ 산림욕이 사람의 기분과 감정, 피로 자각증상에 미치는 영향[14, 19, 22]

〈그림 3.21〉은 심리상태평가서를 이용하여 산림욕이 사람의 기분과 감정에 미치는 영향을 나타낸 것이다. 산림욕은 모든 항목을 긍정적인 방향으로 개선시켰다. 구체적으로 살펴보면 '활기' 점수는 상승하고, '긴장, 우울, 기분이 가라앉음, 분노·적의' 등의 부정적인 기분은 개선되었다.[14, 19, 22] 일본 산업위생학회 피로연구회의 자각증상 조사방법을 이용한 조사결과에서는 산림욕 후에 피로 등의 자각증상 호소율이 크게 감소했다. 특히 정신적 피로증상은 약 4배 이상 저하된 것으로 나타났다. 이로써 산림욕은 정신적 피로 회복에 좀 더 유효하며, '우울 상태' 개선에도 효과적이라는 점이 밝혀졌다(그림 3.22).[14, 19, 22]

또한 산림의 공기 중에서는 α-피넨, β-피넨 등의 피톤치드가 고농도로 검출되었지만 도시의 공기 중에서는 거의 검출되지 않았다. 필자들은 시험관 내 법을 이용하여 산림에서 비롯되는 피톤치드(편백 재유·엽유, α-피넨 등)가 직접 인체 NK세포 내 항암단백질을 증가시켜 NK 활성을 상승시킨다는 사실을 밝혀냈다.[12] 이러한 결과는 산림욕이 인체 NK세포에 유익한 영향을 미친다는 사실을 뒷받침하는 근거라고 볼 수 있다.

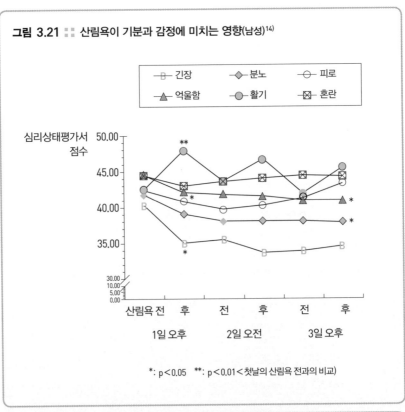

그림 3.21 ░░ 산림욕이 기분과 감정에 미치는 영향(남성)[14]

*: p<0.05   **: p<0.01<첫날의 산림욕 전과의 비교)

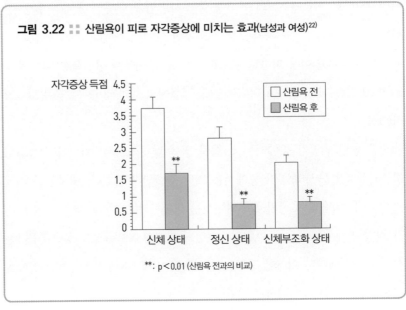

그림 3.22 ░░ 산림욕이 피로 자각증상에 미치는 효과(남성과 여성)[22]

**: p<0.01 (산림욕 전과의 비교)

⑧ 산림욕이 소변 속 아드레날린과 노르아드레날린에 미치는 영향[16~21]

산림욕이 타액 속의 코티솔이나 아밀라아제 등의 스트레스 호르몬을 감소시킨다는 사실은 이미 보고되고 있지만,[2, 3, 25] 소변 속 아드레날린 및 노르아드레날린(noradrenaline)에 영향을 미친다는 보고는 아직 없었다. 지금까지 소변 속 아드레날린은 정신적 스트레스를 유발하는 물질로 인식되어 왔으며, 신체적 스트레스의 부하에 의한 스트레스를 평가하는 측정지표로 활용해왔다. 이번 실험에서 이러한 스트레스 유발물질들을 활용하여 산림욕에 의한 생리적 릴랙스 효과와 스트레스 경감 효과를 평가했다.

〈그림 3.23〉에 나타난 것과 같이, 산림욕은 성별에 관계없이 소변 속 아드레날린의 농도를 감소시켰다. 한편 일반 여행에 의한 소변 속 아드레날린 농도 감소는 인정되지 않았다. 또 여성의 경우 산림욕이 소변 속 노르아드레날린(noradrenalin)의 농도를 감소시킨다는 사실도 밝혀졌다(그림 3.24). 이것은

노르아드레날린 (noradrenalin)
스트레스 호르몬의 하나로 주의와 충동성이 제어되는 인간의 뇌 부분에 영향을 미친다. 아드레날린과 함께 투쟁 또는 도피 반응을 만들어내며, 심장 박동수를 증가시키도록 교감신경계를 움직여서 에너지를 방출한다.

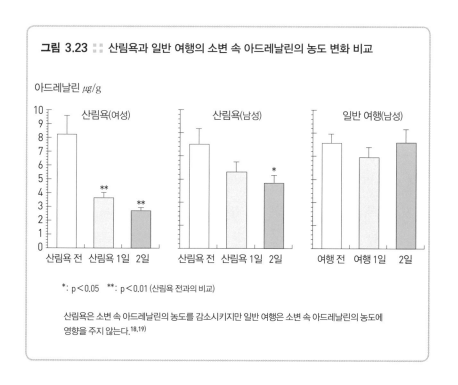

그림 3.23 ┇┇ 산림욕과 일반 여행의 소변 속 아드레날린의 농도 변화 비교

아드레날린 $\mu g/g$

*: $p<0.05$ **: $p<0.01$ (산림욕 전과의 비교)

산림욕은 소변 속 아드레날린의 농도를 감소시키지만 일반 여행은 소변 속 아드레날린의 농도에 영향을 주지 않는다.[18,19]

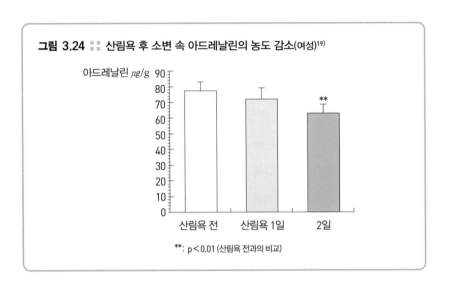

그림 3.24 ▦ 산림욕 후 소변 속 아드레날린의 농도 감소(여성)[19]

아드레날린 ㎍/g

**: p<0.01 (산림욕 전과의 비교)

산림욕이 인체를 릴랙스시키고 스트레스를 감소시킨다는 가장 중요한 증거이다. 스트레스가 NK 활성을 억제한다는 사실은 이미 수많은 연구로 증명되고 있다.[26] 필자도 실험용 쥐를 이용한 연구에서 신체적·정신적 스트레스가 혈청 속 스트레스 호르몬인 코티코스테론(corticosterone)의 농도를 상승시켜 실험용 쥐의 NK 활성을 억제하고, NK세포 표면의 수용체, 항암단백질 퍼포린과 그랜자임 A의 mRNA 발현을 감소시킨다는 사실을 밝혀냈으며, 이로써 스트레스를 받으면 스트레스 호르몬이 분비되어 NK 활성을 억제시킨다는 사실을 입증했다.[27] 이러한 결과는 산림욕이 스트레스 호르몬 분비 감소에 의한 스트레스 경감 효과를 통해 스트레스에 의한 인체 NK 활성 억제를 저하시켜, 결과적으로 인체 NK 활성을 상승(회복)시킨다는 사실을 말해주는 것이다.

코티코스테론
(corticosterone)
부신 피질에서 분비되는
스테로이드 호르몬

3. 산림욕에 의한 NK세포 활성화의 메커니즘

이상의 결과를 정리하면 산림욕이 오감(시각·청각·후각·촉각·미각)을 통해서 릴랙스 효과를 발휘하고 인체의 스트레스를 경감시킴으로써 스트레스에 의한 NK 활성 억제를 저하시키고 NK세포를 활성화시킨다고 할 수 있다. 또 산림에서의 피톤치드도 두 가지 메커니즘으로 NK세포를 활성화시키는데, 하나는 피톤치드가 호흡을 통해 흡입되어 직접 NK세포에 작용하여 NK 활성을 상승시키는 작용이고,[12] 다른 하나는 피톤치드가 후각신경을 통해 뇌에 작용하여 자율신경의 균형을 조절함으로써 면역체계에 영향을 미친다(그림 3.25)고 생각할 수 있다.[13]

산림욕은 성별에 관계없이 인체 NK세포 수와 NK세포 내 항암단백질을 증가시키고 그 결과 NK 활성이 상승되며, 그 효과 또한 지속적이라는 사실

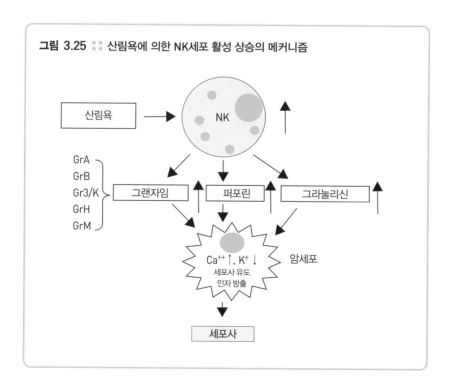

그림 3.25 ┇┇ 산림욕에 의한 NK세포 활성 상승의 메커니즘

이 밝혀졌다. 이러한 산림욕의 효과는 산림에서 방출된 피톤치드와 산림욕에 의한 릴랙스 효과에서 기인한다고 할 수 있다.

결과적으로, 산림욕은 NK 활성을 증강시켜 암을 예방하는 데 기여할 것으로 기대된다.

4. 앞으로의 과제

① 질병 예방법과 치료법의 확립

예를 들면 면역기능 저하 환자(암 환자 등)에게 산림욕을 행하게 함으로써 NK세포 활동을 회복하는 데 도움을 줄 수 있다. 일본의 2005년 국민 의료비는 33조 1,289억 엔까지 증가했다. 특히 신생물(암)에 의한 의료비는 전체의 12.3%를 차치한다. 산림이 가진 건강 유지 및 증진 효과를 암을 예방하는 데 활용하면, 국민의 의료·보건·복지 수준을 향상시킬 수 있고 의료비 삭감 효과도 기대할 수 있다.

② 산림욕 효과와 산림의 종류와의 관계

이번 실험에서는 이이야마시의 산림 산책로, 아게마츠마치·아카자와 자연휴양림 및 시나노마치의 '치유의 숲'에서 산림욕의 효과를 확인할 수 있었지만, 도시의 산림에 조성된 산책로에서도 이와 같은 효과가 있는지 검토할 필요가 있다.

③ 온천과의 상승효과

지금까지의 실험에서는 산림욕의 효과를 해명하기 위해 산림욕을 할 때 온천을 함께 이용하지 않았다. 그러나 실제로 산림욕 후에 온천을 이용하는

것은 자연스러운 일이기 때문에 앞으로 산림욕과 온천을 함께 활용했을 때
나타나는 상승효과에 대해서도 검토할 필요가 있다.

④ 스키와의 상승효과

스키장의 대부분은 산림 속에 조성되어 있기 때문에 겨울에는 스키를 즐
기면서 산림욕의 효과도 함께 얻을 수 있다. 또한 온천을 활용하여 스키, 산
림욕, 온천의 복합적인 상승효과를 기대할 수도 있다.

⑤ 산림욕의 미래상

여름과 가을에는 산림욕·온천을 즐기고, 겨울과 봄에는 스키도 타고 스
키장의 산림욕·온천을 이용함으로써, 국민들이 연중 산림욕을 즐길 수 있
도록 만드는 것을 목표로 해야 할 것이다.

_ 리 게이(李卿)

제3장 산림치유의 생리적 효과 평가 시스템

　많은 사람들은 산림욕이 스트레스를 경감시킨다거나 생리적 릴랙스와 리프레쉬를 더욱 증진시키는 데 도움이 된다고 생각한다. 또 실제로 산림 속을 산책하면 신선한 공기나 나무의 녹음, 새소리와 시냇물 소리를 접함으로써 스트레스에서 해방되고 마음이 편안해지는 이른바 '치유'의 느낌을 갖게 된다.

　산림치유의 실증적인 효과에 관한 평가와는 달리, 이와 같은 '느낌'에 대한 사항은 지금까지 설문조사 등의 주관적 평가방법에 의해 연구되어 왔다. 그러나 최근에는 의료나 간호 분야 등에서 과학적 근거의 중요성이 강조되고 있는 추세이고, 이러한 흐름에 따라 산림욕에 대해서도 과학적인 근거를 요구하는 분위기가 고조되고 있다. 이에 본 장에서는 산림치유의 효과를 과학적으로 평가하는 시스템에 대해서 기술하고자 한다.

1. 산림치유의 효과에 관한 평가

1) 실내 실험과 산림현장 실험

산림치유의 효과를 평가하기 위해서는 인공기후실을 비롯한 실험실 내에서 실시하는 실험과 실제로 산림환경 속에서 실시하는 산림현장 실험 모두를 활용하여 연구를 진행하는 것이 바람직하다.

산림현장 실험에서 실험을 진행할 때는 그 실험 장소가 가진 고유의 환경조건 속에서 오감에 관련된 산림환경 요소들의 복합적인 영향을 조사한다. 엄밀하게 볼 때 그 결과는 시간에 따라 환경요인(온도·바람·빛 등)이 계속 변화하기 때문에 실험결과의 재현성이 부족하다고 보는 것이 타당하다. 산림현장 실험에서는 다양한 조건들을 통제하는 일이 어렵다. 하지만 산림욕을 실제로 실시하고 있을 당시의 효과를 평가할 수 있다는 점에서 그 의의가 크다. 반복해서 실험을 실시하고 온·습도, 기압, 조도, 임상 등의 물리적인 계측과 피톤치드 농도 등의 화학적 계측 결과를 생체신호와 함께 분석함으로써 산림욕의 효과에 대해 어느 정도 보편성을 가진 결과를 이끌어낼 수 있을 것이라고 생각한다.

이에 비해 실내 실험은, 첫째 산림현장 실험의 결과 검증 혹은 상세한 분석, 둘째 인공 환경에서 '채취해온 자연'의 치유 효과에 대한 검증이 가능하다는 데 의의가 있다. 예를 들면 시각과 청각 등의 감각 요소들이 어떤 산림의 치유 효과에 어떻게 기여하는지에 대해서는 실내 실험을 하지 않으면 검증이 불가능하다. 산림현장에서 주변 환경 요소는 복합적이며 필수적인 요소라고 할 수 있지만, 실내에서는 시각 요소만을 채취해온 영상실험이나 청각 요소만을 채취한 소리 청취실험 등이 가능하다. 또 실험실 내에서는 피톤치드를 특정 면역세포에 투여하는 실험 등을 통해 산림욕의 효과가 어떠한 요인이나 메커니즘에 의해 일어나고 있는지에 대해서도 검증할 수 있다.

평소 많은 사람이 생활하는 도시환경에 비해, 산림은 인체를 릴랙스시키는 효과와 스트레스를 완화하는 효과가 있다는 것은 경험적으로 잘 알려져 있다. 하지만 도시에 사는 많은 사람들은 자주 산림을 방문할 수가 없다. 따라서 오감에 관한 자연의 요소를 채취하여 인공환경에 도입하고, 그 치유효과를 직·간접적으로 얻고자 하는 것은 자연스러운 일이 되고 있다. 실제로 자연의 소리를 녹음한 힐링 사운드나 식물의 향기를 이용한 아로마테라피, 아파트나 빌딩의 건축에 사용되는 목재로 만든 내장재 등을 그 예로 들 수 있으며, 그 외에도 인간은 자연에서 많은 것을 채취하여 도시환경에 도입하고 있다. 이러한 효과를 검증하기 위해서는 다양한 조건을 통제할 수 있는 실내 실험이 적당하다.

산림현장에 가지고 나갈 수 없는 거대한 측정기를 이용하는 실험은 실내에서만 가능하다. 또 아직까지 자료 축적이 충분히 이루어지지 않은 새로운 지표에 대해서는 실내 실험을 통한 기초적인 자료 축적이 우선적으로 필요하다.

2) 생리적 자료를 활용한 신체의 측정

산림치유의 효과를 측정하기 위해서는 산림현장 실험에 의한 자료 축적 외에도 실내 실험에 의한 분석과 검증이라는 두 가지 측면으로부터의 접근이 필요하다.

그렇다면 각각의 실험은 어떠한 방법으로 평가하는 것이 좋을까? 사람의 신체는 신경계, 내분비계, 면역계, 순환계, 근골격계 등의 모든 기관이 각각 서로 소화를 이루어 외부 환경의 변화에 대응하고 있다. 또 그와 동시에 심리적인 변화도 항상 일어나고 있다. 산림욕의 효과를 평가하기 위해서는 위와 같은 모든 생리적 기능들을 반영할 수 있는 지표를 복수 측정하여 인체 내에서 어떠한 순서로 반응이 일어나고 있는지 추측하는 일이 중요하다. 그리고 이때 질문지나 인터뷰 등의 방법을 활용해 주관적인 변화를 파악해두면 해석에 도움이 되는 경우도 있다. 다만 이러한 연구에서는 피험자가 영상을 보고 '진정이 되는 듯했다'고 느꼈지만 신체는 각성 반응을 나타내고 있었다는 예와 같이,[1] 생리반응과 주관평가가 서로 일치하지 않는 경우가 있다는 사실에 주의를 기울일 필요가 있다.

언어를 활용한 평가방법의 경우 피험자의 생각이나 자신의 상태를 정확하게 표현하는 것이 어렵기 때문에 측정결과에 편향(바이어스)이 개입될 여지가 있다. 지금까지는 '산림욕 효과'의 경우, 그 측정 방법의 제한적인 요인들로 인해 주관적인 평가에 초점을 맞추어 조사를 하는 경우가 많았다. 그러나 오늘날에는 생리지표를 측정할 수 있는 다양한 기술이 발달되어 있기 때문에 해석은 생리적인 자료를 중심으로 하고 심리적인 자료는 그것을 뒷받침해주는 근거로 활용하는 것도 하나의 실험방법이 될 수 있다.

아래에 산림치유의 효과를 평가하기 위해 사용되고 있는 또는 사용될 가능성이 있는 다양한 생리지표, 심리지표를 정리해놓았다. 그러나 앞서 출판된《산림치유》에 상세하게 정리되어 있기 때문에 여기서는 간단하게 소개하는 것으로 설명을 마무리하고자 한다.

3) 생리지표

현재 산림치유 프로젝트에서 실시하고 있는 실험에 활용되고 있는 지표는 크게, 중추신경계 활동지표, 자율신경계 활동지표, 내분비계 활동지표, 면역계 활동지표로 나눌 수 있다.

중추신경계의 지표는 뇌의 활동을 반영하는 것으로, 신경 활동에 동반되는 전기적인 변화를 측정하는 방법이나 뇌의 활동에 따른 산소 대사를 측정하는 방법 등이 있다. 가장 유명한 것은 뇌파를 측정하는 방법인데, 두피에 전극을 부착하고 이를 활용해 뇌의 신경 활동과 함께 발생하는 전위 변화를 측정하는 방법으로 예전부터 활용되고 있기 때문에 축적된 연구 자료도 많다. 한편 뇌파를 측정할 때는 두피에 전극을 좀 더 잘 접착시킬 수 있도록 전극과 두피 사이에 페이스트를 바르는데, 이것이 피험자에게 불쾌감을 주는 경우가 있기 때문에 산림욕 실험처럼 쾌적성의 측정을 목적으로 한 실험에서는 사용할 수가 없다. 대신에 현재는 근적외선분광분석법이라는 빛을 이용한 계측법이 많이 활용되고 있다.

뇌세포는 활동 시에 산소를 소비하기 때문에 뇌 활동의 활성 정도에 따라 산화 헤모글로빈이 소비된다. 이와 함께 혈액 속의 탈산화 헤모글로빈 농도는 일시적으로 증가하지만 그 후 산소 소비를 보충하기 위해 맥박혈이 활동 부위에 공급되어 탈산소화 헤모글로빈의 농도가 상대적으로 저하된다. 이처럼 근적외선분광분석법은 각 헤모글로빈의 근적외선 흡수 특성의 차이를 이용하여 뇌의 활동에 따른 산화 헤모글로빈, 탈산소화 헤모글로빈의 농도 변화를 경시적(経時的)으로 계측한다. 적절한 빛 차단막을 설치하면 실외에서의 측정도 가능하며, 센서의 장착에 따른 피험자의 부담이 적고 구속이 적다는 이점이 있다.

이 방법이 최근 크게 화제가 되고 있는 이유는 혈액 속 헤모글로빈 농도의 절대치를 측정하는 일이 가능하기 때문이다. 지금까지는 측정기를 통해 어느 시점에서의 상대적인 혈액 속 헤모글로빈 농도 변화만을 측정할 수 있었지만, 근적외시간분해분광법이라는 새로운 기술에 의해 헤모글로빈 농도의 절대치를 산출해낼 수 있는 가능성이 생겨났다. 근적외시간분해분광법를 이용한 산림치유 프로젝트의 첫 번째 실험에서는 뇌 조직 내 헤모글로빈 농도의 절대치를 측정했다.[2] 그리고 이는 최근 실외에서 근적외시간분해분광법를 이용한 실험 중 유일하게 산림치유의 실험 사례로 인정받고 있다.

중추신경계의 명령은 자율신경계를 통해 신체의 모든 기관에 전달된다. 자율신경계의 각 지표는 외부의 스트레스에 대한 신체의 자율적 반응을 나타내며, 대부분은 측정도 간편하기 때문에 상태 측정에 널리 이용되고 있다. 산림치유 프로젝트의 실험에서는 기본적인 자율신경계 지표인 혈압, 심장박동수, 심박변이도, 타액 속 아밀라아제 활성을 측정했다. 혈압과 심장박동수를 1초마다 연속적으로 측정하는 방법은 임상용·연구용으로 개발되어 널리 보급되고 있지만, 실외 실험에서는 진동법(oscillometric methods)에 의한 비연속 자동혈압계를 사용하고 있다. 그러나 방법은 다르더라도 일반적으로 신체가 릴랙스 상태에 있을 때는 혈압이나 심장박동수는 저하된다.

또 심장은 규칙적으로 뛰고 있다고 느끼지만, 실제로는 심장이 한 번 뛸 때마다 시간 간격의 흔들림(변동성)이 발생한다. 이 흔들림은 호흡과 심장을 움직이는 교감신경이나 부교감신경에 관련된 몇 가지의 규칙적이면서도 크고 작은 흔들림이 복합적으로 겹쳐져 일어나고 있다고 알려져 있다. 이러한 것을 통해 심장박동의 변동을 주파수 해석으로 분석하고, 교감신경계와 부교감신경계의 활동으로 나누어 파악하는 방법이 확립되어 스트레스 상태나 릴랙스 상태를 평가하는 데 활용되고 있다.

우리가 실시하고 있는 실험에서는 피험자에게 휴대형 심전도 모니터를 장착하여, 심장박동 1박마다의 시간 간격(심전도 R파의 간격이라는 점에서 R-R간격이라고 불린다)을 연속적으로 기록하는 최대 엔트로피법(GMS사, MemCalc/Win)을 이용한 스펙트럼 해석을 실시하고 있다. 일반적으로 0.15~0.4Hz를 고주파수 성분(HF 성분), 0.04~0.15Hz를 저주파 성분(LF 성분)으로 구분하고, HF 수치를 부교감신경계의 지표, LF/HF 또는 LF/(LF+HF) 수치를 교감신경계의 지표로 한다. 이는 인체가 스트레스 상태에 있을 때 높아지는 교감신경계 활동, 생리적으로 릴랙스될 때 높아지는 부교감신경계 활동을 1분마다 시계열 데이터로 변환하여 해석할 수 있는 유용한 방법이다.

타액선에서 분비되는 아밀라아제는 교감신경-부신수질계의 지배를 받고 있는 것으로 알려져 있다. 그리고 최근에는 여러 가지 측정 방법 중 신경 작용 제어에 의해 급속히 분비되는 아밀라아제의 활성을 정신적 스트레스의 지표로 삼으려는 시도가 이루어지고 있다. 타액을 채취한 후에 산소법 시약과 검체를 반응시켜 발색 농도를 측정함으로써 아밀라아제 활성을 측정할 수 있는 간단한 측정 장치도 개발되어 현재 다양한 실험에서 활용되고 있다. 채취 자체가 스트레스를 유발할 가능성이 있는 혈액과는 달리 타액은 채취에 따른 피험자의 부담이 적고 측정치를 수십 초 만에 알 수 있다는 장점 때문에 앞으로 자율신경계의 지표로서 적극적인 활용이 기대된다.

그 외의 자율신경계 활동지표로서 동공경, 호흡수, 말초 혈류량, 말초 피부 온도, 정신성 발한 등에 대해서도 데이터가 축적되고 있다. 그러나 이러한 지표들은 데이터 해석의 어려움, 측정상의 기술적인 문제가 있는 경우가 있다.

자율신경계와 함께 신체의 2대 조절계라고 불리는 것이 바로 내분비계이다. 신체 내의 내분비선에서 발생되는 호르몬이 직접 체액 속에 분비되고 체내의 다른 장소에 운반되어 표적기관이나 조직, 세포의 활성에 영향을 준다. 신경계보다 안정된 정보를 전달하여 신체를 조절하는 체계이다.

호르몬에는 다양한 것이 있지만, 부신피질 호르몬의 하나인 코티솔은 인체가 스트레스 상태에 있을 때 급격하게 분비된다는 사실이 알려져 있어 예전부터 스트레스 지표로서 활용되어 왔다. 코티솔은 혈중, 소변, 타액 속 등에 존재하지만 실제 실험에서는 측정의 간편성 때문에 타액 속 코티솔 농도가 활용되는 경우가 많다. 호르몬 중에는 하루 동안 분비되는 양이 계속적으로 변하는 것이 있는데 코티솔도 이러한 종류에 속하며, 이른 아침에는 분비량이 많고 오후부터 밤에는 적어지는 경향이 있다. 하루 중 어느 특정 시간에 코티솔의 농도를 측정했을 경우에는 자료를 해석할 때 하루 중 분비량의 변동을 고려해야 한다.

면역계는 외부에서 발생하는 다양한 스트레스에 대한 일차적 방어기능을 담당하고 있다. 산림치유 효과를 면역계의 활동지표를 활용해 평가하는 것은 첫째 산림에서 단기 체재나 산림환경 요소와의 접촉에 의한 스트레스 완화 효과 평가라는 점에서 의의가 있으며, 둘째 산림에서 장기간 머물며 면역력 향상 효과를 평가할 수 있다는 점에서 또 다른 의의를 찾을 수 있다. 이때 지표로서는 타액 속 면역글로불린 A 농도나 본서 제3부 제2장에서 자세히 설명한 NK세포 활동 등을 활용하는 경우가 많다.

4) 주관평가

여기에서는 질문지를 활용하여 실시하는 인상평가나 기분평가 중 실제로 산림치유 실험에 활용되고 있는 것을 정리하겠다.

인상평가는 평점법을 이용하고 있다. 예를 들면 '쾌적한-불쾌한', '진정적인-각성적인', '자연적인-인공적인'이라는 형용사를 대응시켜 배치하고 그때의 인상을 평가하도록 한다. '매우 불쾌한'을 −6점, '어느 쪽도 아니다'를 0점, '매우 쾌적한'을 6점으로 하고 평점의 평균치를 형용사마다 구한다. 또 자신의 내적 상태(기분 상태)에 대한 평가는 시판되는 테스트를 활용하고 있다. 기분, 스트레스 정도, 리프레쉬 정도, 불안 등에 관한 질문지가 많이 개발되어 있으며 산림치유의 효과 측정에도 적용이 가능하다.

그중 기분평가를 실시하는 질문지로 활용되는 기분(감정)상태 검사(심리상태평가서)는 축적된 연구 데이터가 많기 때문에 데이터의 타당성 등을 검토하기 쉬워 널리 이용되고 있다. 일본인을 피험자로 한 경우에는 일본어판을 사용하고 있지만, 판권이 있기 때문에 필요 매수를 고려하여 구입하고 있다. 질문지는 65항목으로 되어 있고 기분 상태를 '긴장-불안, 우울-기분이 가라앉음, 화남-적의, 활기, 피로, 혼란'의 여섯 가지로 나누어 평가할 수 있다. 1회 실시 시간은 몇 분 정도 걸리지만 계속적으로 반복하면 피험자가 질리는 경우가 있기 때문에 최근에는 30항목으로 여섯 가지의 기분척도 평가를 실시할 수 있는 '심리상태평가서 단축판'도 개발되어 시판되고 있다.

실험상 한 사람의 피험자에게 주관평가를 반복하여 실시할 필요가 있을 경우에는 이전의 심리상태평가서와 단축판을 함께 사용하는 방법도 검토해 볼 수 있을 것이다.

2. 산림치유의 개인별 효과 차이

사람에게는 개인차가 있다. 예를 들면 같은 숲에서 똑같이 산책을 해도 얻을 수 있는 치유 효과는 개인에 따라 차이가 있다. 일반적인 연구에서는 예전부터 이러한 개인차에 관심을 가져왔지만 연구방법은 아직까지 확립되지 않고 있다. 그리고 산림치유의 과학적 근거를 축적하는 데 개인차를 어떻게 다룰 것인가에 관한 문제도 현재 검토 중인 상황이다.

마찬가지로 필자도 산림이나 자연에서 비롯된 물건에 접촉했을 때 발생하는 생리반응의 개인차에 대한 해석을 어떻게 할 것인가에 관해 몇 가지 관점에서 고민하고 있다. 이러한 발상은 어떤 집단(예를 들면 '일본인'이라는 집단)은 몇 가지 작은 그룹의 집합이라는 사실에서 비롯되었다. 물론 개인은 천차만별이겠지만 어느 관점으로 보면 몇 가지 집단으로 그룹화할 수 있다. 예를 들어 성별이라는 관점으로 보면 일본인은 남성과 여성이라는 두 가지 하위 그룹의 집합이다. 마찬가지로 어느 성격 특성이나 생리기능 등에 착안하면 대상이 되는 집단을 몇 개 그룹으로 나눌 수 있다. 생리기능에 대해 이와 같이 '어떤 집단 속에는 몇 개의 세부 집단이 존재한다'는 것을 고려하는 방식을 생리적 다형성(多形性)이라고 한다.

여기에서는 필자가 실시한 성격 특성에 의한 생리반응의 차이, 안정 시의 각 지표의 베이스 라인에 의한 생리반응의 차이에 관한 분석을 소개하겠다.

1) 개인별 차이와 생리 응답 반응 [4]

다양한 개인별 특성 중 긴장반응(신경질적인 경향), 사회적 권위(관심의 중심에 있는 것을 좋아하는 리더적 성격), 공격성 등은 유전의 영향을 강하게 받는 것으로 보고되고 있다. 본 실험에서는 초콜릿에 의한 미각과 후각 자극을 실시하여 전두전야를 중심으로 한 뇌 혈액 동태가 다른 그룹을 찾아냈다. 그리고 그 그룹에 긴장반응을 반영한다고 생각할 수 있는 '특성 불안'과 사회적 권위나 공격성을 반영한다고 생각할 수 있는 'A형 경향(타입A 행동 패턴)'이라는 개인차가 있는지 검토하고, 최종적으로는 개인이라는 관점에서 생리반응이 다른 집단의 특성을 밝히는 것을 목표로 했다.

피험자는 성인 남성 17명(24.1±2.6세)을 대상으로 피험자의 특성 불안과 A형 경향을 일본판 상태특성불안검사(State-Trait Anxiety Inventory : STAI), A형 경향 판별표를 활용하여 측정했다. 그 후 기온 약 24℃, 상대습도 50%, 조도 50lx로 조절한 인공기후실 내에서 0.2g의 밀크초콜릿을 이용하여 미각과 후각 자극 실험을 실시했다. 그리고 피험자가 밀크초콜릿을 맛보고 있는 동안 매초마다 좌우 전두부에서 발생하는 뇌 혈액의 움직임을 근적외선분광분석법으로 측정했다.

각 피험자의 뇌 혈액의 움직임에서 밀크초콜릿 자극에 의해 뇌 활동이 상승하는 피험자와 저하하는 피험자가 있다는 사실이 인정되었다. 여기에서 각 피험자가 밀크초콜릿을 삼킨 후 90초간 발생한 좌전두부 총 헤모글로빈 농도 변화량의 평균치를 구하고, 자극이 있기 전 10초간의 평균치와 비교하여 수치가 증가한 그룹을 '뇌 활동 상승군(12명)', 감소한 그룹을 '뇌 활동 저하군(5명)'으로 나누었다. 이때 특성 불안에 대한 각 군에서의 피험자의 성향을 살펴보면, 뇌 활동 상승군은 '고불안' 피험자 6명, '보통' 피험자 6명이었고 뇌 활동 저하군은 '고불안' 피험자 0명, '보통' 피험자 5명이었다. 또 A형 경향에 대한 각 군에서의 피험자의 성향은 뇌 활동 저하군은 'A타입' 피험자 4명, 'B타입' 피험자 1명이었고, 뇌 활동 상승군은 'A타입' 피험자 4명, 'B타입' 피험자 8명이었다.

통계적으로 검정한 결과 뇌 활동 상승군과 저하군 피험자 사이에는 개인 차가 있다는 사실이 인정되었기 때문에 역으로 'A타입'과 'B타입'을 기준으로 피험자를 나누고 각 군의 뇌 활동을 검토했다. 특성불안 '보통군'에서는 뇌 활동의 변화가 없고 '고불안군'에서는 뇌 활동이 상승하는 결과를 보여, 두 그룹 간에 차이($p<0.05$)가 인정되었다. 또 'A타입'에서는 뇌 활동의 변화가 없고, 'B타입'에서는 뇌 활동이 유의하게 상승하여, 두 그룹 사이에는 차이($p<0.10$)가 있다는 사실이 인정되었다. 이전에 실시한 상태특성불안검사를 활용한 실험의 예에서도 고불안 군은 저불안 군에 비해 큰 변화를 나타내 본 실험의 결과와도 일치했다.

지금까지 살펴본 연구를 통해 개인차라는 관점으로 서로 다른 생리반응을 나타내는 단체의 특성을 밝힐 수 있는 가능성을 확인할 수 있었다.

2) 안정 시의 생리 수치와 자극 시 변화량과의 관계

자극을 받았을 때 발생하는 다양한 생리 수치의 변화량은 안정되어 있을 때의 값과 관련이 있다는 사실이 보고되고 있으며,[5] 이를 Law of initial value라고 한다. 본 실험에서는 이것이 뇌 조직 내 헤모글로빈 농도에 대해서도 성립하는가와 산림현장에서 실시한 산림치유 실험에서도 성립하는가를 검토했다.

① 뇌 조직 내 헤모글로빈 농도와 Law of initial value[6]

위에서 설명한 것과 같이 뇌 조직 내 헤모글로빈 농도는 근적외시간분해분광법이라는 새로운 방법을 활용하여 안정시의 절대치 측정이 가능하게 되었다. 아래에 소개하는 실험에서는 좌우 전두부 각각 5점씩, 총 10점의 계측점에 대해서 동시 계측을 실시하는 다채널 측정을 실시하고, 전두전야 내의 부위에 따른 활동의 차이를 검토했다. 또 안정 시 헤모글로빈 농도와 자극을 가했을 때 헤모글로빈 농도 변화와의 관계를 부위별로 검토했다.

피험자는 20대(21.6±1.5세)의 남자 대학생 19명으로 했다. 시각 자극은 내장재가 다른 거실 사진 세 종류를 가로 3.40m, 세로 6.25m의 대형 스크린에 고해상도 프로젝터를 이용하여 상영했다. 시각 자극 전에 피험자를 스크린 정면에 둔 의자에 눈을 감고 앉아 안정 상태에서 전두전야 10곳의 헤모글로빈 농도 절대치를 계측했다(하마마츠 포토닉스사, TRS-10). 그런 다음 스크린에 아무것도 상영하지 않은 상태에서 다채널 NIRS(하마마츠 포토닉스사, C9866)의 센서를 이마 앞쪽에 설치하고 홀의 조명을 낮추어 뇌 활동을 모니터했다. 활동의 안정을 확인한 후 사진을 90초간 스크린에 상영하면서 2초마다 헤모글로빈 농도의 변화를 계측했다. 자극 순서는 무작위로 진행했다.

시각 자극 시 각 부위에서 발생한 산화 헤모글로빈의 농도 변화량으로, 부위에 따라 활동이 상승하는 경향을 나타낸 부위와 저하하는 경향을 나타낸 부위가 있다는 사실이 인정되었다. 또 안정 시 산소화 헤모글로빈 농도와 자극 시 농도의 변화량(90초간의 평균)과의 상관계수를 부위별로 검토했을 때, 자극의 종류와 관계없이 안정 시 농도와 자극 시 농도의 변화량이 부(負)의 상관관계를 나타낸 부위가 있었다. 그와 같은 부위에서는 자극의 종류에 상관없이 안정 시의 헤모글로빈 농도가 높은 경우에 자극 시의 헤모글로빈 농도 저하량이 커지는 경향이 인정되었다. 이러한 결과는 Law of initial value를 뒷받침하는 근거라고 볼 수 있다. 이와 같은 검토를 진행함에 따라 전두전야 내 뇌 혈액의 움직임이 가진 의미에 대한 해석을 좀 더 심화시킬 수 있을 것으로 기대된다.

부(負)의 상관관계
일반적으로는 두 개 이상의 측정치 간의 상호관계를 나타내는 것이다. 한쪽의 변수가 증가함에 따라 다른 쪽의 변수도 증가하면 이 둘 변수 간에는 정(正)의 상관이 있다고 하며, 반대로 한쪽의 증가가 다른 쪽의 감소라고 하는 관계에 있다면 두 변수 간에는 부(負)의 상관이 있다고 한다.

② 산림욕 실험 데이터와 Law of initial value[7]

앞서 설명한 바와 같이 산림치유 프로젝트로 실시되는 실험에서는 스트레스 상태의 지표로서 타액 속 코티솔의 농도, 타액 속 면역글로불린 A 농도를 이용하고 있다. 이러한 지표들은 스트레스를 유발하는 물질로서, 상태에 따른 그 변화량에 착안한 연구들이 많이 이루어지고 있다. 그러나 안정 시의 코티솔, 면역글로불린 A 농도에는 모두 큰 개인차가 있다는 사실이 보고되고 있음에도 불구하고, 안정 시 나타나는 농도의 개인차를 고려한 검토는 지금까지 거의 이루어지지 않고 있다. 이들 지표에서도 뇌 혈액의 움직임과 같이 안정 시 농도와 자극 시 변화량의 상관관계가 발견된다면, 기존 자료에 새로운 해석이 더해질 가능성이 있다.

본 연구에서는 안정 상태일 때의 타액 속 코티솔의 농도, 단시간의 걷기와 경관 감상 등의 자극이 있었을 때 타액 속 면역글로불린 A의 농도 변화량의 관계를 산림과 도시환경 속에서 각각 측정한 자료를 이용하여 해석하였다.

피험자는 모두 84명(22.2±1.6세)이었다. 피험자는 실험 전날부터 종료 시까지 호텔의 객실에서 숙박하고 같은 식사를 섭취했다. 실험 전날 실험장소의 사전조사를 실시했다. 그 후 실험자는 6명씩 2개 그룹으로 나뉘어, 첫날은 각각 산림 혹은 도시의 피험자가 되었고 이튿날은 서로 교대하였다. 각각의 실험지에서 오전 중에는 걷기를 실시하고 오후에는 경관 감상을 실시했다. 코티솔, 면역글로불린 A 농도 분석을 위해 타액 채취는 아침과 저녁, 걷기 전후와 경관 감상 전후로 하루에 6회 실시하였고, 타액을 채취한 탈지면 두 개는 채취용 용기에 담아 냉동 보관하고 다음 날 코티솔과 면역글로불린 A의 농도 분석을 의뢰했다.

분석에는 결함이 없는 72명의 자료를 이용했다. 걷기 전(경관 감상 전)의 값을 안정 시의 농도라고 생각하고, 걷기 후(경관 감상 후)의 값과 걷기 전(경관 감상 전) 값의 차이를 자극 시 변화량으로 생각하여, 이들 두 가지의 지표의 관계에 대해서 검토했다.

산림과 도시 모두 걷기실험 전(경관 감상 전) 안정 시의 값과 걷기실험 후(경관 감상 후)의 변화량에 부(負)의 상관관계가 있다는 사실이 인정되었다. 또 상관관계는 산림이 도시보다 강하고, 걷기를 실시한 후가 경관 감상 후보다 강한 경향이 있었다. 어느 쪽의 환경에서도 안정 시의 값이 높은 사람일수록 걷기 후와 경관 감상 후에 타액 속 코티솔의 농도가 크게 저하된다는 점이 인정되었다. 또 도시가 산림에 비해 변화량에 있어서 불규칙한 특성들이 많았으며, 그 때문에 상관계수가 낮아졌다고 생각할 수 있다. 더욱이 실험 후(오전)에 비해 경관 감상 후(오후)에는 안정 시 농도의 불규칙성이 적어지는 경향이 있었다.

타액 속 코티솔의 농도와 마찬가지로, 타액 속 면역글로불린 A 농도에 대해서도 산림과 도시 모두 걷기 전, 경관 감상 전의 안정 시의 값이 걷기 후, 경관 감상 후의 변화량과 부의 상관관계가 있다는 사실이 인정되었다. 또 상관관계가 산림이 도시보다 강하고, 걷기를 한 후에는 경관 감상 후보다 강한 경향도 코티솔의 경우와 마찬가지였다. 오전 중에 걷기를 한 경우에도 코티솔과 마찬가지로, 산림과 도시 모두 안정 시 농도가 높은 사람일수록 걸을 때에 면역글로불린 A가 많이 저하된다는 사실이 인정되었다. 그러나 상관계수는 코티솔에 비해 낮았다. 이에 더해 오전에 실시한 경관 감상 후에는 안정 시 농도와 자극 시 농도 변화량의 부의 상관관계는 약해졌고, 특히 도시에서의 상관관계는 잘 나타나지 않았다.

타액 속 코티솔과 면역글로불린 A 농도의 기준치는 각각 우울 경향이나 건강, 개인별 특정 등과 관계가 있다는 사실이 보고되고 있다. 또한 코티솔은 안정 시의 농도가 낮은 경우 스트레스 시의 반응이 크다는 보고도 있다. 예를 들면 안정 시의 값이 서로 비슷한 그룹 내에서도 개인별로 내(耐)스트레스 전략이 다르기 때문에 코티솔이나 면역글로불린 A의 분비에 차이가 있다고 가정할 수 있으며, 이에 따라 생리적 다형성이 발견될 가능성도 있다고 볼 수 있다. 앞으로는 더 많은 자료를 축적하고, 개인별 차이나 다른 생체신호와의 관계도 고려하면서 검토를 진행할 예정이다.

3. 실험 시 고려할 점

앞서 출판된 《산림치유》에서 실험을 할 때 고려해야 할 점을 상세하게 정리한 바 있다. 그 후 개인정보보호법 등이 실행되어 개인 자료 관리를 포함해 피험자에 대한 윤리적인 배려가 더욱 엄격하게 요구되고 있다. 연구를 계획할 때는 각 기관에 있는 윤리위원회의 심사·승인을 얻는 일, 실험 개시 전에 피험자에게 충분한 설명을 하고 서면으로 동의를 얻는 일이 필요하다.

_ 스네츠쿠 유코(恒次祐子), 박범진(朴範鎭), 미야자키 요시후미(宮崎良文)

산림치유의 생리적 효과 연구를 위한 일본 내 생리실험

산림치유가 현대 사회를 살아가는 사람들에게 주는 생리적 릴랙스 효과에 대해 국민의 관심과 기대가 높아지고는 있지만, 그 효과에 관한 축적된 자료는 아직 충분하지 않다. 그러나 최근 인체 상태를 과학적으로 측정하는 방법이 확립되어, 지금까지 경험적으로 알려져 있던 산림치유의 생리적 릴랙스 효과를 산림현장 실험으로 해명할 수 있게 되었다.

이에 따라 일본 임야청은 2004년에 〈산림테라피 기지 구상〉을 발표했다. 이는 산림치유란 산림이 가져다주는 생리적 릴랙스 효과를 과학적으로 해명하고자 하는 시도이며, '산림욕'에서 한발 더 나아간 사고방식이라고 볼 수 있다(상세하게는 일본의 '산림테라피 소사이어티(http://fo-society.jp/) 참조). 산림치유 기지는 기지 후보지에서 생리실험을 실시한 후, 지역이 가진 문화·역사와 식생이나 온천 등의 자원을 활용한 계획 등을 고려하여 기지 인증을 실시한다.

본 구상에서의 생리실험은 수십 곳의 산림에서 수백 명 규모의 피험자 실험에 의해 이루어지며, 사람의 자율신경계 및 내분비계에 관한 생리지표를 이용함으로써 산림이 인체에 미치는 영향인 생리적 쾌적성 증진 효과를 해명하고자 하는 세계 최초의 시도이다.

본 장에서는 2005~2006년에 걸쳐 일본 내 24곳에서 실시된 생리실험으로 밝혀진 산림치유의 생리적 릴랙스 효과를 소개하겠다.

1. 생리실험의 방법

1) 실험지 및 피험자

생리실험은 2005~2006년에 걸쳐 홋카이도에서 오키나와까지 전국 24곳

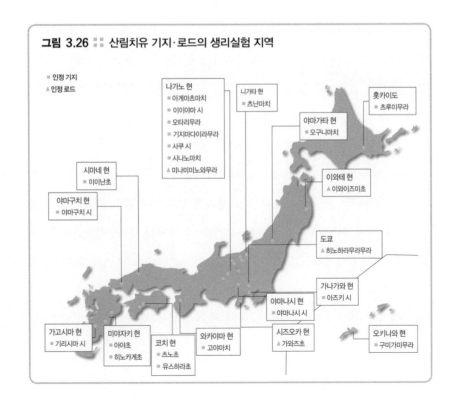

그림 3.26 :: 산림치유 기지·로드의 생리실험 지역

표 3.2 :: 산림치유 실험의 생리지표

자율신경계	맥박수, 수축기와 확장기 혈압, 심박변이도(교감신경 활동인 LF/HF 또는 LF/(LF+HF), 부교감신경 활동인 HF)
내분비계	타액 속 코티솔 농도

에서 실시되었다(그림 3.26). 피험자는 실험지마다 그 지역에서 모집한 20대 남자 대학생 12명으로 하여, 24곳에서 총 288명(21.7±1.5세)을 대상으로 실시했다.

2) 생리지표

자율신경계의 지표로서 맥박수, 수축기 및 확장기 혈압, 심박변이도 검사를 이용하였다. 내분비계의 지표로는 대표적인 스트레스 호르몬인 타액 속 코티솔 농도를 이용했다(표 3.2).

맥박수, 수축기 및 확장기 혈압은 진동법을 이용한 디지털 혈압계(오므론 사, HEM-1000)를 사용하여 오른쪽 팔에서 측정했다. 심박변이도 분석을 활용하는 R-R간격 검사는 휴대형 심장박동계(GMS 사, AC-301A)로 측정하고, 최대 엔트로피법(GMS 사, MemCalc/Win)을 이용하여 분석했다. 이때 0.04~0.15Hz를 저주파수 성분(LF), 0.15~0.4Hz를 고주파수 성분(HF)으로 했다. 타액은 타액 채취용기를 활용하여 탈지면을 입안에 2분간 물게 하여 채취했다. 용기는 밀봉 후, 바로 냉장·냉동 보관하고 다음 날 코티솔 농도를 분석했다((주)SRL).

3) 실험방법

산림치유 실험은 각각의 지역을 대표하는 특징적인 산림에서 실시하고, 대조군이 되는 도시 속 실험은 현 내에 위치한 대표도시의 역 앞에 있는 광장이나 번화가에서 산림에서 실시한 실험과 같은 일정으로 실시했다. 실험 전날 피험자에게 실험에 대해 설명을 하고 실험 참가에 관한 동의를 얻었으며, 숙박시설에서 측정 연습도 실시했다. 그리고 본 실험은 (독)산림총합연구소 윤리심사위원회의 승인을 얻어 실시하였다.

피험자는 실험 전날부터 종료 시까지 호텔에서 숙박하고 동일한 식사를 했다. 실험 전날 오후, 피험자는 산림과 도시 실험지에 대한 사전조사를 실시했다. 그 후 6명씩 2개 그룹으로 나누어 첫날은 각각 산림 혹은 도시의 피험자가 되고 이튿날에는 서로 교대하였다. 각각의 실험지에서 경관 감상과 걷기실험을 실시했으며 이때 경관감상실험은 의자에 앉아서 경치를 바라보는 것(14±2분간)으로 했다. 걷기실험은 사전에 정해진 코스를 걷는 것(16±5분간)으로 하고, 산림과 도시에서 같은 속도로 걷도록 미리 지시했다. 또 걸을 때의 운동량을 확인하기 위해 휴대형 가속도 측정기(GMS 사, AC-301A)로 운동량을 측정하여 산림과 도시 간에 차가 없는 것을 확인했다.

첫날과 이튿날의 실험 일정은 아침 식사 전에 호텔의 회의실에서 앞의 〈표 3.2〉에 나타난 모든 지표를 측정한 다음 버스로 신림과 도시까지 이동하여 (60±18분간) 경관 감상 전후에도 마찬가지로 모든 지표를 측정했다. 다만, 심전도 R-R 간격 측정은 경관 감상 중에도 실시했으며, 1분마다 심박변이도 분석을 실시했다. 또 걷기실험 전·후에도 동일한 측정을 실시했다(2005년 실험). 걷기실험 중의 심전도 R-R 간격 측정은 24곳에서 실시하고 1분마다 심박변이도 분석을 실시했다. 경관 감상 및 걷기실험 후, 피험자는 차량을 이용하여 호텔로 돌아갔다. 그 후 호텔의 회의실에서 다시 한 번 모든 지표들을 측정했다(2005년 실험). 한편 R-R 간격은 경관 감상 시와 걷기실험 시를 제외하고는 모두 눈을 감고 측정했다. 그리고 경관감상실험과 걷기실험은 집단이 아닌 한 사람씩 개별적으로 실시했다.

2. 산림치유 기지에서의 생리실험 결과

최초 7개 지역에서 실시한 산림치유 실험에 대해 개별적으로 소개하고, 전국 24곳 전체의 결과를 소개하고자 한다.

1) 나가노현 아게마츠마치에서의 실험[1,2]

산림실험은 산림욕의 발상지로 잘 알려진 아카자와 자연휴양림에서 실시했다. 이 산림은 수령 300년의 편백 천연림으로 조성되어 있다(그림 3.27①). 대조가 되는 도시 실험은 JR 마츠모토 역 주변(그림 3.27②)에서 실시하였으며, 산림에서 실시한 실험과 같은 일정으로 실시했다.

실험 결과 인체가 릴랙스 상태일 때 높아지는 부교감신경 활동이 걷기를 시작한 지 9분째와 10분째에 도시에서보다 높게 나타났다(그림 3.28). 또 경관 감상 3분 후부터 10분 후까지 도시보다 산림에서 부교감신경 활동이 높다는 사실이 나타났다. 한편 인체가 스트레스 상태일 때 높아지는 것으로 알려져 있는 교감신경 활동은 도시에 비해 산림에서 걷기실험 3분째와 6분째에 저하되고(그림 3.29), 경관 감상 3분째와 9분째에서도 저하되는 것을 알 수 있었다.

그림 3.27 ▦ 숲과 도시에서의 걷기

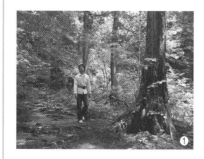
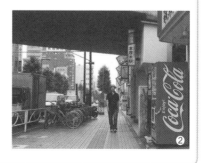

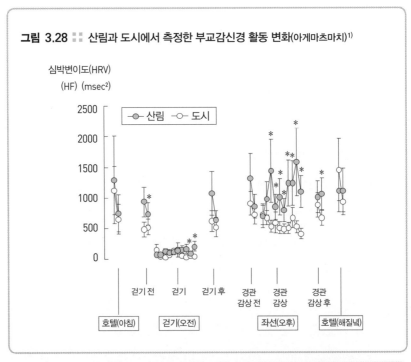

그림 3.28 :: 산림과 도시에서 측정한 부교감신경 활동 변화(아게마츠마치)[1]

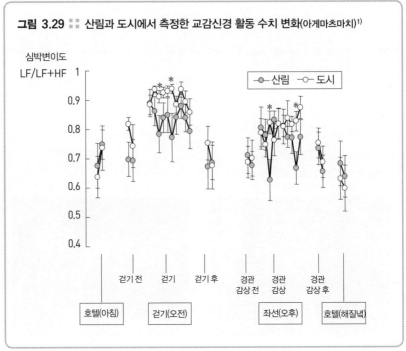

그림 3.29 :: 산림과 도시에서 측정한 교감신경 활동 수치 변화(아게마츠마치)[1]

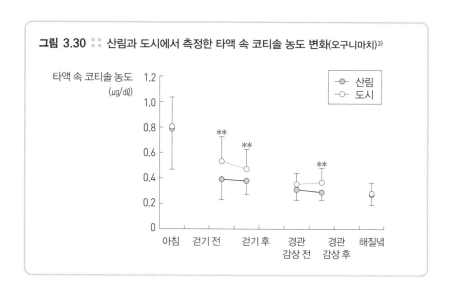

그림 3.30 :: 산림과 도시에서 측정한 타액 속 코티솔 농도 변화(오구니마치)[3]

2) 야마가타 현 오구니마치에서의 실험[3]

너도밤나무 중심의 낙엽활엽수림으로 조성된 야마가타 현 오구니마치의 누쿠미다이라(溫身平)에서 실험을 실시했다. 그 결과 타액 속 코티솔 농도는 아침, 저녁을 제외하고는 모두 산림에서 측정한 수치가 도시에서 측정한 수치보다 낮게 나타났다. 그리고 걷기실험 전후, 경관 감상 후에 측정한 수치는 각각 유의미한 차이가 인정되었다. 그러나 산림과 도시 모두 아침에 측정한 타액 속 코티솔 농도의 수치가 높고 저녁에는 낮게 나타나 하루 중 분비량에 명확한 변동이 있음이 인정되었다(그림 3.30). 또 산림에서는 도시에서보다 부교감신경 활동이 높아지고 교감신경 활동은 억제된다는 사실이 밝혀졌다.

3) 미야자키 히노카게초에서의 실험[4]

단풍나무 등의 낙엽활엽수나 모밀잣밤나무, 떡갈나무 등의 조엽수림으로 조성되어 있는 미야자키 히노카게초(日之影町)의 돌담마을 토롯코길 치유

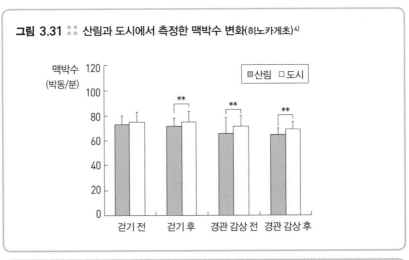

그림 3.31 ∷ 산림과 도시에서 측정한 맥박수 변화(히노카게초)[4)]

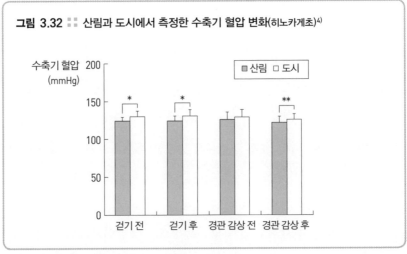

그림 3.32 ∷ 산림과 도시에서 측정한 수축기 혈압 변화(히노카게초)[4)]

로드에서 실험을 실시했다. 그 결과 맥박수는 산림에서 걷기실험 후와 경관 감상 전후에 측정한 수치가 도시에서 측정한 수치보다 낮게 나타났다(그림 3.31). 또 수축기 혈압도 산림에서 걷기실험 전후와 경관 감상 후에 측정한 수치가 도시에서 측정한 수치보다 낮게 나타났다(그림 3.32). 또한 교감 신경 활동의 지표인 LF/(LF+HF) 수치도 경관 감상 전과 경관 감상 후 5, 8, 13분째에 산림에서 측정한 수치가 도시에서 측정한 수치보다 낮게 나타났

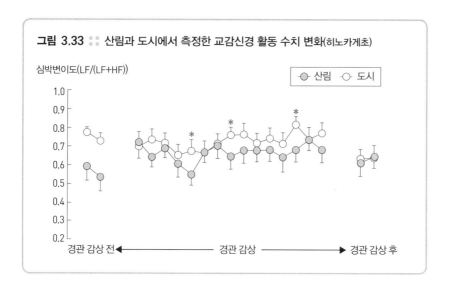

그림 3.33 :: 산림과 도시에서 측정한 교감신경 활동 수치 변화(히노카게초)

다(그림 3.33). 이러한 세 가지 지표를 활용한 실험으로부터 산림은 인체가 스트레스 상태일 때 활성화되는 것으로 알려져 있는 교감신경의 활동을 억제시킨다는 사실을 알 수 있었다.

4) 나가노 현 사쿠 시에서의 실험[4]

낙엽송 인공림과 낙엽활엽수림으로 조성되어 있는 나가노 현 사쿠(佐久) 시의 히라오(平尾) 숲에서 실험을 실시했다. 그 결과 맥박수는 경관 감상전 후에 산림에서 측정한 수치가 도시에 비해 낮게 나타났다. 또 타액 속 코티솔 농도나 확장기 혈압도 경관 감상 전후에 산림에서 측정한 수치가 도시에서 측정한 수치에 비해 낮게 나타났다.

5) 이와테 현 이와이즈미초에서의 실험[4]

자작나무, 너도밤나무림으로 조성되어 있는 이와테(岩手) 현 이와이즈미초(岩泉町)의 하야사카(早坂) 고원에서 실험을 실시했다. 그 결과 부교감신경 활동의 지표인 HF 수치는 산림에서 측정한 수치가 도시에서 측정한 수치보다 경관 감상 실시 후 1, 7, 8분째에 높게 나타났다.

6) 고치 현 쓰노초에서의 실험[5]

너도밤나무, 전나무, 솔송나무의 침엽 혼교림으로 조성되어 있는 고치(高知) 현 쓰노초(津野町)의 덴구(天狗) 고원 자연휴양림에서 실험을 실시했다. 그 결과 타액 속 코티솔 농도는 산림에서 측정한 수치가 도시에서 측정한 수치보다 경관 감상 실시 전후에 낮게 나타났다.

7) 나가노 현 시나노마치에서의 실험[6]

삼나무림과 낙엽활엽수림으로 조성되어 있는 나가노 현 시나노마치(信濃町)의 구로히메(黑姬) 고원에서 실험을 실시했다. 그 결과 맥박수는 경관 감상 전에 산림에서 측정한 수치가 도시에서 측정한 수치보다 낮게 나타났다. 부교감신경 활동의 지표인 HF 수치는 산림에서 측정한 수치가 도시에서 측정한 수치보다 경관 감상 실시 후 3, 8, 9, 11, 12, 14분째에 높게 나타났다.

8) 24곳에서 실시한 산림치유 실험 결과 정리[7]

2005~2006년에 걸쳐 전국 24곳에서 실시한 생리실험을 아래와 같이 정리했다. 여기서는 산림과 도시에서 실시한 경관 감상 후의 결과를 위주로 정리했지만, 걷기실험 후의 결과도 거의 마찬가지이다.

타액 속 코티솔 농도는 산림에서 측정한 수치가 도시에서 측정한 수치보다 13.4% 낮게 나타났다(그림 3.34). 또 맥박수는 6.0%(그림 3.35), 수축기 혈압은 1.7%(그림 3.36), 확장기 혈압은 1.6%(그림 3.37) 정도로 각각 산림에서 측정한 수치가 도시에서 측정한 수치보다 낮게 나타났으며, 그 유의미한 차이가 인정되었다. 더욱이 부교감신경 활동을 반영하는 것으로 알려져 있는

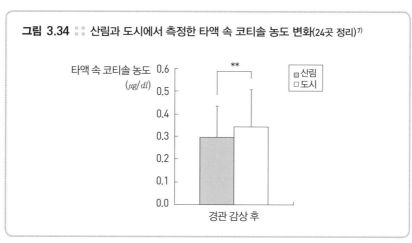

그림 3.34 :: 산림과 도시에서 측정한 타액 속 코티솔 농도 변화(24곳 정리)[7]

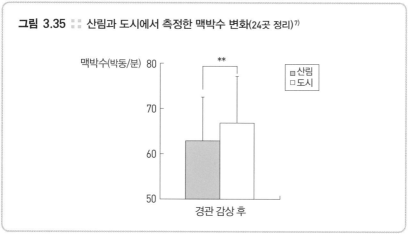

그림 3.35 :: 산림과 도시에서 측정한 맥박수 변화(24곳 정리)[7]

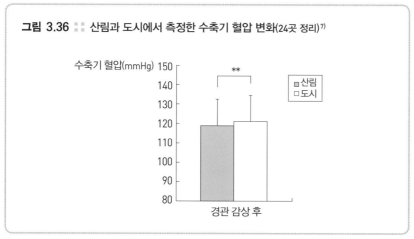

그림 3.36 :: 산림과 도시에서 측정한 수축기 혈압 변화(24곳 정리)[7]

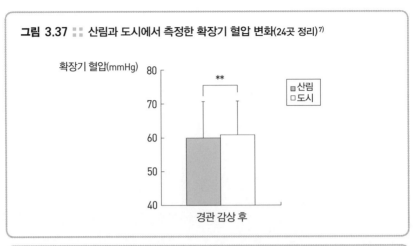

그림 3.37 산림과 도시에서 측정한 확장기 혈압 변화(24곳 정리)[7]

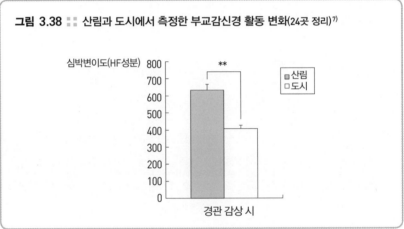

그림 3.38 산림과 도시에서 측정한 부교감신경 활동 변화(24곳 정리)[7]

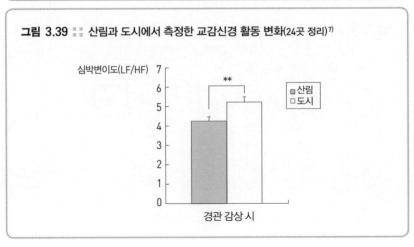

그림 3.39 산림과 도시에서 측정한 교감신경 활동 변화(24곳 정리)[7]

HF 수치는 산림에서 측정한 수치가 도시에서 측정한 수치보다 56.1% 더 높게 나타났다(그림 3.38). 반대로 교감신경 활동을 반영하는 것으로 알려져 있는 LF/HF 수치는 산림에서 측정한 수치가 도시에서 측정한 수치보다 18.0% 낮게 나타나 유의미한 차이가 인정되었다(그림 3.39).

결론적으로 산림에 의해 다음과 같은 사실을 알 수 있다.

① 대표적인 스트레스 호르몬인 타액 속 코티솔 농도가 저하된다.
② 수축기 및 확장기 혈압이 저하된다.
③ 맥박수가 저하된다.
④ 인체가 릴랙스 상태일 때 높아지는 부교감신경 활동의 지표인 HF 수치가 증가한다.
⑤ 인체가 스트레스 상태일 때 높아지는 교감신경 활동의 지표인 LF/HF 수치가 저하된다.

이상의 결과를 통해 산림이 인체에 생리적인 릴랙스 효과를 가져다준다는 사실이 밝혀졌다.

3. 앞으로 실시될 산림치유에 관한 생리적 실험

〈산림테라피 기지 구상〉의 일환으로서 2005~2006년에 걸쳐 일본 내 24곳에서 실시된 산림치유에 관한 생리실험을 통해 산림이 인체에 생리적인 릴랙스 효과를 가져다준다는 사실이 밝혀졌다.

2005년부터 4년간 38곳의 산림치유 실험을 종료했으며, 앞으로 10년 동안 100곳, 1,200명의 피험자를 대상으로 하는 산림치유에 관한 생리실험을 계획하고 있다. 또한 이를 통해 세계적으로도 유래가 없을 정도의 많은 자료가 축적될 것으로 기대되고 있다.

이러한 자료를 활용하여 '산림치유 기지와 로드'를 전국 각지로 확대하여 설치하는 일이 필요하며, 이러한 일들은 산림치유 기지와 로드를 신청한 지방자치단체의 활성화뿐 아니라 일본 전체 산림의 재생과 의료비 경감에도 기여할 수 있을 것으로 기대한다.

_ 박범진(朴範鎭), 스네츠쿠 유코(恒次祐子), 가가와 다카히데(香川隆英),
미야자키 요시후미(宮崎良文)

산림치유 기지 실험의 실제

1. 산림치유 기지 실험의 실제 _ 나가노 현 아게마츠마치

1) 지금까지 실시된 산림욕과 산림 자원의 관광 활용

아게마츠마치는 나가노 현 남서부에 위치해 있는 작은 마을이다. 이 마을은 한때 임업으로 성황을 누렸던 적이 있지만, 현재는 임업에 종사하는 사람의 수가 극히 적다. 그러나 국유림에서는 에도시대부터 '편백 한 그루, 목숨 하나'라고 불릴 정도로 엄격했던 산림보호정책 덕분에 일본 내에서 유일하게 편백 천연림이 유지되고 있다.

1969년 아카자와 자연휴양림은 하나의 전기를 맞이했다. 산림철도 오가와 선(小川線)이 폐선 된 후 일본 내 최초의 '자연휴양림'으로 지정되었고, 이듬해부터는 일반인들에게도 산림을 개방하였다. 당시에는 산림욕이라는 단어조차 없었지만 연간 이용자가 4만 명 정도였다고 기록돼 있다.

1982년 당시의 임야청이 '산림욕'이라는 단어를 제창하고 그해 가을 최초의 산림욕 대회가 아카자와에서 개최된 이후, 산림욕의 발상지인 아카자와를 방문하는 사람들이 늘어나 연간 이용자가 6만 명 전후에 이르렀다.

처음으로 산림욕을 개최했을 때부터 '산림욕은 건강에 좋다'는 말이 전해지기는 했지만 당시에는 수목에서 발산되는 피톤치드의 살균효과, 신선한 공기와 물, 아름다운 숲의 경관이나 좋은 향기 등과 같은 단편적인 효과를 팸플릿에 소개하는 정도였으며 산림욕이 건강에 미치는 효과에 대해 구체적으로 설명하지는 못했다. 산림욕 관계자들은 산림욕이 등산이나 하이킹과 무엇이 다르냐는 질문에 곤란해 하기도 했다.

하지만 자연 체험 이벤트 등을 운영하면서 연간 이용자는 평균 10만 명으로 늘어나고 '산림욕'이라는 단어도 정착되어 갔다. 이후 이용자 수가 안정되고 이용자들이 산림욕을 다시 찾는 횟수가 늘어나면서 산림은 업계 종사자들에게 '유망한 관광자원'으로 여겨지기도 했다. 그러나 운영의 매너리즘과 당일치기 관광객이 늘어나며 최근에는 침체 위기에 직면하게 되었다. 그러던 중 화제가 된 것이 '산림치유 프로젝트'이다.

산림치유 프로젝트를 통해 인정받기 위해서는 조사에 의해 효과가 검증된 치유 로드, 이용자의 수용태세, 활용의 장래성 등이 요구된다. 아게마츠마치는 다른 대도시에 비해 낙후된 지역이긴 하지만, 임업이나 제재업에 종사하는 사람들 대부분이 산림욕을 사반세기에 걸쳐 보급·정착화시켜왔다는 자부심을 가지고 있었다. 아카자와를 이용하는 사람들에게 '정말로 건강해질 수 있다'는 점을 구체적이고 과학적으로 설명하는 일이 가능해진다면 그것은 획기적인 일이 될 것이며, 나무가 가진 인체에 대한 건강개선 효과가 목공제품의 특산품 진흥과도 연결될 수 있는 일이었다.

이러한 열의는 마을 회의를 열게 만들었고, 지역에서 프로젝트 운영이나 생리실험에 관한 예산을 준비할 수 있게 해주었다. 또 관광계에 오랜 기간 종사해온 필자가 2004년 연수회에서 산림치유의 가능성을 마을 관계자에게 전달하는 임무를 담당하게 되었다.

2) 아카자와 자연휴양림에서 실시된 생리실험

2005년 초 제1기 산림치유 기지 후보지의 심사가 진행되었으며, 아카자와 자연휴양림도 후보지로서 조사단을 유치하게 되었다. 실험은 현지조사단과 현지의 보조요원을 포함하여 30명 이상의 규모로 이루어졌으며, 실험에 참가하는 피험자는 12명의 남자 대학생으로 설정했다.

실험에 참가하는 피험자를 모집하는 일은 쉬운 일이 아니지만, 다행히 생리실험을 하기로 결정한 직후에 신슈(信州) 대학 농학부 산하 알프스권 필드과학교육연구센터의 가토 마사토(加藤 正人) 교수가 한 제의를 받아들여 실험이 시작되기 한 달 전에 대부분의 피험자를 모집할 수 있었다. 실험에 필요한 소지품이나 실험 일정에 대한 연락은 인터넷을 활용하여 휴대전화나 컴퓨터로 확인할 수 있도록 준비했다. 피험자와 실험관계자가 머물 수 있는 숙박시설도 필요했는데, 여행 경험을 바탕으로 숙박시설의 협조를 얻어 이 문제를 해결할 수 있었다. 많은 인원을 문제없이 수용할 수 있도록 해준 관광 관계자의 협조가 큰 도움이 되었다.

산림과 도시에서의 비교조사에 이용될 코스는 산림의 경우 등고선을 따라 펼쳐진 평탄한 1km 코스를 설정하는 것이 일반적이지만 아카자와는 작은 계류를 따라 500m 정도를 왕복하는 것으로 코스를 정했다(그림 3.40). 비

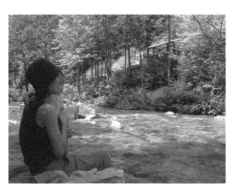

그림 3.40 ⠿ 물가를 따라가며 하는 산림욕

교 실험을 위한 도시에도 수차례 방문하여 가로수가 적고 신호를 기다리지 않는 코스로 정했다. 산림지역에 있는 코스는 도시 생활에서와 비슷하게 편안하게 걸을 수 있도록 평탄한 코스로 정했다. 아카자와는 이미 '친숙한 길'이라는 배리어 프리(barrier free)[●] 길이 호평을 받고 있고, 처음 이용하는 이용객들에게 산림 내 평탄한 길을 경험하게 함으로써 '산림욕은 힘들게 산을 오르는 등산과는 다르다'는 인식을 갖게 해줄 수 있기 때문이기도 하다. 그리고 키소(木曽)를 방문하는 관광객 중에는 연령이 높은 분들도 많기 때문에 가볍게 걸을 수 있는 환경이 이른바 '뛰어난 숲'이고 심신 모두를 릴랙스시킬 수 있다고 여겨지고 있다.

실험의 사전조사는 6월 하순이었으며, 본 조사는 그로부터 2주 후였다. 나가노 현 내의 생리실험지 여섯 곳 중에서 마지막으로 사전조사를 마치고 최초로 본 실험을 실시하는 일정으로 진행하였다.

사전조사는 산림총합연구소의 미야자키 요시후미 생리생활 팀장(현 치바대학 환경건강필드과학센터 교수)과 가가와 다카히데 실장이 중심이 된 팀이 실제로 실험 지역을 방문하여 확인하였다. 장소를 확인하면서 화장실의 방향제나 식당 시설의 환기, 냄새 등 평소에는 잘 느낄 수 없던 요인들에도 주의를 기울였다.

사전조사를 포함하여 숙박시설 조정, 실험관계자의 배치와 배차, 연락 수단 확보, 피험자와의 최종 연락이나 배포 자료 및 지도 작성 등을 진행했다. 이전에 나가노 현에서 실험을 실시했던 적이 없었기 때문에 시행착오가 어느 정도 있었지만, 전례가 없다는 점을 감안하면 실험을 준비하는 과정에서 발생한 착오들이 그리 많지 않았다.

언론기관에 연락하는 일도 잊지 않았다. 실험 중에 취재진들이 갑자기 몰리면 문제가 될 수도 있기 때문에 사전에 연락하여 실험 전날 설명회를 실시하고 취재 시 협조를 부탁했다. 도시의 실험지에서는 대기실이 되는 시설 확

배리어 프리 (barrier free)
고령자나 장애인들도 살기 좋은 사회를 만들기 위해 물리적, 제도적 장벽을 허물자는 운동

보나 도로의 사용 허가도 필요하기 때문에 미리 경찰서 허가를 받았다. 조사단이 도착하고 모든 준비가 끝났다고 생각했지만 막상 조사를 시작하자 여러 가지 돌발상황이 발생했다.

실험 중에 마실 음료도 통일해야 했다. 여름에는 수분 보충이 중요하기 때문에 휴대하기 쉬운 크기의 페트병에 물을 담아 상온에서 제공했다. 또한 피험자가 물을 마시고 있을 때 옆에서 보조요원이 시원한 주스나 커피 등을 마시고 있을 수는 없기 때문에 모든 음료를 물로 통일하고 주변 환경을 정비했다. 이 때문에 예상보다 많은 물이 필요하게 되어 호텔에 도착할 즈음에는 다음 날 사용할 물이 부족하였다. 당시 키소로(木曾路)에는 편의점조차 없었기 때문에 한밤중에 40km 떨어진 가게까지 물을 사러 다니며 간신히 필요한 수를 맞출 수 있었다.

그 밖에도 여러 상황에서 발생한 돌발 상황에 대해 임기응변으로 대처하는 일이 필요했다. 소나기 정도의 비는 내렸지만 실험은 무사히 종료되었다. 아게마츠마치에서 얻은 실험 준비·운영의 경험과 자료는 현 내외의 다른 실험지에서 나중에 실시한 실험과도 연결되기 때문에 실험을 힘들게 준비한 보람이 있었다고 생각한다.

이처럼 섬세하게 준비하고 실시한 생리실험이지만 비교 대상으로 설정한 도시지역에는 경관이 정비된 곳도 있기 때문에 실험결과에 영향을 미치게 될까 우려되었다. 그러나 아카자와에서 실시된 생리·심리실험의 비교 대상으로 설정한 지역은 경관이 정비된 곳이 적은 순수한 도시환경에 가까운 곳이기 때문에 우려했던 것과는 달리 양호한 실험결과를 얻을 수 있었다.

실험에서는 생리·심리 측정과 함께 환경 측정도 실시하였다. 기온, 습도, 조도, 산림 내에 존재하는 음이온이나 피톤치드 성분 등을 분석하였다. 그 결과 침엽수 특유의 테르펜(terpene) 류가 매우 풍부하게 검출되었고, 이를 통해 숲 속은 도시와는 크게 다른 대기 환경임을 알 수 있었다. 장시간 산림

테르펜(terpene)
식물체 중에서 생장되고 이소플렌 C_5H_8을 구성 단위로하는 일군의 물질. 정유(精油)와 수지(樹脂)의 대부분을 이루고 있다. 방향성의 액체로 나무에서 분비되는 약 140여 개에 이르는 휘발성 화학물질이다. 숲에서 나는 향기의 대표적 물질로 박테리아, 곰팡이, 기생충 등을 죽이거나 성장을 억제한다.

욕을 실시하면서 많은 자료를 얻었기 때문에 이러한 자료를 잘 활용한다면 아카자와의 산림욕은 지금보다 더욱 발전할 수 있을 것으로 기대된다.

키소의 편백 천연림을 중심으로 한 아카자와의 산림환경 자료는 이듬해에 실시된 체재형 특별 실험 결과로도 이어졌다.

3) 의료와의 연계

산림치유 기지와 의료기관이 서로 제휴할 수 있도록 만드는 일은 산림치유 기지를 활성화시키는 데 중요한 요소가 될 수 있다. 생리실험으로 얻은 아카자와 실험자료나 2005년에 이이야마 시에서 얻은 면역기능에 관한 자료는 의료기관의 협력으로 많은 도움을 얻어서 만든 것이다.

아게마츠마치의 산림치유협의회 이외에도 나가노 현립 키소 병원도 많은 협조를 하고 있다. 또한 현지 의사인 오오와키 히로히코(大脇裕彦) 씨와 아시자와 노리후미(芦澤則文) 씨에게도 많은 도움을 받았다.

그리고 무엇보다도 키소 병원 구메타(久米田) 원장은 산림치유에 큰 관심을 보였다. "산림에 둘러싸인 곳에 거점을 둔 키소 병원은 의료와 산림치유를 접목하여 활용할 수 있는 가능성이 있는 곳이다. 키소 병원은 예방의학의 관점에서 산림치유를 활용하고 싶다"고 의사를 표명했다.

아게마츠마치에서는 산림치유 기지 인증을 위해 실시된 인체에 대한 생리실험의 결과로 산림이 가진 쾌적성이 구체적으로 밝혀졌으며, 생리적·심리적 효과를 확증시키기 위해 일본의과대학의 리 게이 교수의 체재형 특별 실험을 유치하기도 했다. 이 체재형 특별 실험의 결과로 현지의 의료 관계자들도 용기를 얻었다. 특히 외과의사인 구메타 원장은 병원 내 의사 두 명을 독일에 파견하는 등 산림치유의 가능성을 현실화하기 위해 노력하고 있다.

구체적이고 과학적인 근거를 확립하는 일에는 아직 초기 단계라고 할 수 있지만, 신슈 대학 의학부 이비인후과 우사미(宇佐美) 교수 팀도 2006년 가을부터 2회에 걸쳐 산림환경이 인체에 미치는 효과에 대해 조사하고 있다. 또 모델 투어에서 실시한 스트레스 측정 실험에서는 타액 속 아밀라아제 측정을 활용하여 자료를 얻을 수 있었다. 이들 결과는 각 기관에서 정밀하게 검사하고 있다.

4) 숲 속의 의사 선생님

아게마츠마치의 경우 '의학적 데이터만을 강조하는 경향이 크다'는 의견도 있었지만, 행정직원을 포함해 사업 추진의 핵심이 되는 지역주민 대부분은 일상생활권에서 흔하게 접하는 산림에 대해 아무런 지식이 없었다. 필자 스스로도 10년 전에는 마찬가지였지만 이번 생리실험으로 얻은 결과를 통해 생활권 내의 산림환경이 사람에게 제공하는 엄청난 혜택을 재확인할 수 있었다. 그리고 '건강 증진'에 대한 구체적이고 실증적인 근거는 지역주민이 고향에 대한 자부심을 키울 수 있는 좋은 계기가 될 수도 있을 것이다.

아게마츠마치는 의료 관계자의 협력으로 실시되는 '의사 건강진단'과 '산림 산책'으로 구성된 숙박 패키지 '산림테라피 건강검진'과 키소 병원의 의사와 마을 보건사가 숲을 방문하여 건강상담을 실시하는 '숲 속의 의사 선생님' 프로그램을 시작했다(그림 3.41).

그림 3.41 ▪▪ 숲 속의 의사 선생님

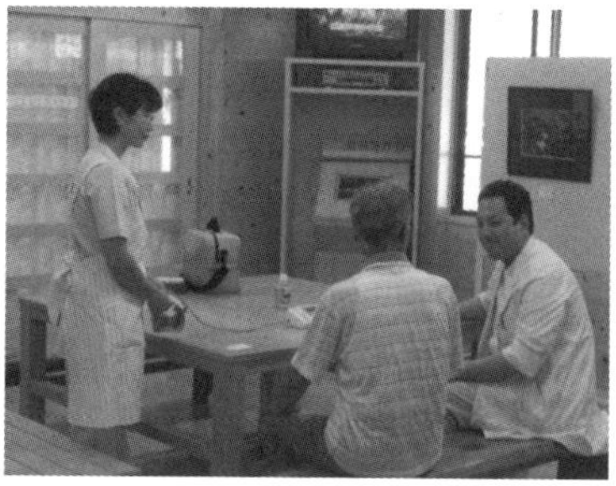

그림 3.42 ⠿ 천연 편백림

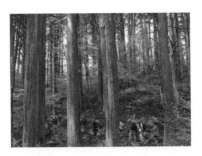

아게마츠마치의 산림치유 기지 '그랜드 오픈' 행사는 2007년 5월 20일에 개최되었다. 산림테라피의 이용자 수는 아직 적었지만, 관광 안내인이 이용자들을 인솔하며 관광하던 때와는 전혀 다른 반응을 보고 느낄 수 있었다. "산림 산책 한 달 후 우울증으로 복용하던 약의 양이 줄고 산책을 하는 일과가 생겼다"고 말하는 이용자도 있었고, "도심에서는 천식이 심해서 이야기나 운동도 제대로 할 수 없었다"고 말하던 이용자가 산림의 신선한 공기를 마시고 나서는 "이렇게 몸 상태가 좋았던 적은 이번이 처음이다"라고 기뻐하며 산책을 즐기는 모습을 보며 감동을 받기도 했다. 또한 '산림테라피 건강검진' 풀코스를 체험한 이용자는 이듬해에도 같은 코스를 예약하는 경우가 많았다. 서비스를 제공하면서 거의 매일 시행착오를 겪긴 했지만 단기적인 것이 아니라 먼 미래를 보고 장기적으로 일을 만들어나가고 싶었다. 이는 아카자와의 산림욕은 사반세기, 키소의 편백림은 300년에 걸쳐 자란 것이기 때문이다(그림 3.42).

끝으로 조사에 협력해주신 모든 분들에게 깊은 감사의 말을 전한다(2008년 아카자와 자연휴양림의 연간 이용자가 처음으로 12만 명을 넘었다.).

_ 미우라 다카시(見浦 崇)

2. 산림치유 기지 인증 실험 _ 와카야마 현 고야초

고야산(高野山)은 해발 약 1,000m 높이로 와카야마(和歌山) 현 동북부에 위치하고 있으며 816년에 흥법대사 쿠카이(空海)가 진언밀교(眞言密教)의 근본 도장으로 개창한 세계적인 산악 종교도시이다.

2004년 7월 기이(紀伊) 산지의 영지(靈場, 인간의 영혼이 모이는 곳)와 참예도(參詣道)로서 세계유산으로 등록되었다. 등록하는 과정에서 일본 내에서는 처음으로 '문화적 경관'이라는 개념이 도입되었다. 문화유산만이 등록된 것이 아니라 문화유산과 문화유산을 잇는 선(線)인 옛길도 중요한 요소로 등록되었다. 고야산을 말할 때 종교를 빼놓을 수 없는데 종교의 근원으로서의 자연환경 보전이나 종교를 기반으로 한 전통이 끊이지 않고 현재의 생활 속에 이어져 나가고 있다는 점도 등록의 결정적인 요소가 되었다. 현재 연간 약 120만 명 정도의 참배자와 관광객이 이곳을 방문하고 있다. 특히 최근에는 프랑스나 독일, 아시아계 외국인의 방문이 현저하게 증가하고 있는 추세다.

1) 산림치유와 고야산

고야산은 진언밀교의 근본 도장이라는 '배움'의 장으로서, 일본인의 무의식 속에 자리 잡고 있는 종교와도 일맥상통하는 '마음의 고향'이라고 할 수 있다. 산림치유 기지 인증을 신청할 당시 우리가 생각한 것은 '자연 치유, 고야산다운 치유(종교·역사·전통문화에 의한 치유)'였다.

'종교, 역사, 전통문화에 의한 치유'란 무엇일까? 그 답을 찾을 수 있는 것 중의 하나가 바로 '고야산 초이시미치(町石道)'(그림 3.43)일 것이다. 고야산 초이시미치는 고야산에 오르는 오모테산도(表參道)로, 단상가람근본대탑(壇上伽藍根本大塔)을 거점으로 하여 구도야마초(九度山町) 자존원(慈尊院)까지에는 180개의 초이시(町石, 작은 돌탑)가 있다. 또 오쿠노인(奧の院) 어묘(御廟)까지

그림 3.43 고야산 초이시미치

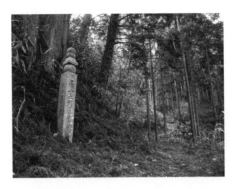

36개의 쵸이시가 1정(町, 약 109m)마다 세워져 있어서 이와 같이 불리고 있다. '고야산 초이시미치'는 양계만다라(兩界蔓茶羅)의 세계를 나타내고 있고, 자존원 측 180개의 초이시에는 태장계(胎藏界) 180존이, 오쿠노인 측 36개의 초이시에는 금각계 36존이 세워져 있고, 각각의 초이시에는 부처를 나타내는 범자(梵字, 브라흐미 문자로 고대 인도에서 쓴 문자의 하나)가 새겨져 있다.

일찍이 고야산을 방문한 사람들은 이 부처가 새겨진 초이시 하나하나에 두 손을 모아 빌며 험준한 산길을 올랐다. 태장계는 부처의 태내(胎內)를 가리키며 이곳을 통과할 때에 새로운 자신으로 태어난다고 믿는다. 다양한 생각을 가슴에 품고 고야산을 방문한 사람들이 초이시미치를 오르고 고야산에 도착했을 때의 마음은 어떠했을까? 성취감과 동시에 안도감, 그리고 스스로를 위로하는 마음이야말로 다시 태어나는 것이고 '치유'가 되는 것은 아닐까.

고야산은 오래전부터 '치유의 장소'였으며, 오늘날도 마찬가지다. 산림치유라는 개념은 고야산이 가진 긍정적인 면을 높여주는 하나의 도구라고 생각한다. 이와 같이 그 지역이 가진 독자성을 정확하게 파악하고 타 지역과 차별화할 수 있다는 점에서, 자연 치유와 종교(역사·전통·문화)에 의한 치유라는 의미에서 세계유산인 '고야산 천년의 숲-마음과 몸의 정화, 구카이(空海)가 걸은 길'의 산림치유 기지와 치유 로드 인증 신청이 이루어졌다.

구카이(空海)
헤이안 시대 초기의 승려
인 흥법대사의 이름

2) 산림현장에서 실시하는 생리실험의 진행방법

산림치유 기지로서 인증을 받기 위해 **빼놓을** 수 없는 것이 '산림현장 생리실험'이며, 이는 인증을 신청한 산림이 확실하게 스트레스 경감에 효과가 있는지를 조사하는 중요한 실험이다. 고야산의 경우 대략적으로 다음과 같은 순서로 실험을 실시하였다.

① 선진 지역에서 실시한 청취 조사

고야초는 제2기 신청 지역이었으며, 제1기에서 실험을 실시한 선진 지역을 사전에 방문하여 그 지역의 최신 정보와 정확한 조언을 얻어 실험에 대한 다양한 정보를 수집하였다. 신청 전에 신청 과정에 대한 전체적인 정보를 얻을 수 있었던 점은 매우 의미 있는 일이었으며, 덕분에 여유를 가지고 여러 가지 준비를 할 수 있었다.

② 산림지역에서의 실험 코스 후보지 선정

선진 지역 시찰에서 배운 거리, 고저 차, 걷기 편함, 인공물의 유무, 자동차 소음 등의 인공적 소리 유무, 텐트 등 실험 공간의 확보 가능성, 실험 용구의 운반 가능성, 지역을 대표하면서 이용객이 기분 좋게 산책할 수 있는 산림, 모기나 등에·벌·살모사·거머리 등 위험한 동식물의 유무, 거점이 되는 시설 유무 등의 조건을 고려하여 후보지를 선정했다. 이때 가장 중요하게 고려한 것은 고저 차이의 경사로 인해 운동 부하가 걸리지 않도록 전체적으로 평탄한 곳을 선정하는 일이었다. 또 하나의 코스가 아니라 여러 개의 코스를 후보지로 선정했다.

개인적으로는 세계유산의 코어존으로 지정되어 있는 '고야산 초이시미치'나 코헤치(小辺路) 등에서 실험을 실시하고 싶었지만, 유감스럽게도 조건에 맞지 않아 후보지로 올리지 못했다. 또 후보지를 선정하기에 앞서 몇 번이나 현지를 직접 걷고, 상황을 확인하면서 거리계 등을 이용하여 실측했다.

③ 도시지역 실험 코스 후보지 선정

선정한 산림지역 코스에 맞춰 도시에서의 실험 후보지에 대한 목록을 작성했다. 또 코스를 선정할 때에는 가로수 등의 식림이 없는 전형적인 도시의 풍경일 것, 이동 거리가 산림지역과 같을 것, 실험 공간의 점유 허가가 가능할 것, 실험 대기실로 활용할 수 있는 시설 유무, 거점이 되는 시설 유무 등을 고려했다. 도시에서의 실험 후보지 선정은 우선 지도상에서 예측한 다음 실제로 현지를 방문하여 조사를 실시했다. 산림지역인 만큼 도시에 관한 지식이 충분한 것이 아니었기 때문에 후보지 선정에 이르기까지 몇 번이나 도시지역을 방문하여 걸어보았다. 도중에 적당한 장소를 찾지 못할 수도 있다는 불안감이 몇 번이나 머릿속을 맴돌았던 일이 생각난다.

④ 전문가와의 의사소통

목록에 기입된 후보지 정보를 정리하여 전문가 팀에 자문을 구했다. 전문가 팀과는 인식의 차이가 있어 후보지를 결정하는 일에까지 이르지는 못했지만, 서로의 생각을 들을 수 있어서 후보지의 재검토가 순조롭게 진행되었다.

⑤ 실험 코스 재확인

전문가들에게 자문을 얻는 과정에서 나온 지적 사항을 개선하기 위해 다시 한 번 후보지에 찾아가 조사를 실시하면서 조사결과를 알기 쉽게 자료로 정리하였다. 또 관련된 시설 사용에 대해서는 사전조사 단계에서 미리 허가를 의뢰하였다.

피험자로 현 내의 대학에 재학 중인 20대 전후의 남학생을 선발하였으며, 대학 교수 등의 협력을 얻어 나흘 동안 연속으로 실험이 가능한 12명을 선발하였다. 실험기간에 중간고사 등과 일정이 겹쳐 피험자를 선발하는 일이 어려워질 수 있기 때문에 주의가 필요했다.

고야초의 경우도 관련 있는 여러 대학 교수들을 통해 학생을 확보하였지만, 실험 시작 한 달 전에도 피험자 12명을 확보할 수 없어 곤란하기도 했다. 최종적으로는 학생과에 아르바이트 모집 광고를 내어 필요한 인원을 모집했다.

⑥ 전문가 팀과 함께 한 현지 사전조사

정리한 자료를 바탕으로 전문가 팀과 현지 사전조사를 실시했다. 이때 지적을 받은 점은 확실히 메모해두고 개선 가능한지, 대안은 없는지를 검토했다. 이 사전조사에서 대략적인 실험의 개요가 정해지자 실험에 대한 현실감이 높아지는 것을 느꼈다. 현지 사전조사에서는 '이 지역주민들은 이런 입장을 지니고 있다'는 점을 명확하게 전문가 팀에 전하고 인식의 차이를 조정했다. 좀 더 나은 실험 환경을 만들기 위해 의견을 나누는 것 또한 중요한 일이다.

⑦ 공공 지역 사용 허가 신청 등의 절차

코스를 결정한 이후에는 시설 사용을 위한 정식 예약, 필요한 신청이나 허가 등의 준비, 이동용 버스, 도시락 준비 등을 했다. 특히 도시지역의 도로 점유에 대해서는 관할지역 행정과와 경찰서에 신고를 해야 하므로 이에 대한 주의가 필요하다.

⑧ 실험 관계자들과 함께한 현지 사전조사

실험에 참여하는 관계자와 함께 현지 사전조사를 실시하여, 참여자들이 실험의 개요에 대해서 이해하고 공감할 수 있도록 했다. 또 실험의 목적이나 의의, 필요성에 대해서도 충분히 설명하고 이해할 수 있도록 했다. 특히 실험 참여자와 관계자들에게 실험에 대해서 설명해주는 일은 매우 중요하다. 만약 이 과정을 무시하면 실험 당일 생각지도 못한 실수가 생겨 실험 전체에 부정적 영향을 미칠 수 있다는 사실에 유의해야 한다.

⑨ 실험 직전 준비

텐트, 책상 등 필요한 물품을 사전에 배치해야 하고 산림지역에는 등산로에 진입 금지 표시판을 설치해야 한다. 고야초의 경우에는 등산로 일부에서 통행이 제한된다는 사실을 공공 교통기관에 포스터 등을 활용하여 사전에 고지했다. 또 이전에 실험을 실시한 지역의 상황을 확인하고, 준비 과정에 문제가 없었는지 검토했다.

⑩ 실험 실시

피험자와 함께 현지 사전조사를 실시한 후 실험을 실시했다. 경관 감상(그림 3.44)이나 숲길 걷기에 의한 '생리실험'이나 '심리실험', 측정 기구를 활용한 '물리실험'이 계획대로 순조롭게 진행되어 실험을 무사히 종료할 수 있었다. 그리고 신문이나 텔레비전 등 언론의 취재도 허용했다.

산림현장 생리실험을 실행할 때에 필요한 것은 '실험의 필요성과 중요성 인식', '실험 결과가 산림치유 기지 인증으로 연결된다는 인식', '실험의 주체는 신청자 자신이라는 인식'을 확실하게 가지는 일일 것이다. '전문가 팀에 위탁했으니까……'라고 생각하는 것처럼 신청자 자신이 이 일을 자신의 일이 아닌 다른 사람의 일로 취급해버리면 좋은 결과를 얻을 수 없다. 전문가

그림 3.44 :: 신림 지역에서의 경관 감상 모습

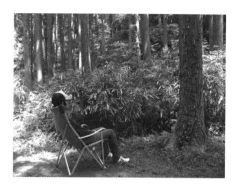

팀과의 정확한 의사소통을 통하여 신뢰를 쌓고, 좋은 결과를 얻을 수 있도록 철저하게 준비하는 것이 중요하다. 어떻게 하면 피험자나 전문가 팀이 실험에 집중할 수 있을지에 대해서 고민하고 환경을 정비하는 일은 좋은 결과를 얻기 위한 중요한 요소이다.

고야초의 경우 도시 실험지에서 실시된 심리상태평가서 작성을 위한 텐트를 준비하지 못한 점, 언론에 정보를 제공하는 일에 문제가 있어 당초 취재 신청이 없었던 점, 피험자가 될 학생을 확보하는 일이 어려웠던 점 등 몇 가지 부족한 부분이 있었다. 다행스럽게도 실험에는 거의 영향을 주지 않았지만 앞으로 실험을 실시하는 다른 지역에서는 이에 대해 충분한 준비를 해야할 것이다.

3) 고야초가 지향하는 목표

고야초는 맹목적으로 산림치유 기지 인증을 받으려고 했던 것이 아니라, 산림치유 기지가 고야초의 지역 활성화에 기여하고 고야초가 안고 있는 문제점을 개선할 수 있는 요소를 많이 가지고 있는 사업이라는 분석을 바탕

으로 인증 신청을 하였다. '임야청의 사업이기 때문에 무언가 혜택이 있을 것이다', '지역의 가치를 높이기 위해 산림치유 기지 인증을 받자'는 안이한 생각을 하지는 않았다.

산림치유는 '○○ 100선' 등의 콘테스트와는 다른 개념이다. 인증은 하나의 과정이지 끝이 아니다. 산림치유 기지 인증을 받은 지역을 산림치유라는 방법으로 얼마나 활성화시킬 수 있는지가 핵심이다.

고야초의 지역주민이나 행정관계자들이 인식하고 있는 산림치유의 개념은 '장기체재', '걸으면서 즐기는 길', '또 방문하고 싶은 길'이라는 지역 진흥 목표 세 가지에 부합한다고 할 수 있다. 지금 있는 것을 활용하고 발전을 시키면 새롭게 인프라를 정비할 필요도 없다.

앞으로의 '관광'에 대한 흐름은 도시 여행사들을 중심으로 하는 '대중 관광'에서 여행자를 중심으로 하는 시간 소비형의 '슬로우 관광'으로 크게 달라질 것이다. 그러한 흐름 속에서 지역의 자연과 전통문화에 근거한 산림치유는 큰 발전 가능성이 있다.

관계자들은 앞으로 고야초에서의 산림치유가 가진 긍정적인 면을 잘 활용해야 한다. 그리고 이를 통해 이 지역을 세계유산으로서 사람들의 마음속에 자리 잡고 있는 '마음의 고향'이라는 사실에 걸맞은 곳으로 만들어나갈 수 있을 것이라고 생각한다.

_ 차하라 도시테루(茶原敏輝)

산림 동영상을 볼 때 받는 인상과 생리적·심리적 반응의 관계

산림욕은 인체 교감신경계의 활동을 저하시키거나 스트레스 호르몬인 코티솔의 농도를 감소시키는 등, 인체에 생리적으로 좋은 영향을 미친다는 사실이 밝혀지고 있다. 하지만 산림욕을 하고 싶어도 할 수 없을 때, 혹은 조금이라도 산림욕 분위기를 느끼고 싶을 때 DVD 등으로 자연의 영상을 보는 경우가 있다. 이렇게 자연의 영상을 보는 것만으로도 인체에 긍정적인 효과가 나타날까?

산림욕을 할 때는 시각만이 아니라 오감을 통해 여러 자극이 신체에 영향을 미친다. 현재 DVD는 시각과 청각적인 두 감각을 통해 영상을 감상하기 때문에 자연의 산림욕과는 조금 다른 종류의 인상을 느끼게 될 것이라고 생각한다.

여기에서는 자연의 영상을 볼 때 피험자가 받는 인상이 피험자에게 생리적으로 어떠한 영향을 미치는지를 조사한 내용을 설명하고 그 결과를 소개하고자 한다.

1. 스트레스와 인체 방어체계

우리 주변에는 여러 가지 스트레스 요인들이 있다. 조명이나 온도 등의 물리적인 요소, 해결할 수 없는 고민이나 대인관계의 어려움 등으로 인해 스트레스를 받는 상황에 처하기도 한다. 그러한 스트레스를 받는 상황에서는 〈그림 3.45〉의 좌측과 같이 HPA계라는 보호체계가 몸속에서 작동하여 몸을 지켜준다.

최근 신문이나 텔레비전에서 처참한 사건들이 보도되고 있다. 보도된 내용에 따르면 텔레비전에서 이러한 사건들이 계속 방영되면 사람들의 몸속에서 이 HPA계 시스템이 작동하게 된다고 한다. HPA계는 몸을 지켜주는 역할을 하기도 하지만, 한편으로는 코티솔이라는 물질을 분비해 인체의 면역

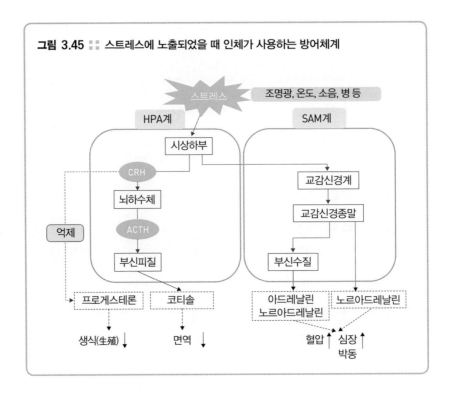

그림 3.45 ∷ 스트레스에 노출되었을 때 인체가 사용하는 방어체계

활동을 억제시키기도 한다. 예를 들어 어떠한 시험을 치르게 되는 경우, 그 시험이 본인에게 중요한 시험일 경우에는 감기에 걸릴 가능성이 커진다. 이는 스트레스에 의해 신체의 면역 활동이 저하되기 때문이다.

HPA계는 인체를 지켜주기 위한 시스템이지만, 이 시스템이 계속적으로 유지되면 인체의 면역력이 저하되는 부(負)의 작용이 나타나게 된다. 따라서 산림의 영상을 DVD로 감상함으로써 높아진 HPA계의 수치를 저하시키고 저하된 면역력이 높아진다면, 이는 인체의 스트레스 정도를 조절할 수 있게 해주는 좋은 방법이 될 수도 있을 것이다.

한편 갑자기 화를 내거나 싸우거나 도망을 가거나 했을 때는 〈그림 3.45〉의 우측과 같이 SAM계가 작동한다. 그 결과 혈압이나 심장박동수가 상승하는데, 이러한 반응은 스포츠를 할 때도 자주 일어난다. 그리고 이러한 상태가 계속적으로 유지되면 인체는 에너지를 소비하게 된다. 생물 생존 전략의 핵심은 에너지를 되도록 보존하는 것이기 때문에 SAM계의 작용은 필요한 경우 이외에는 최소화시킬 필요가 있다. 하지만 긴급한 상황에서는 SAM계를 빨리 작동시켜야만 한다. 예를 들어 사람이 추운 환경에 노출되면 SAM계가 작동하여 피부 혈관을 수축시켜 신체의 열이 밖으로 빠져나가지 않도록 만든다. 만약 SAM계의 작용이 신속하게 이루어지지 않으면 혈관이 수축되지 않고 그 결과 체외로 열이 발산되어 체온이 저하된다.

이상의 경우를 살펴보면 건강이라는 것은 일상생활에서의 HPA계의 활성 정도가 낮으면서도 긴급한 상황이 되면 SAM계가 신속하게 반응할 수 있는 상태라고 볼 수도 있다. 그리고 산림욕이 이러한 효과를 가져다줄 수 있을 것으로 기대된다. 하지만 자연의 영상을 감상하는 중에 HPA계의 반응을 조사하기 위해서는 영상에 30분 가까이 집중해야 하기 때문에 HPA계 반응 정도를 측정하는 데 어려운 점들이 있다. 따라서 신속하게 반응을 측정할 수 있는 SAM계 반응을 중심으로 기술하고자 한다.

2. 산림욕 동영상을 볼 때 나타나는 인체 생리반응

DVD 판매점에 가면 산림 영상을 포함한 다양한 자연의 영상들이 치유의 목적으로 시판되고 있는 것을 볼 수 있다. 그러나 이러한 자연의 동영상 DVD가 생리적으로 인체에 어떠한 영향을 미치는지에 대해서는 아직 연구나 조사가 불충분한 상황이다. 그래서 필자는 자연의 영상이 생리적으로 인체에 어떠한 영향을 미치는 지에 대해서 조사해보았다.

이용한 동영상은 다섯 곳의 자연 영상이다. 그러한 영상을 40명의 대학생에게 보여주고, 그때 나타나는 생리·심리 반응을 측정하였다. 실험은 인공기후실 내에서 실시했다. 인공기후실이란 미약한 생체신호를 측정할 수 있도록 기온과 습도를 일정하게 유지하면서 외부의 전자파를 완전하게 차단시킬 수 있는 방을 말한다. 실험은 기온 27℃, 상대 습도 50%로 설정했다.

측정 항목으로는 뇌파를 19부위, 호흡수와 일회 환기량, 심전도, 혈압, 그리고 임피던스 카디오그램(impedance cardiogram)이라는 방법을 이용하여 측정할 수 있는 지표인 심박출량, 1회 박출량,[*] 전구출시간(前驅出時間), 좌심실구출시간과 총말초혈관저항을 설정했다. 또 영상을 볼 때의 마음 등 심리 상태를 알기 위해 주관평가를 실시했다. 〈그림 3.46〉은 실험에 활용한 오이라세(奥入瀬) 계류와 요시노(吉野)의 단풍 사진이다. 뒤에서 다시 말하겠지만 이 두 가지 영상을 보여주었을 때 인체의 생리반응은 전혀 달랐다.

실험에서는 우선 불쾌감을 주는 슬라이드를 3분 동안 보여줘 심리적인 스트레스를 유발한 후에 자연의 영상을 보여주었다. 즉, 스트레스에 의해 변화한 인체의 생리·심리반응이 원래의 정상적인 상태로 돌아오는 과정에 자연의 영상이 어떠한 영향을 미치는지에 대해서 검토한 것이다.

스트레스 자극을 주자 심장박동수의 저하, 1회 박출량 증가와 전구출시간이나 혈압 저하 등의 생리반응이 나타났다.

1회 박출량
심장이 1회 수축했을 때에 방출하는 혈액량

그림 3.46 :: 오이라세 계류와 요시노 단풍의 자연 영상

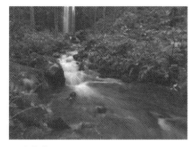
오이라세(계곡과 산림)

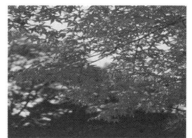
요시노(단풍)

이러한 생리반응을 일으킨 후에 피험자에게 자연 영상을 보여주었다. 피험자에게 자연의 영상에 대한 인상을 묻자 모든 영상에 대해서 편안하다, 기분이 좋아진다는 주관평가 결과를 얻을 수 있었다. 하지만 그 정도로는 영상 간에 차이를 구분할 수 없었으나 생리반응에서는 영상에 따라 반응이 다르게 나타났다.

〈그림 3.47〉은 피험자에게 각 자연의 영상을 보여줄 때 나타난 생리반응의 결과를 나타낸 것이다. A는 토와다(十和田) 호수에서 자동차를 타고 도로를 달릴 때의 영상이다. 이 영상과 C의 오이라세 계류와 D의 요시노의 단풍을 제시했을 때에는 수축기 최고 혈압(SBP)이 올라갔다.

혈압의 상승은 두 가지 생리적인 메커니즘으로 발생한다. 하나는 총말초혈관저항(TPR)의 증가에 의한 것으로 혈관이 수축함에 따라 혈압이 상승하게 되는 것이다. 다른 한 가지는 심박출량이 늘어나 혈압이 상승하는 경우가 있다. 총말초혈관저항은 사람이 추위에 노출되었을 때나 정신적으로 긴장 상태일 때 증가하는 경우가 많으며, 심박출량은 기온이 높은 경우나 운동을 하고 있는 경우, 혹은 심리적으로 긍정적인 정서 상태일 때 증가한다.

이러한 두 메커니즘의 관점에서 다섯 개의 영상을 제시했을 때 나타나는

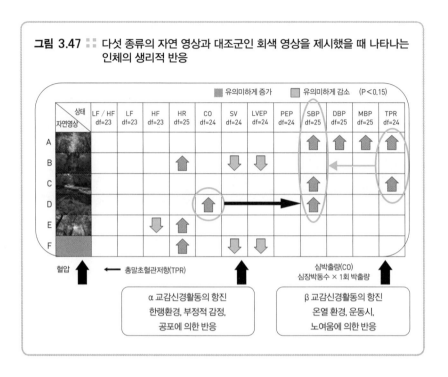

그림 3.47 다섯 종류의 자연 영상과 대조군인 회색 영상을 제시했을 때 나타나는 인체의 생리적 반응

인체 혈압의 변화를 살펴보면 A의 토와다 호수, C의 오이라세, D의 요시노 단풍을 볼 때 혈압이 상승했다. 그중에서도 A의 토와다 호수와 C의 오이라세 계곡은 말초혈관저항을 높임으로써 혈압 상승을 유발시켰으며, D의 요시노는 심박출량을 높여 혈압을 상승시켰다. 이로써 주관평가에서는 모든 영상이 편안하다는 결과가 나와 영상 간의 유의미한 차이가 없었지만, 영상으로 인해 나타나는 인체 생리반응의 메커니즘은 서로 다르다는 사실을 알수 있었다.

우선 오이라세의 영상은 주관적으로는 편안하고 시원하다고 평가되었다. 하지만 이 시원하다는 인상에 대해 좀 더 자세히 알아볼 필요가 있다. 인간이 추운 환경에 노출되면 혈관이 수축하여 혈압이 상승하며, 이는 말초혈관저항이 증가함에 따라 나타나는 현상이다. 추운 곳에 있을 때 혈관 수축으로 인해 혈압이 상승하는 이유는 다음과 같다. 혈액의 역할 중 하나는 체내의 열을 다른 기관으로 운반하는 일이다. 신체 표면의 혈관이 수축하지 않으면 체열은 피부를 통해 외부 환경으로 발산된다. 그렇기 때문에 혈관을 수축시켜 체열이 외부로 빠져나가지 않도록 하고, 혈관이 수축된 결과로 혈압이 상승하는 것이다. 이러한 생리적 반응이 오이라세의 영상을 볼 때 일어났다. 즉, 시원하다는 인상이 추운 환경에 처했을 때 나타나는 인체의 생리반응을 유발했다고 볼 수 있다.

만약 더운 환경에서 이 영상을 제시했다면 어떻게 되었을까? 더운 환경은 추운 환경과는 정반대의 반응을 유발한다. 더운 환경에서는 열을 밖으로 내보내기 위해 혈관을 확장시킬 필요가 있다. 하지만 인체가 체온을 조절하는 방식으로 미루어볼 때, 열을 발산하기 위해 혈관을 확장시키라는 생리학적 명령이 뇌에서 나오면 심리적으로 시원하다는 느낌을 받을 수 있다. 이 때문에 반대로 뇌에서 혈관을 수축시키라는 명령을 보낼 가능성이 있다. 즉, 뇌 속의 정서 상태와 체온 조절의 중추 사이에 충돌이 일어날 가능성이 생기는 것이다. 이러한 이유로 체온이 매우 높은 상태일 때 위에서 사용된 것과 같은 영상은 오히려 제시하지 않는 편이 좋을지도 모른다. 시원한 영상을 제시하면 반대로 체온이 올라가버릴지도 모르기 때문이다.

다음으로 설명할 것은 요시노의 단풍 영상이다. 이 영상을 봤을 때의 주관평가 역시 기분 좋다는 인상이 대부분이었으며 '화려하다'는 인상도 있었다. 이 영상에 의한 혈압 상승의 원인은 심박출량이 증가했기 때문이다. 그리고 심박출량이 증가한 원인은 정확하지 않지만, 단풍의 붉은색이 화려한 분위기를 연출했기 때문이라고 추측해볼 수 있다. 심박출량은 운동을 할 때 증가하는데, 달리기 시합의 시작 전에도 곧바로 운동을 할 수 있도록 심박출량이 증가한다. 따라서 실내 체육관 등에서 이와 같은 영상을 방영하면 준비운동을 하는 데 도움이 될 수도 있다.

야쿠시마(〈그림 3.47〉의 B)의 영상을 통해 흥미로운 결과를 얻을 수 있었다. 이 동영상은 쓰러진 큰 나무에 이끼가 끼어 있는 모습을 천천히 촬영한 것이다. 주관적으로는 편안한 동시에 장엄하다는 인상을 준다는 평가를 받았지만, 생리반응은 대조군인 회색 영상을 볼 때와 같은 반응을 나타냈다. 주관적으로는 좋은 느낌을 받았더라도 실제로 인체는 지루한 느낌을 받았다고 볼 수도 있다.

시라카미(白神) 산지의 너도밤나무림(《그림 3.47》의 E)의 영상은 아래에서 위를 보는 듯한 화면이 이어졌는데, 이때 신체의 HF 성분이 감소하여 심장 박동수가 증가하였다. HF 성분은 부교감신경의 활성 정도를 나타내는 수치로서, 신체가 안정 상태에 있을 때 이 수치가 증가하는 것으로 알려져 있다. 따라서 이 영상은 사람에게 다소 긴장감을 주는 영상이라고 볼 수도 있다. 혹은 밑에서부터 위를 보는 행동이 긴장감을 유발했다고 볼 수도 있다.

3. 인상을 만들어내는 영상 요소

앞에서 말한 것과 같이 시원하다는 인상은 인체가 추위에 노출되었을 때 나타나는 생리반응을 이끌어낸다는 사실을 알 수 있었다. 필자는 이러한 현상에 대해 좀 더 알아보기 위해 피험자가 산림욕 동영상을 볼 때 그 동영상의 물리적 특성과 인상이 인체의 생리반응과 어떠한 관계를 가지는지, 그리고 편안하다는 느낌은 동영상의 어떠한 물리적 특성과 관련이 있는지에 대해서 조사했다.

피험자인 남자 대학생 15명에게 빙산·설경·유빙 등의 추워 보이는 영상, 열대우림·사막·용암 등의 더워 보이는 영상, 그리고 앞의 실험에서 특징적인 생리반응을 일으킨 오이라세 계곡과 요시노 단풍, 이렇게 8종류(무음)의 자연 영상을 피험자의 1.4m 전방에 설치한 42inch 화면으로 보여주었다.

동영상은 여러 장의 정지 화면으로 구성되어 있고, 이 한 장의 정지 화면을 프레임이라고 부른다. 그리고 한 장 한 장의 프레임은 작은 빛의 점으로 구성되어 있으며 이 빛의 점을 화소라고 부른다. 그리고 각각의 화소는 3원색(빨강, 파랑, 녹색)의 배합으로 구성되어 있다. 따라서 어느 영상 속 프레임에 있는 각각의 화소를 조사하면 그 영상이 어떠한 물리적 성질을 가지고 있는지 알 수 있다. 그리고 이 실험에서는 다음과 같은 영상의 물리적 특성들을 조사했다.

① 휘도(輝度)

일정한 넓이를 가진 광원이나 빛의 반사체 표면의 밝기를 나타내는 양

② RGB 함유량

빨강, 파랑, 녹색의 함유 비율 정도를 나타내는 양

③ 채도(彩度)

색이 어느 정도 선명한지를 나타내는 양

④ 휘도의 프레임 간 차분율

영상이 앞의 프레임에 비해 얼마나 변화하고 있는지를 나타내는 양

⑤ 휘도 공간 주파수 영역의 엔트로피

동영상이 얼마나 복잡한지를 나타내는 양

각 영상의 프레임 한 장 한 장에 대해서 위의 값을 산출하고, 각 영상의 6,000프레임의 평균값을 구했다. 또 심리 반응으로 온·냉감, 쾌적감, 졸음감이나 영상에 대한 인상을 평가하도록 했다.

이와 같은 영상에 대한 인체의 특징적인 생리반응의 차이는 심박출량에서 나타났다. 추워 보이는 설경을 보았을 때는 심박출량이 감소하고, 열대우림이나 용암 등 더워 보이는 영상을 봤을 때는 심박출량이 증가했다. 즉, 덥

거나 춥다고 느끼는 온·냉감의 차이가 심박출량의 증감과 관련이 있는 것이다. 또 심박출량은 쾌적하거나 불쾌하다고 느끼는 인상 모두와 상관이 있고, 불쾌하면 심박출량이 증가했다. 그러나 자연 영상의 물리적 특성은 온·냉감이나 심박출량의 차이와는 모두 상관관계가 없었다. 다만 쾌적하거나 불쾌하다고 느끼는 인상은 자연의 물리적 특성 중 채도(영상의 선명함)와 프레임 간 차분(영상의 변화 정도)과 상관이 있었다. 즉, 동영상이 선명하거나 변화가 클수록 쾌적하다고 느끼는 정도가 커졌다.

이로써 자연의 영상을 볼 때 나타나는 인체의 생리반응은 자연 영상이 가지고 있는 물리적 특성에 기인하는 것이 아니라, 영상의 물리적 특성에 의해 만들어진 인상에 기인한다는 사실을 알 수 있다. 다르게 말하면 자연 영상이 사람에게 어떠한 인상을 주느냐에 따라 영상을 볼 때 나타나는 인체의 생리반응이 다르다는 것이다.

그렇다면 자연 영상의 어떠한 물리적 특성이 사람에게 편안한 인상을 주는 것일까? 이러한 물음에 답하기 위해 앞에서 서술한 바와 같이 1프레임마다 각 영상의 물리적 특성을 조사했다. 그리고 그 결과를 〈그림 3.48〉에 나타냈다. 그림 속의 숫자는 편상관계수(偏相關係數)라 불리는 것으로, 이 수치가 양(+)의 값으로 커지면 영상의 인상에 미치는 영향력이 크고 반대로 음(-)의 값을 가지면 영향력이 작다는 것을 의미한다. 그림에 나타난 것과 같이 편안한 인상이라는 결과가 나타난 동영상은 녹색이 많이 포함되어 있고, 그다음으로는 붉은색이 포함 되어 있다. 반대로 파란색은 적을수록 영상에 대한 인상이 좋은 것으로 나타났다. 또 영상이 복잡하지 않고 단순하며, 움직임이 있는 동영상이 좋은 것으로 나타났다. 한편 영상의 밝기는 그 영상의 인상에 큰 영향을 미치지 않는다는 사실을 알 수 있었다. 영상을 촬영할 때 이와 같은 물리적 특성을 고려하여 촬영한다면 사람들에게 편안한 인상을 줄 수 있는 영상을 만들어낼 수도 있을 것이다.

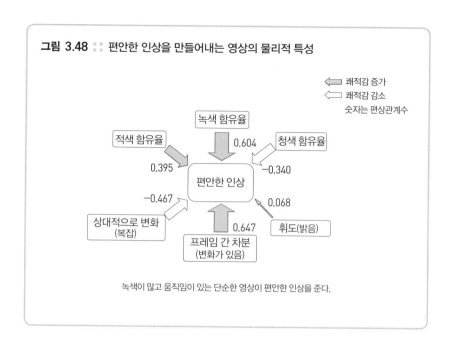

그림 3.48 :: 편안한 인상을 만들어내는 영상의 물리적 특성

녹색이 많고 움직임이 있는 단순한 영상이 편안한 인상을 준다.

4. 음악을 추가한 자연 영상을 볼 때 피험자의 생리적 반응

앞서 서술한 연구는 음악이 없는 자연 동영상이었다. 일반적인 DVD에는 영상에 음악이 추가되어 있다. 그래서 음악이 추가된 동영상이 인체의 생리적 반응에 긍정적 영향을 주는지에 대해서 실험을 하였다. 음악의 종류는 동영상에 어울리는 자연의 소리, 동영상에 어울리는 다른 음악, 동영상과 어울리지 않는 음악 등 세 가지 종류로 설정했다. 동영상에 어울리는 음악과 어울리지 않는 음악은 생리실험을 했던 피험자와는 다른 집단에서 선택하였다. 피험자는 남자 대학생 15명이다.

자연의 영상은 더위를 연상시키는 '해바라기'와 시원함을 연상시키는 '작은 시냇물'로 설정했다. 해바라기 동영상에는 자연음으로 매미 울음소리, 동영상에 어울리는 음악으로 베토벤의 〈로망스 제2번 바장조 작품 50〉, 동영상에 어울리지 않는 음악으로 차이코프스키의 〈바이올린 협주곡 제2악장 칸초네 안단테〉를 첨가했다. 작은 시냇물 동영상에는 자연음으로 시냇물 흐르는 소리, 동영상에 어울리는 음악으로 모차르트의 〈플루트와 하프를 위한 협주곡 다장조 K299(297c) 제2악장〉, 동영상에 어울리지 않는 음악으로 베토벤의 〈피아노 소나타 제14번 월광 제1악장 : 아다지오 소스테누토〉를 추가했다. 또한 이 두 동영상 모두 아무런 소리가 없는 무음의 상태의 동영상을 볼 때 나타나는 인체의 생리적, 심리적 반응을 측정했다.

그 결과 작은 시냇물 동영상의 경우에서는 무음의 동영상을 볼 때보다 어울리지 않는 음악을 첨가한 동영상을 볼 때 평균 혈압이 상승했다. 주관평가에서는 무음의 동영상에 대해 '즐겁다, 개방적, 밝다, 쾌적하다'는 인상을 받았지만, 동영상에 어울리지 않는 음악을 추가하자 같은 동영상을 보는 것임에도 불구하고 '슬프다, 폐쇄적이다, 어둡다'는 쪽으로 영상에 대한 인상이 변했다. 또한 슬픔의 감정이 강할수록 평균 혈압도 높아졌다. 한편 이 실험에서도 심박출량과 총말초혈관저항을 측정했지만, 통계학적으로 두 값에 유의미한 관계가 있다고 인정되지는 않았다. 그러나 외부환경에 의해 불쾌감을 느낄 때 총말초혈관저항이 높아지는 점으로 미루어보면, 어울리지 않는 음악이 첨가된 동영상을 봤을 때 이 값이 올라가 평균 혈압의 상승을 유발했다고 추측해볼 수도 있다. 즉, 무음의 자연 영상은 인체를 릴랙스시켜 주는 효과가 있지만, 어울리지 않는 음악이 첨가된 자연 영상은 인체에 부정적 효과를 유발한다고 볼 수 있다. 한편 작은 시냇물 영상을 볼 때 이 영상에 어울리는 음악을 들으며 보더라도 평균 혈압은 무음의 자연 영상을 볼 때나 자연음을 추가하여 영상을 볼 때와 차이가 없었다.

다음으로 해바라기 영상을 살펴보면, 자연음을 추가하여 영상을 봤을 때는 '각성적이다'라는 인상을 받는 경향이 강했지만, 어울리지 않는 음악이 영상에 첨가되면 '진정적이다'라는 인상으로 변화했다. 또 '진정적이다'라는 인상이 강할수록 후두부(P3, P4, Pz)에서 Fast α파(10~13Hz)의 감소량이 적어졌다. 일반적으로 시각 자극을 주면 후두부에서는 α파가 감소하고 β파가 증가한다. 반대로 눈을 감으면 후두부에서 α파가 증가한다. 후두부는 뇌에서 시각 자극을 처리하는 부분이기 때문에, 시각 자극이 들어오면 활성화되고 그 결과 뇌파는 α파가 감소하고 β파가 증가한다. 그러나 영상에 어울리지 않는 음악을 첨가하여 해바라기 영상을 보여주자 이 변화의 정도가 감소했다. 아직 이러한 현상을 구체적으로 설명하기는 어렵지만 후두부가 시각정보를 처리하는 부위라는 점으로 미루어보면, 시각 자극을 접하고도 후두부의 활성 정도가 낮다는 것은 후두부에 정보가 들어가기 전 단계에서 무언가에 의해 후두부의 활성이 저하되는 작용이 일어났다는 것을 의미한다고 추측해볼 수 있을 것이다.

다만 〈그림 3.49〉에 나타낸 것과 같이 영상에 어울리지 않는 음악을 추가하는 조건에서 해바라기 영상을 볼 때의 α파 감소 정도는 무음, 혹은 영상

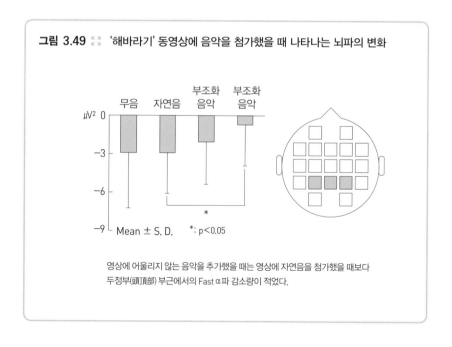

그림 3.49 ░░ '해바라기' 동영상에 음악을 첨가했을 때 나타나는 뇌파의 변화

영상에 어울리지 않는 음악을 추가했을 때는 영상에 자연음을 첨가했을 때보다 두정부(頭頂部) 부근에서의 Fast α파 감소량이 적었다.

에 어울리는 음악을 추가하는 조건에서 해바라기 영상을 볼 때와 통계적으로 유의미한 차이가 없다. 이러한 현상은 오히려 자연음과 함께 해바라기 영상을 보았을 때 뇌 활동이 좀 더 활발해졌다고 해석할 수도 있다.

이번 실험에서는 자연의 영상에 소리를 추가했을 때, 그 소리가 인체에 미치는 영향을 조사하였다. 그 결과 영상에 어울리지 않는 음악을 추가했을 때는 대체적으로 이러한 음악이 인체의 생리반응에 부정적 영향을 미치는 경향이 컸다. 하지만 영상에 자연음이나 영상과 어울리는 음악을 추가했을 때는 자연의 영상(무음 영상)만 볼 때 나타나는 인체의 생리반응과 크게 차이가 없었다. 그러나 이러한 결과만으로 음악이 인체에 미치는 긍정적 효과가 크지 않다고 생각하는 것은 성급한 판단일지도 모른다. 주관평가는 생리반응과는 다르게 나타나기도 했기 때문이다. 앞으로 마음을 치유해주는 음악에 그와 어울리는 자연의 영상을 추가하여 좀 더 많은 실험을 해볼 필요가 있다.

지금까지 자연환경을 동영상으로 볼 때 나타나는 인체의 생리·심리적 반응에 대해서 기술했다. 이 실험 결과에서 주목할 점은 자연의 영상을 볼 때 생기는 인상은 인체에 특유의 생리반응을 유발한다는 사실이다. 예를 들면 어떠한 영상은 사람에게 시원하다는 인상을 주고, 이로 인해 추운 상황에 노출되었을 때 나타나는 생리반응을 유발한다. 따라서 이러한 영상에 대해 인체가 어떠한 인상을 받는지가 중요하다고 볼 수 있다. 또한 편안함을 주는 자연 영상은 녹색이 많이 포함되어 있고, 움직임이 있으며, 단순한 영상이라는 사실을 알 수 있었다. 파란색은 편안함을 감소시킨다는 사실, 영상의 밝기는 그 영상의 인상에 크게 영향을 미치지 않는다는 사실도 밝혀졌다. 따라서 영상을 촬영을 할 때는 이러한 영상의 물리적 특성을 의식하면서 촬영하기를 권한다. 마지막으로 영상에 추가된 음악의 효과에 대해서 설명하자면, 영상에 어울리지 않는 음악을 추가했을 때는 대체적으로 이러한 음악이 인체의 생리반응에 부정적 영향을 미친다는 사실을 알 수 있었다.

앞으로 이 분야의 연구 성과가 많이 축적되고, 그 성과를 바탕으로 개발된 산림환경 DVD가 만들어지기를 바란다.

_ 와타누키 시게키(綿實茂喜)

제6장

기업에서 수행하고 있는 산림치유에 대한 연구

최근 산림이 주는 인체에 대한 치유 효과, 생리적 릴랙스 효과가 과학적으로 밝혀지고 있고,[1, 2] 고도의 스트레스를 받으며 살아가는 현대인의 건강 증진과 재활에 도움을 주기 위해 '산림테라피®'(이하 이번 장에서는 '산림치유'라고 표기)를 활용하기 시작하고 있다. 일본 내 생리적 릴랙스 효과가 인정된 산림치유 기지와 산림치유 로드가 만들어지고 있고 산림치유를 실천할 수 있는 환경이 계속해서 정비되고 있다. 하지만 유감스럽게도 이러한 곳을 방문할 시간적 여유가 없다거나 산림치유에 대한 홍보가 부족하여, 개인이 치유를 목적으로 산림에 방문할 수 있는 기회가 아직은 많지 않은 실정이다.

모리나가(森永) 유업에서는 산림치유에 관련된 식품의 개발을 통해서 산림치유의 보급을 도모하고, 사람들에게 스트레스를 해소하는 데 도움을 주기 위해 두 가지 제품을 고안해냈다. 산림욕에 동반되는 산책은 사람에게 정신적으로 안정감을 주지만, 한편으로 신체를 움직임으로써 신체적인 피로감을 유발한다. 그래서 고안해낸 제품 중 하나는 '산림에서 산책을 할 때 섭취할 수 있으며, 신체적인 피로감을 경감시키고 쾌적한 산림욕을 할 수 있도록 도와주는 식품'이다. 그리고 다른 한 가지는 지리적·시간적인 이유로 산림욕을 할 수 없는 사람들을 위해 '산림욕과 같은 생리적 릴랙스 효과와 치유 효과를 체감할 수 있는 식품'이다.

이러한 제품을 기반으로 식품 소재의 탐색, 제품 시작(試作), 생리실험을 통한 효과 검증을 실시했다.

1. 산림치유와 식품 소재

모리나가 유업에서는 우유 단백질의 이용성과 기능성의 향상을 도모하기 위해 여러 가지 우유 단백질 펩티드를 개발 중이다. 항원성(抗原性)을 줄인 펩티드를 사용하여 알레르기 식품에 응용하거나, 식품이 물질의 성질에 미치는 영향을 억제시킨 단백질 강화에 응용하고 있다. 그중에서도 우유 카세인을 가수분해한 펩티드(이하 우유 펩티드)가 소화 흡수성이 좋다는 점을 이용하여 만든 스포츠 영양 음료는 장시간의 운동 후 나타나는 신체적인 피로감을 줄이는 데 도움이 된다는 자료[3]가 있고 실제 이용자의 체험 사례도 나오고 있다. 그래서 이 우유 펩티드가 '운동 시 나타나는 신체적인 피로감의 경감'이라는 첫 번째 제품에 가장 적합하다고 생각했다.

또 아기들이 수유 후 혹은 수유 중에 편안한 상태가 되는 점으로 미루어 우유 속에 진정 작용을 유발하는 성분이 있을 것이라고 추측하고 있으며, 이에 대한 조사가 진행되기도 했다. 그리고 이러한 조사로부터 카세인 가수분해물이 항불안 효과를 가진다는 사실이나,[4] 카세인에서 진통·진정 효과가 있는 오피오이드 펩티드(Opioid peptide)[5]라는 물질이 만들어진다는 사실 등이 보고되고 있다. 또한 우유 펩티드가 '신체적'인 피로 경감 효과뿐 아

오피오이드 펩티드
(opioid peptide)
식품 중에 존재하는 펩티드로서 인체 내에서 진통·마취·평활근 수축 등에 관여하는 엔도르핀과 유사한 작용을 하는 펩티드다.

니라 '정신적' 스트레스 경감 효과, 생리적 릴랙스 효과도 지니고 있을 수 있다는 사실을 알아내기도 했다.

그래서 필자는 우유 펩티드가 인체에 미치는 '정신적' 스트레스 경감 효과와 생리적 릴랙스 효과에 대해서 치바 대학의 미야자키 요시후미 교수 팀과 공동으로 연구를 했다.

2. 식품을 활용한 인체 생리실험

1) 우유 펩티드와 정신적 스트레스

사람이 정신적인 스트레스를 받으면 뇌 활동의 영향으로 작업능률 저하, 열의나 집중력 결여 등 신체적, 정신적으로 여러 가지 좋지 않는 현상이 나타나게 된다. 본 실험에서는 우유 펩티드 섭취가 '정신적'인 스트레스 상황에서 인체에 미치는 영향에 대해 뇌 활동, 작업능률, 심리 상태를 지표로 설정하여 검토하였다. 피험자는 남자 대학생 16명로 설정하고, 실험대상이 되는 식품으로 우유 펩티드(0.2g/kg 체중) 함유 음료, 또는 우유 펩티드와 동일한 에너지 함량을 지니는 당질인 덱스트린(0.2g/kg 체중) 함유 음료(대조군)를 하루에 한 종류씩 섭취하게 했다. 실험 식품 섭취 45분 후부터 15분간 피험자로부터 정신적인 스트레스를 유발하기 위해 우치다크레펠린(성격 검사·직업 적성 검사의 일종) 테스트를 실시한 후의 뇌 활동과 작업능률을 측정하고, 심리 상태를 주관적으로 평가했다.

뇌 활동 평가에는 근적외시간분해분광법을 활용하였다. 그리고 전두전야 좌우 두 곳에서 측정한 뇌 활동 시 소비하는 산소량에 대응하여 변화하는 혈액 속 산화·환원 헤모글로빈의 절대 농도를 지표로 활용하였다(그림 3.50). 산화 헤모글로빈 농도, 산화형과 환원형의 합계인 총 헤모글로빈 농도

그림 3.50 :::: 근적외시간분해분광법을 활용하여 뇌 전두전야 좌우 두 군데에서 헤모글로빈 농도를 측정

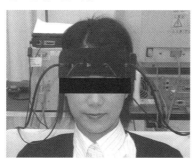

가 상승하면 그 부위의 뇌 활동이 활성화되었다고 판단할 수 있다.[6] 이제까지 뇌 헤모글로빈 농도 측정에 활용되었던 근적외선분광분석법은 측정을 시작했을 때의 상대 변화량만을 측정할 수 있지만, 근적외시간분해분광법은 광확산방정식을 적용하여 헤모글로빈의 절대 농도도 측정할 수 있다.[7] 근적외시간분해분광법에 의해 동일 피험자에 대한 측정 기회 간의 비교가 가능해지면서 식품의 섭취가 뇌 활동에 미치는 영향에 대해서 경시적인 측정이 가능해졌다.

작업능률은 난수표에서 지정된 숫자를 소거하는 문자 소거 작업을 2분간 실시하여 소거한 문자 수를 계측하여 평가했다.

주관평가로서 상태특성불안검사[8]와 리프레쉬도 조사(Macky팀 설문조사 번역본,[9] 중·고연령 노동자 헬스케어 검토위원회 스트레스 위원회보고)를 실시했다. 이 불안 검사는 개인의 특성에 기인하는 불안 경향(특성 불안)과 그 시점에서의 불안(상태 불안)을 분리하여 측정하는 것이 가능한데, 본 실험에서는 상태 불안을 지표로 설정했다. 상태특성불안검사 점수가 높을수록 불안감이 강하다고 볼 수 있으며, 리프레쉬도 조사에서는 리프레쉬도 점수가 높을수록 심리적·정서적으로 안정되고 좋아졌다고 판단했다.

그 결과 우유 펩티드 섭취 후에는 섭취 전보다 스트레스 상태에서 측정한 전두전야의 산화 헤모글로빈 농도가 상승했다(좌전두전야는 섭취 전 66.0± 2.5μM, 섭취 후 69.0±2.7μM, 우전두전야는 섭취 전 66.9±2.6μM, 섭취 후 68.9±2.7μM, 좌우 모두 p<0.05)(그림 3.51).

또 작업능률에 대해서도 우유 펩티드 섭취 후에는 섭취 전보다 유의미한 상승효과가 나타났다(섭취 전 1122±91, 섭취 후 1250±103, p<0.05)(그림 3.52). 한편 덱스트린 섭취 시에는 우유 펩티드 섭취 시와 마찬가지로 작업능률의 상승효과가 인정되었다(섭취 전 1081±92, 섭취 후 1208±110, p<0.05).

반대로 상태 불안 점수가 상승(섭취 전 37.9±1.7, 섭취 후 42.6±2.5, p<0.05)

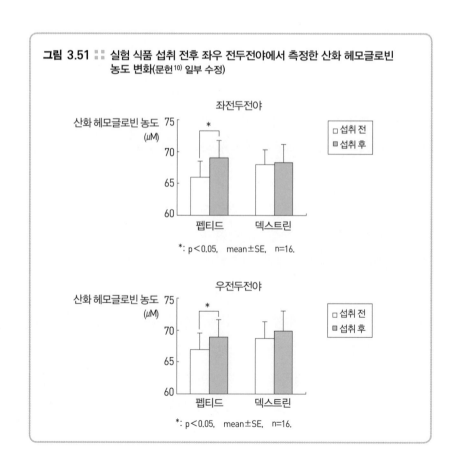

그림 3.51 ∷ 실험 식품 섭취 전후 좌우 전두전야에서 측정한 산화 헤모글로빈 농도 변화(문헌[10] 일부 수정)

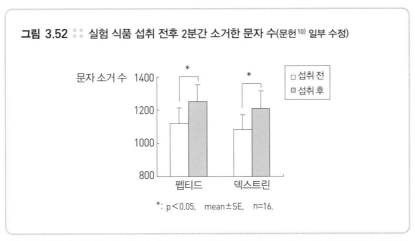

그림 3.52 ┇┇ 실험 식품 섭취 전후 2분간 소거한 문자 수(문헌[10] 일부 수정)

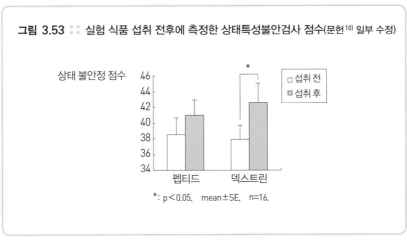

그림 3.53 ┇┇ 실험 식품 섭취 전후에 측정한 상태특성불안검사 점수(문헌[10] 일부 수정)

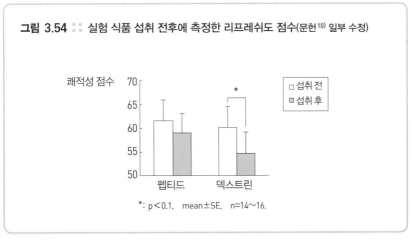

그림 3.54 ┇┇ 실험 식품 섭취 전후에 측정한 리프레쉬도 점수(문헌[10] 일부 수정)

(그림 3.53)하고 리프레쉬도 점수 결과는 저하되는 경향도 인정되었다(섭취 전 60.1±4.4, 섭취 후 54.7±4.4, p<0.1)(그림 3.54).

위의 결과를 정리하면 우유 펩티드를 섭취했을 때는 덱스트린을 섭취했을 때보다 뇌 활동이 활성화되어 작업능률이 높아졌다. 이로써 우유 펩티드의 섭취는 정신적 스트레스를 경감시키는 사실이 밝혀졌다.

2) 우유 펩티드가 인체에 미치는 릴랙스 효과

다음으로 우유 펩티드가 인체에 미치는 릴랙스 효과에 대해 생체신호와 심리지표를 활용하여 검토해보고자 한다.

피험자는 건강한 남자 대학생 자원봉사자 11명을 대상으로 실험 식품인 우유 펩티드(0.2g/kg 체중)를 섭취시켰다. 그리고 대조군으로서 우유 펩티드와 동일한 에너지 함량을 지니는 말티톨(0.4g/kg 체중)을 섭취시켰다. 실험 식품 섭취 전과 섭취 1시간 후에 생리지표로서 뇌 활동, 자율신경 활동을 측정하였고, 심리지표로는 상태특성불안검사를 실시하였다. 또한 실험 식품 섭취 후 1시간은 안정 상태를 유지시켰다. 뇌 활동의 지표로는 전술한 근적외시간분해분광법을 활용하여 〈그림 3.55〉에 나타낸 것과 같이 뇌 전두전야 열 군데의 헤모글로빈 농도 절대치를 측정했다. 자율신경 활동은 심장박동 1박마다의 간격(R-R 간격)을 측정한 후, 심박변이도 검사를 실시하여 이 결과에서 얻은 저주파(LF: 0.04~0.15Hz)와 고주파(HF: 0.15~0.4Hz) 영역 중에서 HF를 부교감신경 활동지표로, LF/(LF+HF)를 교감신경 활동의 지표로 정했다.[11, 12]

그 결과 뇌 활동의 지표인 총 헤모글로빈 농도(뇌 활동이 활성화되면 상승)는 우유 펩티드를 섭취했을 때는 변화가 인정되지 않았지만, 대조군으로 설정한 말티톨을 섭취했을 때는 전두전야 열 군데 중 두 군데에서 상승하는 것을 볼 수 있었다.

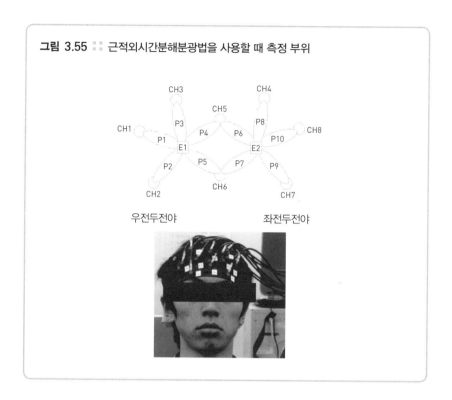

그림 3.55 ⠿ 근적외시간분해분광법을 사용할 때 측정 부위

우전두전야   좌전두전야

더욱이 우유 펩티드 섭취 후에는 섭취 전보다 LF/(LF+HF) 수치가 저하되고 HF수치가 상승했다. 한편 대조군으로 설정한 말티톨을 섭취했을 때는 LF/(LF+HF), HF수치 모두 변함이 없었다.

또한 우유 펩티드 섭취 후에는 섭취 전보다 상태 불안 점수도 저하했으며, 대조군으로 설정한 말티톨을 섭취했을 때는 변화가 인정되지 않았다.

이러한 결과를 통해 우유 펩티드 섭취를 하면 안정 시의 뇌 전두전야 활동을 활성화시키지 않다는 사실, 부교감신경 활동을 활성화시킨다는 사실, 그리고 상태 불안을 저하시킨다는 사실을 알 수 있었다. 결론적으로 우유 펩티드를 섭취할 경우 인체에 생리적·심리적 릴랙스 효과를 가져다준다는 사실을 알 수 있다.

3) 수목에서 발생하는 정유의 선별

지금까지 우유 펩티드 섭취가 인체에 생리적·심리적으로 긍정적인 영향을 미친다고 기술해왔지만, 우유 펩티드는 그 특유의 쓴맛 때문에 다량으로 섭취하기가 어렵다. 그래서 우유 펩티드에 수목에서 추출한 정유를 첨가하여 우유 펩티드 함유 식품의 선호도를 높이고 산림욕을 할 때와 유사한 기분을 느낄 수 있도록 해주는 방법을 고안하였다.

이를 위해 다수의 정유 중에서도 상쾌한 향을 가지고 있는 유칼리 정유를 선택하였다. 유칼리(Eucalyptus)는 오스트레일리아가 원산지이며 도금양과(Myrtaceae)에 속하는 상록고목이다. 유칼리의 종류는 약 600여 개나 되지만, 본 실험에서는 유칼립투스(Eucalyptus globules Labill.)를 사용했다. E. globules 정유는 생엽(生葉) 또는 조금 건조한 잎을 수증기 증유법으로 정제시킨 것이다. 주요 향기 성분으로는 1,8-시네올, α-피넨, 리모넨 등이 있는데,[13] 이들 중 α-피넨, 리모넨은 최근 여러 가지 생리 활성 효과를 가지고 있다는 것이 밝혀지고 있는 피톤치드의 주요 성분이기도 하다. 이 정유는 음료, 캔디, 과자, 젤리, 축육(畜肉) 제품 등의 식품에 향을 내는 성분으로 사용되고 있어 대부분 먹어본 경험이 있을 것이다.

현재까지 수목에서 발생하는 향기 성분이 가지고 있는 릴랙스 효과, 스트레스 경감 효과에 대해 많은 보고가 이루어지고 있으며,[14, 15] 그중 유칼리 정유가 가지고 있는 인체에 대한 생리 효과가 크게 각광받고 있다. 그래서 필자는 유칼리 정유를 첨가한 우유 펩티드가 인체에 미치는 스트레스 경감 효과에 대해서 조사했다.

4) 유칼리 정유가 첨가된 우유 펩티드 섭취와 코티솔과의 관계[16]

우유 펩티드와 유칼리 정유를 첨가한 음료 섭취가 스트레스 호르몬인 타액 속 코티솔의 농도에 미치는 영향에 대해서 검토했다.

피험자는 남자 대학생 16명으로 선정했다. 그리고 이들에게 실험 식품으로 설정된 우유 펩티드(0.2g/kg 체중)와 유칼리 정유(0.4mg/kg 체중)를 첨가한 음료, 그리고 대조 식품으로 일반적인 그레이프·오렌지 정유(0.4mg/kg 체중)를 첨가한 음료(이하 '컨트롤 음료')를 섭취시켰다. 우유 펩티드와 유칼리 정유를 첨가한 음료를 섭취한 후 두 시간이 지나 검사한 타액 속 코티솔 농도는 음료 섭취 전보다 저하되었다(섭취 전 0.65±0.45μg/dl, 섭취 후 0.35±0.12μg/dl, p<0.01)(그림 3.56). 하지만 컨트롤 음료를 섭취했을 때는 코티솔의 유의미한 농도 차가 인정되지 않았다.

박범진 교수 연구 팀의 연구 보고에 따르면, 산림에서 걸을 때는 도시에서 걸을 때보다 코티솔의 농도가 저하된다고 한다.[1] 그리고 이러한 코티솔 저하 현상은 걷기운동의 효과가 아니라 산림이 지닌 특유의 효과에 의해 나타난 것이라고 추측하고 있다.

따라서 위와 같은 실험결과를 통해 우유 펩티드와 유칼리 정유를 첨가한 식품은 산림욕과 마찬가지로 인체에 스트레스 경감 효과를 가져다준다고 추측할 수 있다.

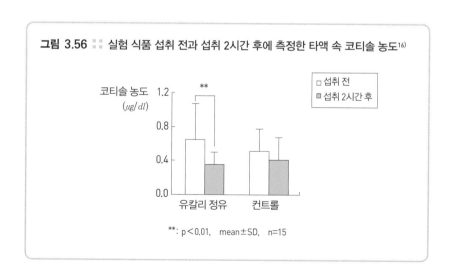

그림 3.56 :: **실험 식품 섭취 전과 섭취 2시간 후에 측정한 타액 속 코티솔 농도[16]**

코티솔 농도
(μg/dl)

□ 섭취 전
■ 섭취 2시간 후

유칼리 정유   컨트롤

**: p<0.01, mean±SD, n=15

5) 산림 젤리 실험 제품 섭취와 스트레스 경감 효과

앞서 기술된 생리실험을 통하여 우유 펩티드, 유칼리 정유가 가지고 있는 인체에 대한 '정신적' 스트레스 경감 효과와 생리적 릴랙스 효과를 확인할 수 있었다. 그래서 필자는 이러한 근거를 바탕으로 산림 관련 식품을 개발하기로 했다. 앞에서 설명한 바와 같이, 우리는 본 식품의 음용 시기를 '산림 산책 등의 운동을 하면서 피로감을 느꼈을 때'와 '일상생활에서 스트레스를 느꼈을 때'라고 설정했다. 그렇기 때문에 들고 다니기 편리하고 항상 손쉽게 섭취할 수 있는 형태이며, 상온 보존이 가능한 치어팩(cheer pack)에 넣은 젤리를 시제품으로 개발하였다. 그리고 이 젤리(가칭 산림 젤리) 섭취가 실제로 인체의 스트레스를 경감시키는 효과가 있는지에 대해 검토하였다.

피험자는 남자 대학생 11명으로 선정했다. 그리고 이들이 스트레스 상태에 있을 때, 실험 식품으로 산림 젤리와 물로만 만든 컨트롤 젤리를 섭취시켜 그 효과를 검토하였다. 10분간 '스트레스 1'을 받게 한 후 실험 식품을 섭취시키고, 다시 10분간 '스트레스 2'를 받도록 하는 방법으로 실험을 진행했다. 피험자에게 스트레스를 주기 위해 컴퓨터 화면에 '두 자리 수 × 두 자리 수' 정수 곱셈 문제를 출제하고 이를 암산하도록 했다.

또한 각 피험자 모두가 최선을 다하여 노력하게 만들기 위해, 일정 수준의 정답률을 만족시킨 경우에 보수를 받을 수 있다는 사실을 사전에 알려주었다. 그리고 '스트레스 2'의 암산 정답 수에서 '스트레스 1'의 암산 정답 수를 뺀 값을 작업능률로 평가했다. 또 '스트레스 1' 부하 전과 '스트레스 2' 부하 후에 일본어판 심리상태평가서 단축판[17]과 리프레쉬도 조사 설문지를 활용하여 심리상태를 주관적으로 평가했다. 심리상태평가서에서는 '긴장-불안, 우울-기분이 가라앉음, 분노-적의, 활기, 피로, 혼란'의 여섯 가지 인자를 측정했다.

그 결과 컨트롤 젤리 섭취 후에는 섭취 전보다 심리상태평가서 활기 점수

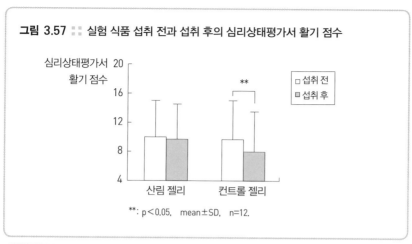

그림 3.57 ☷ 실험 식품 섭취 전과 섭취 후의 심리상태평가서 활기 점수

심리상태평가서 활기 점수

□ 섭취 전
■ 섭취 후

**: p<0.05, mean±SD, n=12.

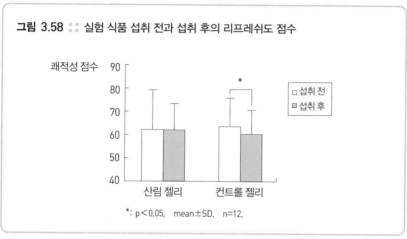

그림 3.58 ☷ 실험 식품 섭취 전과 섭취 후의 리프레쉬도 점수

쾌적성 점수

□ 섭취 전
■ 섭취 후

*: p<0.05, mean±SD, n=12.

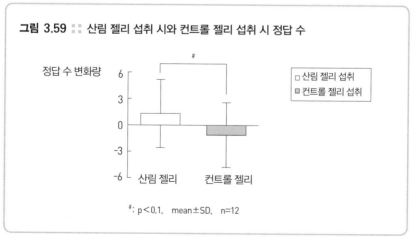

그림 3.59 ☷ 산림 젤리 섭취 시와 컨트롤 젤리 섭취 시 정답 수

정답 수 변화량

□ 산림 젤리 섭취
■ 컨트롤 젤리 섭취

#: p<0.1, mean±SD, n=12

가 저하되고(섭취 전 9.7±5.5, 섭취 후 8.0±5.5, p<0.05, 〈그림3.57〉), 리프레쉬도 점수도 저하되어(섭취 전 63.8±12.1, 섭취 후 60.3±10.3, p<0.05, 〈그림 3.58〉), 스트레스가 심리상태에 악영향을 끼친다는 점이 인정되었다. 한편 산림 젤리를 섭취한 후에는 모든 점수에서 변화가 없었고, 스트레스가 심리상태에 악영향을 미친다고 인정되지 않았다. 또 산림 젤리를 섭취했을 때는 컨트롤 젤리를 섭취했을 때보다 정답 수의 변화량이 유의미하게 증가하여 작업능률이 향상된다는 사실이 인정되었다(산림 젤리 1.3±3.9 문제, 컨트롤 젤리 −11± 3.7 문제, p<0.1, 〈그림 3.59〉).

이로써 산림 젤리는 인체의 스트레스로 인해 나타나는 심리적 악영향을 완화시켜주고, 작업능률을 향상시킨다는 점이 인정되었다.

3. 앞으로의 전개

모리나가 유업은 지금까지 치바 대학의 미야자키 요시후미 교수와 공동으로 여러 가지 생리실험을 실시하였고, 이를 통해 우유 펩티드와 유칼리 정유가 인체에 미치는 스트레스 경감 효과와 릴랙스 효과를 밝혀냈다.

한편 산림욕은 생리적 릴랙스 효과뿐 아니라, 암세포의 성장을 억제시키는 NK세포 활성화 효과 등을 지니고 있어, 인체의 면역 체계에도 좋은 영향을 미친다는 사실이 알려지고 있다. 또한 이 NK세포 활성화 과정에 식물이 발산하는 물질인 피톤치드가 관여하고 있다는 사실도 알려지고 있다.[18] 앞서 설명한 바와 같이 유칼리 정유에는 피톤치드 성분인 α-피넨, 리모넨 등이 함유되어 있고, 이러한 물질이 릴랙스 효과뿐 아니라 면역체계 활성화 등의 효과도 가져다주는 것으로 알려져 있다. 그리고 필자는 이러한 새로운 부가가치가 있는 식품 개발에 관한 연구도 추진해보고 싶다.

고령화 사회라고 불리는 현대 사회에서는 65세 이상의 고령자 인구가 해마다 증가하고 있으며, 2015년에는 일본 총 인구의 26.0%(3,277만 명, 약 4명 중 1명꼴)가 65세 이상이 될 것이라고 전망하고 있다.[19] 또 노동자 중 약 60%가 일에 대해 정신적인 스트레스를 느끼고 있다고 보고되고 있다.[20] 이와 같은 초고령화 사회와 스트레스 사회에서 건강 증진과 재활에 도움이 되는 산림치유는 그 가치가 앞으로 더욱 중요해질 것이다. 그리고 앞으로 모리나가 유업과 같은 기업이 개발하고 있는 산림치유에 관한 식품을 통해서도 이러한 산림치유의 중요성과 유효성이 많은 사람들에게 인식되고 보급되기를 바란다.

_ 이와모토 마리오(岩本真梨緖)

산림치유와 피톤치드

산림의 공기는 시원하고 상쾌하다. 산림으로 산책을 나가면 수목 등에서 발산되는 향기가 산들바람을 타고 날아와 자신도 모르게 편안함을 느끼게 된다. 그 이유는 무엇일까? 산림 속 나뭇잎들은 대기를 오염시키는 물질을 흡착하고, 혼탁해진 공기를 정화시키며, 신선한 산소를 풍부하게 방출한다. 또 식물이 대기 중으로 발산하는 방향성 물질, 즉 피톤치드라고 불리는 물질에 의한 효과도 들 수 있다. 최근 치유에 관한 사회적 관심이 높아지면서 산림이 가져다주는 인체 치유 효과에 다시금 주목하고 있다. 이런 흐름에 따라 산림치유에 관한 과학적 근거를 확립하기 위해 산림치유 관련 연구가 활발하게 진행되고 있다. 이와 같은 과정 속에서 '산림치유'라는 단어가 등장하게 되었고, 사회적 관심도 높아지고 있다.

그렇다면 과연 산림의 어떤 환경 요소가 산림치유 효과와 관련이 있는 것일까? 산림치유에 관한 연구는 이제 막 시작하는 단계이기 때문에 아직 명확한 해답은 나와 있지 않은 상태지만 현재 산림의 다면적 요소, 즉 산림 내의 피톤치드, 온도, 습도, 나무 틈 사이로 들어오는 햇살, 곤충, 시냇물 소리, 잎이나 가지가 바람에 스치는 소리 등 인간의 오감을 통해 체험할 수 있는 여러 가지 요소들이 만들어내는 복합적인 작용으로 산림치유의 효과가 나타나는 것이라고 추측하고 있다. 그리고 피톤치드도 이러한 산림치유 효과를 유발하는 중요한 요소로 인식되고 있다. 이번 칼럼에서는 피톤치드에 관한 최근 연구 사례들을 살펴보고자 한다.

1. 피톤치드란[1]

피톤치드라는 단어는 러시아의 발생학 연구자인 B. P. 토킨 박사에 의해 1930년경에 만들어졌다. 피톤(phyton–)은 '식물'을 의미하는 그리스어이며, 치드(–cide)는 '죽이다'라는 의미의 라틴어에서 유래된 말이다. 토킨 박사는 분비나무, 소나무 등의 잎 또는 고추냉이나 마늘 등을 잘게 잘라서 아메바와 같은 원시동물이나 적리균(赤痢菌) 등을 그 가까이에 두면, 식물체에서 방출되는 휘발성 물질에 의해 원시동물이나 세균류가 사멸하는 현상을 발견하고 그와 같은 효과를 나타내는 물질을 피톤치드라고 부르게 되었다.

식물이 피톤치드를 방출하는 이유는 식물이 스스로를 지키기 위해서라고 볼 수 있다. 즉, 식물은 한 번 뿌리를 땅에 두면 곤충 등이 다가와서 잎을 갉아 먹더라도 도망갈 수가 없다. 그래서 곤충이 싫어하는 물질을 발산하거나, 미생물에 대한 항균성 물질을 방출하여 자신의 생활권을 보호하고 넓히는 것이라고 여기는 것이다. 토킨 박사는 식물뿐 아니라 균류 등의 미생물이 방출하는 물질, 또 향기와 같은 휘발성 물질만이 아니라 향이 없는 비휘발성 물질도 피톤치드의 개념에 포함시켰다. 또한 피톤치드가 그 효과를 미치는 범위는 원시동물이나 미생물에 한정되지 않고, 곤충이나 동물도 포함한다. 현재는 피톤치드의 범위가 더욱 확대되어, 식물에서 발산되는 물질 중 살균 효과가 있는 물질뿐 아니라, 영향을 받는 입장에서 봤을 때 긍정적인 효과가 나타나는 물질까지도 피톤치드라고 여기고 있다. 즉, '식물이 만드는 생물 활성 물질'과 같은 의미라고 할 수 있다. 피톤치드에 관한 연구사례는 수없이 많고, 그 기능도 항균작용, 식물 생장 억제 또는 활성화 작용, 곤충이나 작은 동물에 대한 유인·기피 작용 등 여러 가지가 있으며, 사람에 대해서는 리프레쉬 효과 등이 발견되고 있다. 피톤치드로 발견된 물질의 상태는 휘발성 기체나 액체만 있는 것이 아니라 고체인 것도 있다. 산림 속을 걸을 때 직접 몸에 닿는 것은 식물이 대기 중에 발산하는 휘발성 피톤치드이다. 검출된 피톤치드는 나뭇잎, 줄기, 수피뿐 아니라 관목이나 하목, 부엽(腐葉), 버섯, 선태(蘚苔)류 등으로부터도 방출되며, 다양한 종류의 휘발성 물질이 혼합된 성분으로 구성되어 있다. 이와 같은 피톤치드에는 페놀류, 탄화수소류 등 많은 종류가 있다. 그중에서도 차지하고 있는 비율이 가장 높은 것은 테르펜류이다.[2]

2. 산림 내의 피톤치드

일본의 산림에는 너도밤나무, 졸참나무, 메밀잣나무, 자작나무 등으로 대표되는 활엽수림, 삼나무, 편백, 소나무 등으로 대표되는 침엽수림, 활엽수·침엽수 혼합림이 존재한다. 산림은 지역·표고 등에 따라서 다양한 변화를 보이며, 산림 내에서 검출되는 피톤치드 종류도 다양하다. 아래에 수종 구성이 다른 산림 내에서의 피톤치드 측정 사례를 소개하겠다.

1) 측정법

침엽수의 잎 부분에서 방출되는 피톤치드의 양은 약 $1 \sim 10 \mu g/(g \times h)$(1시간당, 건조중량 1g의 잎에서 방출되는 양)으로 매우 미량이다. 그러한 양은 기온이나 조도의 영향을 받으며, 기온이 높고 조도가 강할수록 방출되는 양이 많아진다는 사실을 알 수 있었다.[3]

그림 3.60 ::: 산림 내 피톤치드의 시료 채취

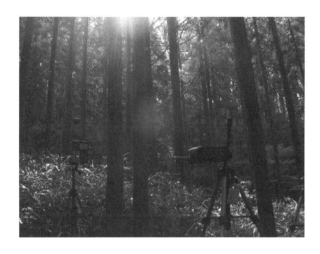

산림 내 테르펜류의 양은 바람이나 기온, 자외선, 오존 등의 영향을 받기 때문에 그 농도는 더욱 낮고 양도 수 ppb에서 많아도 수백 ppb라고 한다.[4] 그렇기 때문에 기기 분석을 통하여 충분한 정보를 얻기 위해서는 많은 양의 공기를 농축시킬 필요가 있다. 이 시료 채취법은 흡착제를 이용한 것으로 휴대성이 좋아 일반적으로 활용되고 있는 방법이다(그림 3.60). 여기에서 소개하는 결과는 사람이 산림 속을 걸을 때를 가정하여 사람의 얼굴 근처 높이, 즉 1.2m의 지점에서 시료를 채취했을 때의 결과이다.

2) 침엽수림에서의 측정결과[5]

소나무, 편백림에서 채취된 물질의 분석결과를 〈그림 3.61〉에 나타냈다. α-피넨, 캠펜, β-피넨 등을 비롯해, 모노테르펜류가 주로 검출되고 있다. 특히 α-피넨의 비율이 높은 것이 특징이다. 일본의 침엽수림에는 삼나무와 편백이 많다. 전형적인 삼나무림, 편백림 내에서의 피톤치드 분석결과를

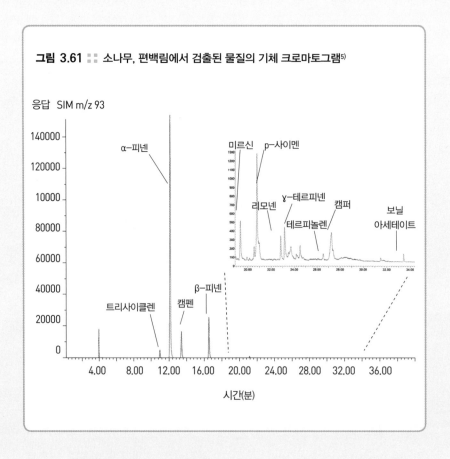

그림 3.61 :: 소나무, 편백림에서 검출된 물질의 기체 크로마토그램[5]

〈표 3.3〉에 나타냈다. 검출된 물질의 종류는 비슷하지만 조성은 서로 약간 다르게 나타나고 있다. 피톤치드 총량은 편백림이 삼나무림보다도 많은 경향이 있다. 침엽수림의 특징적인 성분인 α-피넨은 편백이 많은 산림에서 특히 많고, 다음으로 리모넨이 많이 검출되고 있다. 또 소나무가 많은 산림에서는 α-피넨에 이어 β-피넨이 많이 검출되고 있다. 삼나무가 많은 산림에서는 α-피넨에 이어 캠펜이 많이 검출되는 것이 특징이다. 이러한 결과로부터, 같은 침엽수라고 하더라도 수종의 구성이 다르면 검출되는 주요 피톤치드 성분의 종류나 양도 다르다는 사실이 밝혀졌다. 산림 내의 피톤치드는 특히 잎에서 방출되는 물질의 비율이 높은 것으로 알려져 있다. 수종이 다르면

표 3.3 ▪▪ 침엽수림 내에서 검출된 물질[5]

물질명	공기 중 농도* (ng/m³)		
	삼나무	편백	소나무
아이소프렌(isoprene)	205.1	nd	nd
트리사이클렌(tricyclene)	233.8	1704.7	nd
α-피넨	6319.8	6025.1	1350
캠펜(camphene)	1317.6	550.1	nd
β-피넨	208.8	710.2	172.1
미르신(myrcene)	411.5	nd	nd
δ-3-카렌	8.77	165.6	110.9
α-테르피넨	1.9	nd	1583.4
p-사이멘	129.1	407.2	nd
리모넨	34.7	1355	114.3
1,8-시네올	nd	nd	nd
γ-테르피넨	24	nd	nd
테르피놀렌	nd	1804.1	nd
캠퍼(camphor)	nd	nd	nd
보닐 아세테이트(bornyl acetate)	7.1	nd	nd

nd : 검출 한계 이하,   * : α-피넨 환산치,   측정 시간 : 7월

잎에 포함된 피톤치드 성분의 종류나 양도 다르다. 그렇기 때문에 피톤치드
가 각각 다르게 나타난 것은 수종 구성이 다른 침엽수림 때문이라고 추측할
수 있다.

3) 활엽수림에서의 측정결과[5]

활엽수림은 수종이 다양하기 때문에 수종에 따른 피톤치드 성분의 특징
차이는 명확하게 구분하기가 어렵다. 너도밤나무림에서 채취한 향기 성분을
분석한 결과를 〈그림 3.62〉에 나타냈다. 지금까지의 연구 결과로 보면 활엽
수림에서는 아이소프렌이, 침엽수림에서는 α-피넨이 가장 많이 검출된다고
판명되고 있는데, 본 조사결과에서도 일부 예외를 제외하고는 기존의 연구

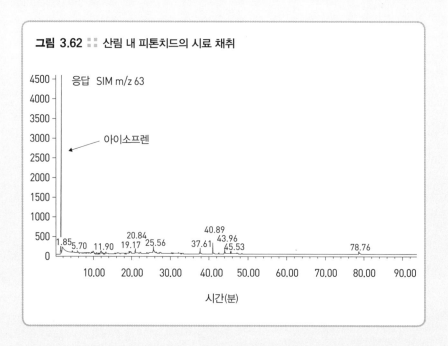

그림 3.62 ⸬ **산림 내 피톤치드의 시료 채취**

결과와 동일한 경향을 나타내는 것을 확인할 수 있었다.

〈표 3.4〉에 대표적인 활엽수림 내(너도밤나무림, 물졸참나무·자작나무림, 떡갈나무·졸참나무림)에서 검출된 물질을 나타냈다. 침엽수림에서 많았던 모노테르펜류의 비율은 낮지만, 아이소프렌이 두드러지게 많이 검출된다는 점이 특징이다. 활엽수에서 방출되는 주요 물질이 아이소프렌이라는 점은 지금까지의 연구 보고들을 통해서도 알 수 있는데, 이러한 연구 보고들은 지구 화학적인 관점에서 작성된 경우가 많다.[6] 예를 들어 한 연구 보고에 따르면, BVOC(Biogenic volatile organic carbon, 아이소프렌처럼 식물이 방출하는 비메탄계 휘발성 탄화수소)의 연간 방출량이 인간의 활동으로 인해 발생하는 휘발성 탄화수소의 연간 배출량보다도 높다고 한다. 그리고 그중에서도 아이소프렌의 방출량은 최대 모든 BVOC 방출량의 50%를 차지한다고 추정되고 있다.[7] 식물이 아이소프렌을 이렇게 많이 방출한다는 사실은 흥미롭지만, 아직 그 원인이나 작용기작 등에 대해서는 불분명한 부분이 많다. 이에 대

해 꽃의 개폐 시그널설(說),[8] 질소순환관여설,[9] 항산화활성설(對 오존),[10] 식물 엽부의 열자극완화설[11] 등 여러 가지 논의가 있다.

〈표 3.4〉는 대표적인 활엽수림 내에서 검출된 물질을 나타내고 있다. 아이소프렌의 검출량은 너도밤나무가 많은 산림에서 특히 많았다. 이러한 현상의 원인으로는 수종의 특징도 생각해 볼 수 있지만, 주변의 환경요인도 크게 영향을 끼치고 있다는 사실을 생각해볼 수 있다.

이번 측정 시의 상황을 살펴보면, 측정 시작 직전까지 비가 내려 매우 습한 환경이었다. 비가 그치고 난 후의 습한 환경에서는 나뭇잎에서 발산되는 휘발성 물질의 양이 많아진다는 사실이 알려져 있고,[12] 이러한 요인이 아이소프렌의 발산량에 영향을 끼친 것일 수도 있다고 추측하고 있다.

표 3.4 :: **활엽수림 내에서 검출된 물질[5]**

물질명	공기 중 농도* (ng/m³)		
	너도밤나무	물졸참나무 자작나무	떡갈나무 졸참나무
아이소프렌	49948	2268.4	40.1
트리사이클렌	nd	10.3	43.2
α-피넨	1402	48.1	181.1
캠펜	nd	12.7	21.6
β-피넨	nd	11.4	5.5
미르신	nd	1.1	0.9
δ-3-카렌	nd	1.2	nd
α-테르피넨	nd	0.5	2.6
p-사이멘	nd	2.5	4.5
리모넨	140	2.1	nd
1, 8-시네올	nd	nd	nd
γ-테르피넨	nd	1.2	nd
테르피놀렌	177	0.8	nd
캠퍼	nd	1.5	2.3
보닐 아세테이트	nd	0.7	nd

nd : 검출 한계 이하, *α-피넨 환산치, 측정 시간 : 8월

3. 산림 내 피톤치드의 계절별 변화와 하루 중 변화

수목에서 생산되는 피톤치드의 양은 계절에 따라 변화한다. 그리고 잎 부분에서 방출되는 피톤치드 성분도 계절에 따라 달라진다. 일반적으로 여름에 방출량이 많고 겨울에는 적다고 알려져 있다.[3] 그렇다면 실제로 산림 내에서의 측정결과는 어떨까?

〈그림 3.63〉에 소나무림 내에서 측정한 테르펜류의 계절에 따른 변화 양상을 나타냈다. 휘발성 물질인 피톤치드 물질은 환경요인(온도, 습도, 풍속, 자외선의 양 등)의 영향을 받기 때문에, 여러 해에 걸쳐 측정결과를 종합하여 판단할 필요가 있다. 하지만 〈그림 3.63〉의 결과는 수목의 잎 부분에서

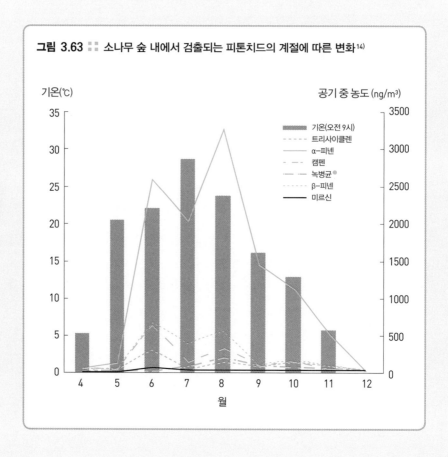

그림 3.63 ┇ 소나무 숲 내에서 검출되는 피톤치드의 계절에 따른 변화[14]

● **녹병균(Uredinales)**
양치식물이나 종자식물에 기생하여 녹병을 일으키는 식물의 병원균

방출된 피톤치드 성분의 양상을 정리한 기존의 결과[3]와 거의 일치한다는 사실을 보여준다. 즉, 4~5월에 걸쳐 급격하게 테르펜의 양이 증가하며, 기온이 높아지는 6~8월에 걸쳐서 최대치를 나타내고 있다. 또한 수목에서 발산되는 테르펜의 양은 특히 기온과 상관관계가 높다는 사실도 밝혀졌다.[13]

산림 내의 피톤치드는 하루 중에 어떠한 변화를 나타낼까? 산림 내부는 기온이나 바람의 영향을 받아 공기의 흐름이 항상 변화하고 있기 때문에 피톤치드의 변화 양상을 파악하는 일이 쉽지 않다. 따라서 여기에서는 일정한 기준 내에서의 피톤치드 변화 양상에 관한 자료들을 소개하겠다.

〈그림 3.64〉는 24시간에 걸친 산림 내 휘발성 물질의 변화 양상을 조사한 결과를 나타내고 있다. 흥미로운 점은 물질의 종류에 따라서 그 양상이 달라진다는 사실이다. 주로 침엽수에서 검출되는 α-피넨은 저녁부터 심야에 걸쳐 방출량이 증가하며, 0시 전후에 가장 많이 방출된다. 낮에는 밤에 비

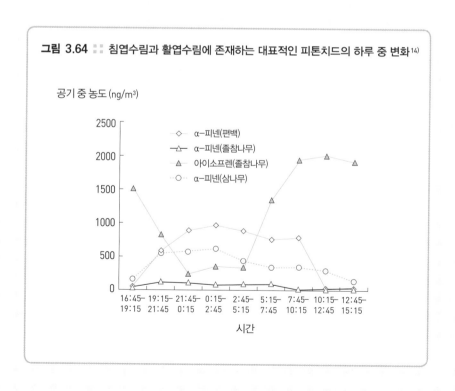

그림 3.64 ⠿ 침엽수림과 활엽수림에 존재하는 대표적인 피톤치드의 하루 중 변화[14]

해 방출량이 적고, 아침에는 높은 농도를 유지한다. 아침 일찍 일어나서 아침 이슬이 맺혀 있는 산림 속을 산책하면 실제로 기분이 좋아지는 것을 느낄 수 있는데, 이것은 밤에 발산된 피톤치드의 양이 많기 때문일 수도 있다. 기존의 연구에서도 오후보다 오전 중에 침엽수림 내 향기 성분의 양이 많다고 보고되고 있다.[15]

그에 비해 활엽수림 내에서 주로 검출되는 아이소프렌은 α-피넨과는 다른 결과가 나왔다. 낮에는 방출량이 많고, 밤이 되면 적어지는 경향이 있었다. 이러한 현상의 원인은 현재로서는 명확하게 알 수 없지만, 식물이 가지고 있는 피톤치드 성분을 생산하거나 발산하는 기관이 침엽수와 다르기 때문이라고 추측하고 있다.[16]

4. 산림 내에 존재하는 피톤치드의 수평 및 수직적 분포

산림 내에서는 수평 또는 수직 방향에 따라 피톤치드 성분의 분포 양상이 다르게 나타난다. 임연부 수목의 밀도가 낮고, 숲 중앙부는 수목의 밀도가 높다. 향기는 수목의 잎 부분에서 주로 발산되기 때문에 수목의 밀도가 높은 쪽이 향기 성분의 양도 많아질 것이라고 추측해볼 수 있다. 실제 측정 사례를 〈그림 3.65〉에 나타냈다.

소나무림에서의 측정결과를 보면 산림의 가장자리 부분에서는 향기 성분의 양이 적지만 산림의 중앙부에 가까워질수록 향기 성분이 많아지는 것을 볼 수 있다. 이를 통해 알 수 있듯이, 산림 내의 피톤치드는 산림의 가장자리보다는 내부에서 그 농도가 높다. 이러한 현상의 원인은 명확하지는 않지만, 산림 내부가 가장자리 부분보다 수목의 밀도가 높기 때문일 수도 있고, 바람이 약하게 불기 때문일 수도 있으며, 그 외의 다른 환경요인이 관여하고

임연부(林緣部)
숲의 가장자리 부분

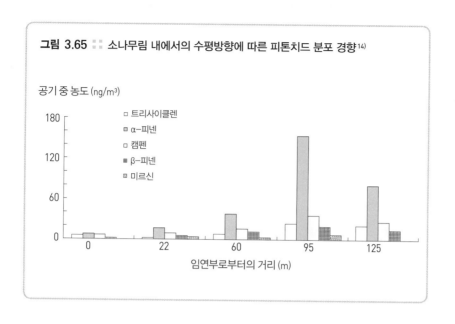

그림 3.65 ┊┊ 소나무림 내에서의 수평방향에 따른 피톤치드 분포 경향[14]

공기 중 농도 (ng/m³)

□ 트리사이클렌
▨ α-피넨
□ 캠펜
▤ β-피넨
▥ 미르신

임연부로부터의 거리 (m)

있기 때문일 수도 있다.[17]

최근 산림치유의 효과에 많은 사람들이 관심을 보이고 있다. 그리고 피톤치드가 이러한 산림치유의 효과에 영향을 미치는 요인으로서 주목을 받고 있다. 이와 같은 점을 고려한다면, 피톤치드를 이용해 산림치유 효과를 얻고자 한다면 산림을 멀리서 단순히 바라보는 것보다는 산림의 내부를 산책하는 것이 바람직하다고 할 수 있다.

수직 방향에 따른 피톤치드 성분 분포 양상에 대해서는 지금까지 보고된 예가 많지 않다. 〈그림 3.65〉는 소나무림 내에서 피톤치드 성분을 측정한 결과이다. 낮과 밤에 검출되는 양이 다르고, 높이나 방향에 따라서도 피톤치드 성분의 분포 경향이 다르다. 낮에는 측정지점이 높아짐에 따라서 그 양이 적어지는 경향이 있는데, 가장 많았던 것은 0.4m 지점이었다. 그리고 이러한 현상의 원인은 위쪽이 햇빛에 닿는 비율이 높기 때문에 자외선 등에 의한 분해율이 높아지는 현상이 나타나기 때문이라고 추측하고 있다. 밤에 피톤치드 성분이 가장 많았던 곳은 0.4m 지점이었지만, 측정지점이 높아져도 향기 성분의 양은 적어지지 않고 반대로 측정지점이 높아짐에 따라서 그 양이 많아지는 경우도 있었다. 낮과 밤 모두 0.4m 지점에서 향기 성분이 가장 많은 것은 바람이 위쪽에 비해 약했던 점, 향기 성분이 공기보다 무거워 낮은 지점에서 측정되기가 쉬웠던 점이 주요 원인이라고 할 수 있다. 또한 임상부에 존재하는 하초, 고엽, 이끼류 등에서 발산되는 피톤치드에 의한 영향도 상당할 것이라고 추측하고 있다.

'산림치유'를 실천하는 데에는 여러 가지 방법[18]이 활용될 수 있다. 그리고 그중에서 숲 속에 눕거나, 나뭇잎 사이로 들어오는 햇살을 받거나, 바람이나 작은 새 소리에 귀를 기울이는 릴랙세이션법(relaxiation method)[19]도 하나의 산림치유 실천 방법이 될 수 있을 것이다. 또한 산림 내에 존재하는 피톤치드는 이러한 산림치유 효과에 영향을 미치는 요인으로서 주목을 받고 있으며, 따라서 이러한 향기 물질의 축적량이 많다고 볼 수 있는 임상부도 산림치유의 중요한 후보지가 될 수 있을 것이다.

산림치유의 효과는 산림이 가진 다면적인 기능이 복합적으로 작용하여 나타난다. 그리고 이러한 복합적인 작용에 피톤치드도 중요한 역할을 담당하고 있을 것이다. 피톤치드의 발산량에 영향을 미치는 인자는 기온과 습도 등의 환경요인이나, 수종 구성·수령·하초·낙엽 등의 생물적 요인 등을 생각할 수 있다. 좀 더 효과적으로 피톤치드를 체험하기 위해서는 앞에 기술한 요인들과 발산량과의 관계를 더욱 명확히 밝힐 필요가 있고, 그러한 정보를 기반으로 하는 피톤치드 예보와 같은 정보 발신에도 관심을 가질 필요가 있을 것이다.

_ 오오히라 다츠로(大平辰朗)

릴랙세이션법
(relaxiation method)
신경·관절·근육 등의 이완과 휴식 등을 돕는 처방

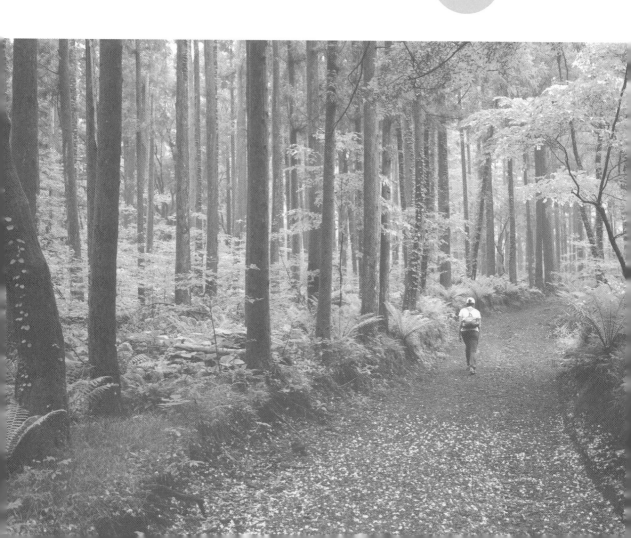

제 4 부

산림치유와
산림기지 설계방법

제1장

산림치유의 환경계측

1. 산림 내의 환경계측

일반적으로 산림치유의 효과는 사람이 산림 내에서 산책 등의 활동을 하는 일, 오감으로 수목이나 화초, 새나 곤충을 느껴보는 일과 같이 산림 내의 환경요인을 활용함으로써 나타난다고 보고 있다. 따라서 산림에서의 치유 효과를 얻기 위해서는 산림 내의 환경 상태를 계측하고 파악하는 일이 무엇보다도 중요하다.

최근 급속하게 산림치유의 효과와 특징에 대한 여러 가지 사실들이 밝혀지면서, 치유 효과가 높은 산림 내의 공간 정비에 관한 방책이나, 좀 더 효과적인 프로그램 메뉴의 개발에 대한 사회적 요구도 함께 높아지고 있다. 이와 같은 요구에 적절히 대응하기 위해서는 우선 산림 내의 주요 환경요인들의 특성을 파악한 후에 각 요인이 인체에 미치는 치유 효과에 대해서 조사를 할 필요가 있다.

하지만 인간이 산림 내의 환경을 직접적으로 활용하게 된 것은 최근의 일이다. 그리고 지금까지 계측이 이루어진 것도 온난화 등의 범지구적인 규모의 환경문제나 수목의 최적 생육 조건에 관련된 산림 내의 몇 가지 환경요인에 관한 것이 전부다. 즉, 산림치유에서 필요한 오감의 관점에서 산림 내의 환경요인을 선택하고 계속적으로 계측을 실시한 연구는 거의 없다. 또한 현재로서는 산림치유를 위한 공간 정비나 프로그램 메뉴를 위한 자료도 매우 부족한 실정이다.

그래서 이러한 문제를 해결하고, 장기적으로 치유 효과가 높은 산림 내의 공간 정비나 프로그램 개발에 이바지하기 위해 2005년도부터 전국에 있는 산림치유 기지와 로드의 환경을 계측하고 있다. 그리고 본 장에서는 이러한 자료를 바탕으로 오감의 관점에서 바라본 산림의 환경요인 계측 결과를 소개하고자 한다.

2. 산림 내의 환경계측 방법

이번 실험과 같은 새로운 실험을 실시하기 위해서는, 사람의 오감 중에 실제로 계측을 실시할 지표를 선택할 필요가 있었다. 또 야외에서 조사를 실시하기 위해서는 전원(電源) 확보, 실험용 기구와 재료의 중량, 현장에서 부딪히게 되는 예기치 못한 문제 등 여러 가지 요인들을 고려해야 한다는 사실에 유의하며 계측할 환경요인이나 지표를 설정할 필요가 있었다. 그리고 그 결과 시각에 관한 산림 내의 환경요인으로서 광(光) 환경을, 촉각에 관한 환경요인으로서 온열 환경을, 청각에 관한 환경요인으로서 음(音) 환경을, 그 외의 환경요인으로서 공기 이온 환경과 기압 환경을 선택하였다.

또 실제 환경계측은 5~10월 중 기상 조건을 고려하여 전국의 산림 내에 설치된 산림치유 로드와 대조군으로 설정한 도시 산책 코스에서 실시했다. 그리고 대략 9~16시 사이에 동시 계측 방법을 활용하여 실시하였다. 계측에 사용한 실험용 기구와 재료는 실제로 실험자가 걷는 산림치유 로드나 도시 산책 코스 근처에 각 코스를 대표한다고 판단되는 장소에 설치하여 계측하였다.

3. 산림 내의 광 환경

산림 내에서는 나뭇잎 사이로 비치는 햇빛처럼 수목의 잎과 가지가 아름다운 광(光) 환경을 만들어내며 우리의 마음을 편안하게 해준다. 하지만 실제의 산림 내의 광 환경은 어떨까? 이번 실험에서는 산림 내의 광 환경 지표로서 조도(Lux, 단위는 lx)를 선택하였다. 조도의 계측에는 디지털 조도계(Minolta, T-H)를 사용하였고, 각 조사지 모두 맑은 날 오후에 측정을 실시하였다. 조사자가 각 코스를 걸으며 가슴 높이(1.3m)에서 30초마다 30~40점 정도를 계측하였다.

〈그림 4.1〉은 위와 같은 방법으로 조도를 계측한 결과다. 이를 보면 산림치유 로드에서의 평균 조도는 약 0.81×10^4lx 인 것에 비해, 도시 산책 코스에서의 평균 조도는 4.45×10^4lx였다. 단순하게 생각하면 산림 내의 조도는 도시의 5분의 1 정도였다. 임내의 구조에 따라서도 다르겠지만 일반적으로는 산림 내부의 조도 측정 수치가 도시에서의 조도 측정 수치보다 작다. 그리고 이는 다카야마(高山) 팀[2]이 치바 현 세이와(淸和) 현민의 숲에 개설된 로드에서 실시한 실험과도 동일한 결과를 나타내고 있다고 볼 수 있다.

결과적으로 산림의 내부는 도시에 비해 사람의 눈에 무리를 주지 않는 편안한 광 환경을 지니고 있다.

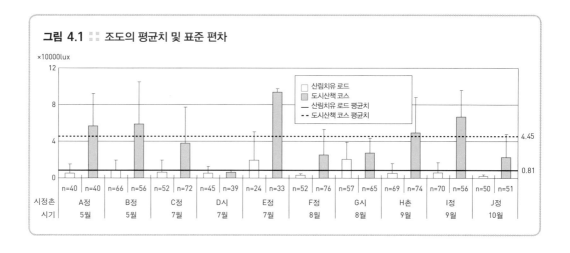

그림 4.1 ░░ 조도의 평균치 및 표준 편차

범례
☐ 산림치유 로드
▨ 도시산책 코스
── 산림치유 로드 평균치
┅┅ 도시산책 코스 평균치

×10000lux

12

8

4.45

4

0.81

0

시정촌	A정		B정		C정		D시		E정		F정		G시		H촌		I정		J정	
	n=40	n=40	n=66	n=56	n=52	n=72	n=45	n=39	n=24	n=33	n=52	n=76	n=57	n=65	n=69	n=74	n=70	n=56	n=50	n=51
시기	5월		5월		7월		7월		7월		8월		8월		9월		9월		10월	

4. 산림 내의 온열 환경

산림 내의 온열 환경에 대해서는 복수의 기후 요인을 생각해야 하기 때문에 각 요인의 종합적인 평가가 요구된다.

그래서 온열 환경은 예측평균 온·냉감 신고(predicted mean vote：PMV)와 예측불만족률(predicted percentage dissatisfied：PPD)(%)를 지표로 선택하였다. 간단히 설명하면 '예측평균 온·냉감 신고'란 온열 환경에 관한 종합적인 지표라고 할 수 있으며, 온열 환경의 요소인 기온·온도·풍속·복사열·착의량·대사량의 복합적인 효과를 평가하는 지표이다. 이 예측평균 온·냉감 신고부터 불쾌감의 정도를 예측불만족률 값으로 산출할 수 있다. 이번 환경계측의 착의량(clo)은, 6~9월에는 하복을 입는다고 가정하여 0.5clo, 5월과 10월에는 춘추복을 입는다고 가정하여 1.0clo라고 설정하였다. 운동량(met)은 천천히 산림을 산책하는 것으로 가정하여 2.0met로 설정했다. 계측에는 어매니티 미터(체감온열환경측정기, 도쿄 전자 공업, AM-101)를 사용하였고, 조사 장소에서 장비 중앙부가 성인 가슴 높이 위치에 오도록 삼각대를 고정하고

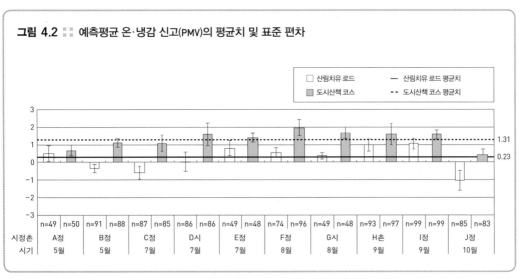

그림 4.2 :: 예측평균 온·냉감 신고(PMV)의 평균치 및 표준 편차

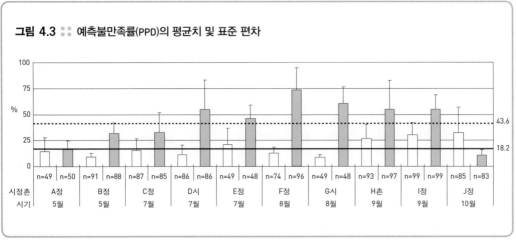

그림 4.3 :: 예측불만족률(PPD)의 평균치 및 표준 편차

10분마다 자동으로 계측하도록 설정하였다.

〈그림 4.2, 4.3〉에 각 마을에서 측정한 예측평균 온·냉감 신고와및 예측 불만족률 값의 산출 결과를 정리했다. 산림치유 로드의 예측평균 온·냉감 신고 평균치는 0.23으로, 도시 산책 코스의 평균치인 1.31보다 수치가 낮았 다. 이로써 산림 내부가 도시보다 상대적으로 시원하다는 사실을 알 수 있 다. 또 산림치유 로드의 예측불만족률 평균치는 18.2%로, 도시 산책 코스

는 43.6%에 비해 낮은 수치를 나타냈다. 이로써 산림 내부가 도시보다 온열 환경적으로 쾌적하다는 사실이 밝혀졌다고 볼 수 있다. 또 이것은 다카야마 팀[2, 3]이 실시한 연구 결과와도 거의 일치한다. 특히 초여름에서 초가을에는 산림 내부가 도시보다 시원하고 쾌적하다.

한편 계절에 따라서 산림이 도시보다 온열 환경적으로 쾌적하지 않은 상태가 되는 경우가 있다. 그러나 이것은 이번 분석에서 설정한 착의량(가을 복장, 1.0clo)과 대사량(천천히 산책, 2.0met)일 경우에 나타나는 결과이고, 이와 같은 경우라도 의복을 잘 차려입고 대사량이 적절한 활동을 하면 충분히 온열 환경과 같은 쾌적성을 느낄 수 있다.

5. 산림 내의 음 환경

산림 내의 음(音) 환경에 대해서는 여러 가지 계측지표를 생각할 수 있지만, 이번 실험에는 계측의 용이함이나 분석의 난이도를 고려하여 음압(dB)을 계측지표로 선택하였다. 음압계(Center Technology, Center 322)를 조사지에 가지고 나가 성인 가슴 높이 위치에 삼각대로 고정하여 매초마다 계측을 실시하였다.

〈그림 4.4〉는 세 곳의 산림치유 로드와 도시 산책 코스 부근의 음압을 계측한 후에 서로 비교하여 나타낸 것이다. 산림치유 로드의 평균치는 44.7dB인 것에 비해, 도시 산책 코스의 평균치는 64.3dB이었다. 따라서 상대적으로 산림 안이 조용하고 편안한 음 환경을 지니고 있다고 할 수 있다.

또 다카야마 팀[5]의 연구 보고와 마찬가지로, 산림 내부는 조용한 공원이나 야간에 교외에서 측정한 정도의 음압 수치를 나타내고 있어 비교적 조용한 편이었던 것에 비해, 같은 산림치유 로드 중에서도 도시 근교에 위치한

그림 4.4 :: 음압의 평균치 및 표준 편차

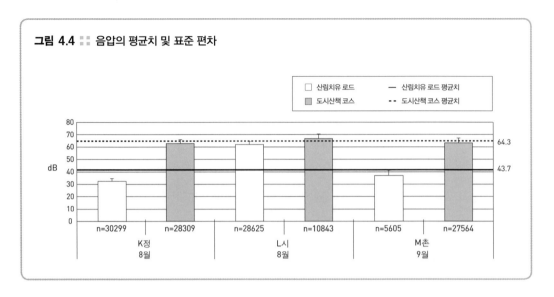

곳은 도시와 큰 차이가 없는 음압 수치를 나타내고 있었다. 이러한 현상의 주요한 원인으로 이 산림치유 로드가 비교적 도로 등이 많은 큰 도시 근교에 위치하고 있었던 점, 음압 센서 부근에서 매미 우는 소리가 많이 기록되었던 점등을 생각해볼 수 있다.

이로써 산림 내부는 대체적으로 조용한 음압 환경을 지니고 있지만, 항상 일정한 것은 아니며 그 위치나 계절, 시간, 수종 구성 등의 요인들에 따라서 도시와 비슷한 음 환경을 나타낼 수도 있다는 사실을 알 수 있었다.

6. 산림 내의 이온 환경

산림 내부에는 방향 성분인 피톤치드뿐 니라 음이온과 같은 공기 중의 이온류가 풍부하게 존재한다고 알려져 있다.[1] 그래서 이번에는 공기 이온 환경의 지표로서 음이온(개/cc)을 계측하였다.

산림 내부에 존재하는 음이온의 양이나 음이온이 신체에 미치는 영향에

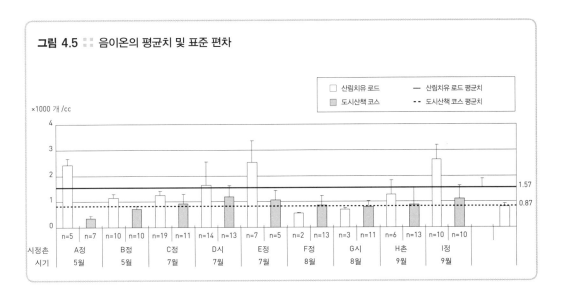

그림 4.5 ∷ 음이온의 평균치 및 표준 편차

대해서는 아직 그 실체가 명확하게 밝혀지지 않은 상태이다. 그래서 휴대형 계측 장비(안데스 전기, ITC-201A)를 조사지에 가지고 나가 지면에서 0.3m 떨어진 위치에 고정시키고, 매시간 10분 동안 초 단위로 계측을 실시하였다.

〈그림 4.5〉는 산림 내부와 도시에서 실시한 음이온 계측 결과를 비교하여 나타낸 것이다. 산림치유 로드 주변에 존재하는 음이온의 양은 1.57×10^3개/cc 정도로, 도시에 존재하는 음이온의 양 0.87×10^3개/cc보다 두 배 정도 많은 것으로 나타났다. 이러한 결과는 이바라키(茨城) 현 츠쿠바 시나 나가노 현 아게마츠마치에서 실시한 다카야마 팀[4]의 실험 결과와도 일치한다고 볼 수 있다. 이로써 산림 내부에는 일반적으로 알려진 사실과 같이 도시에 비해 상대적으로 음이온이 많이 존재한다는 사실을 알 수 있었다.

하지만 〈그림 4.5〉에 나타난 것처럼, 일부 지역에서는 산림 내부보다 도시에 더 많은 음이온이 존재하는 경우도 있다. 즉, 음이온은 언제나 도시보다 산림 내부에 많이 있다는 의미가 아니라, 기후 등의 환경 조건에 따라 도시에 존재하는 음이온의 양이 더 많을 수도 있다는 사실을 의미한다고 볼 수 있다.

7. 산림 내의 기압 환경

산림 내부 기압 환경의 지표로는 기압(hPa)을 선택했다. 계측은 기상 추적기(Nielsen-Kellerman, Kestrel 4000)를 사용하였으며, 어매니티 미터의 삼각하부에 고정하여 30분마다 자동으로 계측되도록 설정하였다.

〈그림 4.6〉은 위와 같은 조건으로 기압을 계측한 결과이다. 산림치유 로드에서 계측한 기압의 평균치는 930.6hPa이고, 도시 산책 코스에서 계측한 기압 평균치는 977.8hPa였다. 다른 지표와 마찬가지로 산림치유 로드와 도시 간의 대기압에도 어느 정도의 차이를 나타내고 있지만, 아주 극단적인 차이는 보이지 않았다.[6] 산림치유 로드의 기압이 상대적으로 낮은 이유로는, 산림치유 로드가 대조군으로 설정한 도시보다 표고가 높은 곳에 위치한다는 점을 들 수 있다.

산림치유 로드는 상대적으로 기압이 낮아 날씨가 변하기 쉬운 산지에 있는 경우가 많다. 따라서 앞으로는 우리가 평소에 생활하는 도시와 산림 내부와의 차이나, 날씨 변화에 따른 기압의 변화 등이 산림치유 효과에 미치

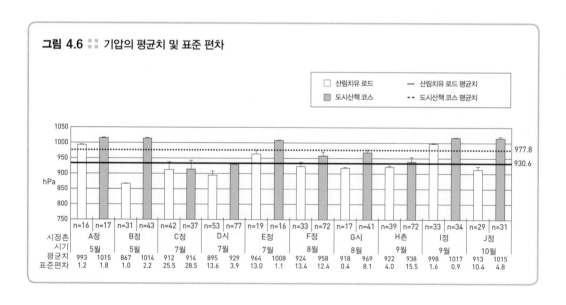

그림 4.6 :: 기압의 평균치 및 표준 편차

| | 산림치유 로드 | ── 산림치유 로드 평균치 |
| | 도시산책 코스 | --- 도시산책 코스 평균치 |

| 시정촌
시기
평균치
표준편차 | A정
5월
993
1.2 |

1015
1.8 | B정
5월
867
1.0 |

1014
2.2 | C정
7월
912
25.5 |

914
28.5 | D시
7월
895
13.6 |

929
3.9 | E정
7월
964
13.0 |

1008
1.1 | F정
8월
924
13.4 |

958
12.4 | G시
8월
918
0.4 |

969
8.1 | H촌
9월
922
4.0 |

938
15.5 | I정
9월
998
1.6 |

1017
0.9 | J정
10월
913
10.4 |

1015
4.8 |

977.8
930.6

는 영향에 대해서도 조사해볼 필요가 있다.

간략하게 산림치유 실험에서 환경계측 결과를 소개하고 각 환경요인의 특징에 대해서 서술하였다. 위에서 설명한 것처럼, 산림 내의 환경계측에 관한 연구는 이제 막 시작하는 단계라고 할 수 있다. 하지만 앞으로 좀 더 적극적인 연구가 진행되면서 산림을 대표하는 환경요인의 특징이나, 그러한 특징들이 인간에게 미치는 영향에 대한 근거가 밝혀지게 될 것이다. 그리고 이를 통해 산림이 지니고 있는 치유 효과를 도시나 가정에 도입하는 일도 가능해지리라고 생각한다. 예를 들면 도시 공공장소에 산림치유 효과를 줄 수 있는 요소들을 도입하거나, 쾌적하게 쇼핑을 할 수 있는 쇼핑몰을 설계할 수도 있을 것이다. 또한 병원 대기실이나 가정의 생활공간 등을 치유 효과가 높은 공간으로 설계하고 디자인하는 일이 가능해질 수도 있을 것이다.

_ 다카야마 노리마사(高山範理)

제2장

산림치유의 주관평가

최근 산림이 가지고 있는 보건 휴양 기능(치유 효과)에 사회적 관심이 집중되고 있다. 이에 따라 산림치유에 관한 연구가 진행되면서, 산림이 인체에 릴랙스 효과뿐 아니라 심리적으로도 여러 가지 긍정적 효과를 가져다준다는 사실이 밝혀졌다. 실제로 많은 사람들이 새 소리나 푸른 나무 등으로부터 마음을 치유받은 경험을 가지고 있다. 그래서 이번에는 산림치유의 주관평가(사람에게 미치는 심리적 영향)에 관한 연구를 소개하고자 한다.

1. 산림치유의 심리적 효과

1) 기분 변화의 조사방법

사람의 기분 변화를 조사하기 위해서 심리상태평가서 질문지를 이용하는 경우가 많다. 이 설문지는 어떠한 처리 과정의 전후에 사용하는 것으로, 회

답자의 기분 상태를 '긴장-불안, 우울-기분이 가라앉음, 분노-적의, 활기, 피로, 혼란'의 여섯 가지 인자로 나누고 각각을 점수로 표시하여 기분 변화를 수량적으로 파악할 있게 만든 것이다.

또 심리상태평가서와 병행하여 공간의 인상을 평가하는 방법으로서 SD법 (Semantic differential method)을 이용하면 어떠한 공간에서 기분이 변화했는지를 파악할 수 있다. SD법은 반대의 의미를 나타내는 형용사의 조합으로 예를 들면 '밝다-어둡다', '자연적인-인공적인', '쾌적한-불쾌한' 등을 항목으로 설정하고 '매우', '보통', '다소' 등의 부사를 활용하여 단계적으로 평가하는 방법이다.

2) 산림과 도시 비교

산림이 사람의 심리에 미치는 영향을 조사하기 위해 밝게 관리된 잡목림 (치바 현 키미츠 시)과 가로수가 적은 도시(치바 현 치바 시)에서 20분간 산책과 경관 감상을 실시했다.

그 결과 도시에서는 '긴장-불안'의 기분척도 점수가 서서히 증가했지만 산림에서는 감소했다. 또 도시에서는 '활기'의 기분척도 점수가 감소했지만 산림에서는 증가했다. 한편 산림에서 실시한 산책 및 경관 감상 후에는 도시에서 실시한 산책과 경관 감상 후보다 '긴장-불안'의 기분척도 점수가 감소하고 '활기'의 기분척도 점수가 높아졌다(그림 4.7). 이를 통해 산림 내에서 하는 산책은 인체에 심리적 안정감을 가져다줄 뿐 아니라, 심리적인 활기도 불어넣어 준다는 사실이 밝혀졌다.[1]

3) 산림욕 코스의 다양성에 따라 나타나는 효과 차이

산림 내부에는 다양한 산림욕 코스가 있을 것이다. 그래서 서로 다른 유형의 산림욕 코스에서 실시한 주관평가를 비교하였다. 여기에서는 A마을과

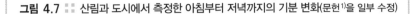

그림 4.7 ⠿ 산림과 도시에서 측정한 아침부터 저녁까지의 기분 변화(문헌[1]을 일부 수정)

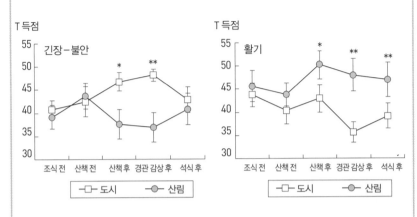

조식 및 석식 전은 산림과 도시의 중간 지점에 위치하는 숙박시설 내에서 측정하였다. T 득점이란 표준화 득점[T 득점 = 50 + 10×(소득점-평균치)/표준 편차]이고, 산림과 도시를 비교하여 위험률 5%의 차이가 있었 던 것에 *를, 위험률 1%의 차이가 있었던 것에 **를 표시하였다.

*: $p < 0.05$ **: $p < 0.01$

그림 4.8 ⠿ 경관 감상 지점의 경관

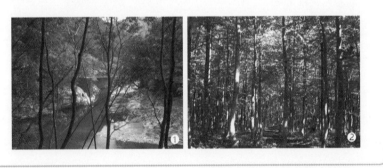

B마을의 산림을 예로 소개하겠다. A마을은 메밀잣나무, 떡갈나무, 느티나 무 등의 수종이 많고 한쪽의 시야가 트여 있으며 계곡의 소리가 마음을 편 안하게 만들어주는 코스이다. B마을은 자작나무나 사스래나무(자작나무과) 가 많고, 이용자로 하여금 산림에 안겨 있는 듯한 느낌을 주는 코스이다(그 림 4.8①, ②).

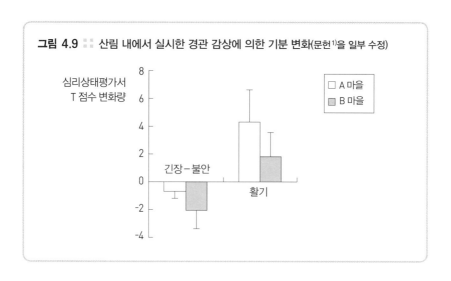

그림 4.9 ⋮⋮ 산림 내에서 실시한 경관 감상에 의한 기분 변화(문헌[1]을 일부 수정)

심리상태평가서
T 점수 변화량

긴장-불안

활기

A마을과 B마을의 산림에서 약 15분 동안 경관 감상을 실시하고 기분의 변화량을 비교하였다. 그 결과 A마을에서는 '활기'의 기분척도 점수가 증가하였고, B마을에서는 '긴장-불안'의 기분척도 점수가 감소하는 경향이 나타난다는 사실을 알 수 있었다(그림 4.9). 양쪽 산림 모두 도시와 비교하여 '긴장-불안, 우울-기분이 가라앉음, 분노-적의, 피로, 혼란'과 같은 부정적인 기분척도 점수가 감소하고, '활기'의 기분척도 점수가 증가하여 기분 개선에 효과가 있음을 확인할 수 있었다.[2]

이로써 A마을이나 B마을처럼 걷기 편하고 깨끗하게 관리된 산림은 사람의 심리에 긍정적인 영향을 미친다는 사실을 확인할 수 있었으며, 코스에 따라 기분 변화의 양상이 조금씩 달라진다는 사실도 알 수 있었다. 또한 SD법의 결과에서 A마을은 상쾌하고 아름다운 코스라는 결과가 나왔기 때문에 '활기'의 기분척도 점수가 증가했다고 추측해볼 수 있으며, B마을은 녹색으로 둘러싸인 조용한 코스라는 결과가 나왔기 때문에 '긴장-불안'의 기분척도 점수가 감소했다고 추측해볼 수 있다.

산림치유의 심리적 효과와 공간의 인상과의 관계는 다른 조사에서도 밝혀지고 있다. 이번에는 이바라키 현과 치바 현의 마을 숲을 조사지로 설정하고, 심리상태평가서와 SD법을 활용하여 기분척도 점수의 변화와 공간의 인상과의 관계를 검토하였다. 그 결과, '긴장−불안'의 기분척도 점수는 신성함이나 자연성과 같은 감각 인자와 상관관계가 있고, '활기'의 기분척도 점수는 밝기나 상쾌함 등을 나타내는 감각 인자와 상관관계가 있다는 사실이 인정되었다.[3] 이러한 사실을 통해 신성하고 자연적인 공간에서 산림욕을 하면 긴장감이 완화되고 편안함을 느낄 수 있으며, 밝고 상쾌한 공간에서 산림욕을 하면 활기가 높아지는 효과를 얻을 수 있다는 사실을 알 수 있었다.

한편 관리가 소홀하여 방치된 산림, 어둡고 폐쇄적인 산림에서는 신성하고 자연적이라는 주관평가 결과가 나오더라도 '긴장−불안'의 기분척도 점수가 증가하는 경우도 있다. 따라서 산림치유의 심리적 효과를 유지하거나 높이기 위해서는 적절한 산림 정비가 필요하다고 볼 수 있다.

2. 대상자의 다양성과 심리적 효과 차이

치바 현에서는 고령자, 장애우, 유아를 대상으로 산림욕에 의해 나타나는 심리적 효과에 대해서 현 내의 의료기관인 소센(総泉)병원, 치바재활센터 등이나 키사라즈(木更津)사회관 보육원 등과 공동조사를 실시했다.

1) 고령자에게 나타나는 심리적 효과

저출산·고령화·핵가족화가 진행되고 있는 가운데 고령자의 건강을 관리하는 일은 사회적으로도 중요한 문제라고 할 수 있다. 이러한 문제에 대한 해결책을 산림치유의 관점에서 알아보기 위해 치매 증상이 있는 고령자들의 협조를 받아 함께 병원 내에 있는 삼나무림에서 주 1회, 약 1시간 정도

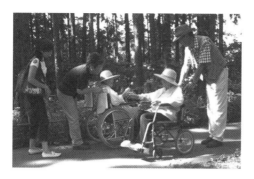

그림 4.10 :: 삼나무 숲 속에서 고령자분들과 함께 산책을 하고 있는 풍경

산책을 실시한 다음 참가자(고령자)의 표정이나 대화 등에서 나타나는 행동을 관찰했다(그림 4.10). 그 결과 많은 참가자들이 산림을 산책하는 도중에 어린 시절의 추억이 되살아나 의식이 각성된다는 사실을 알 수 있었다. 또 고령자의 가족이나 간호사와 같은 의료 관계자들도 일상적인 간호에 의해 발생하는 스트레스가 완화되어 기분이 개선된다는 사실이 밝혀졌다.

또한 치바 시내에 있는 노인회의 협조를 얻어, 고령자분들과 함께 치바 현립 후나바시(船橋) 현민의 숲과 세이와 현민의 숲에서 약 1시간 정도의 산책을 했다. 그 결과 '긴장-불안, 우울-기분이 가라앉음, 분노-적의, 혼란'과 같은 부정적인 기분척도 점수가 감소하고 '활기'의 기분척도 점수가 증가했다. 이를 통해 산림에서 산책을 함으로써 기분 개선 효과가 나타났다는 사실을 확인할 수 있었다(그림 4.11).

2) 장애우에게 나타나는 심리적 효과

장애우들은 신체 기능의 제한을 받는 경우가 많기 때문에 일상적으로도 많은 스트레스를 안고 있으며, 이 때문에 집 밖으로 잘 나가지 않으려는 경향이 있다. 그래서 장애우 중에서 류머티즘 환자를 대상으로 산림(치바 현

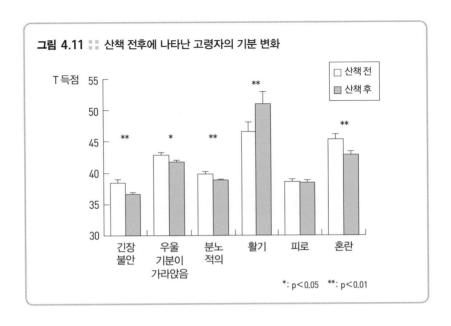

그림 4.11 ∷ 산책 전후에 나타난 고령자의 기분 변화

나가라마치)과 도시(치바 현 치바 시)를 산책했을 때 나타나는 심리적 효과에 대해 조사했다. 그 결과 산림을 산책함으로써 류머티즘 환자의 스트레스 원인이 되기도 하는 '통증'을 느끼는 정도가 감소한다는 사실이 밝혀졌다.

이는 산림이 장애우들의 재활이나 건강관리에 도움이 될 수 있다는 사실을 나타낸다고 볼 수 있다. 하지만 장애우들은 낙엽이나 이끼가 깔려 있는 길에서 넘어지기 쉽기 때문에 이에 대한 공포심을 갖게 될 수도 있다. 따라서 장애우에 대한 산림치유의 효과를 높이기 위해서는 걷기 편한 산책로나 화장실, 휴식용 벤치 등과 같은 시설을 정비하는 일이 매우 중요하다고 할 수 있다.

3) 유아에게 나타나는 심리적 효과

모든 아이들이 그렇긴 하지만, 특히 도시에서 생활하는 아이들은 교통사고나 범죄와 같은 위험에 항상 노출되어 있다. 이 때문에 아이들의 놀이 문화에는 많은 제약이 따르고 그로 인한 여러 가지 스트레스를 받고 있다.

유아의 경우 숲 속에서 보육(마을 숲 가까운 녹지에서 이루어지는 보육을 포함)함으로써 산림치유의 심리적인 효과를 얻을 수 있다고 가정하였다. 그리고 이러한 가정을 바탕으로 치바 현 내에서 인가를 받은 보육소 537곳을 선정하여 설문조사를 실시한 후 187곳의 보육소로부터 회답을 얻었다.

설문조사 결과 숲 속 환경에서 활동을 한 유아들의 경우를 통해 동식물이나 자연에 흥미와 관심을 갖게 되고 심리적 여유를 찾게 된다는 사실이 밝혀졌다. 또 자연으로부터 얻은 동식물을 사육함으로써 생명을 소중히 여기는 마음이 생겼다는 응답과, 보육원 밖의 넓은 공간에서 활동함으로써 스트레스가 해소되었다는 응답도 얻을 수 있었다(그림 4.12).[4] 또한 아이들의 이러한 변화가 현장에서 확인된다는 사실도 알 수 있었다.

이로써 산림치유가 유아에게도 효과가 있으며, 결과적으로 학교 교육에도 도움이 된다는 사실을 유추할 수 있을 것이다.

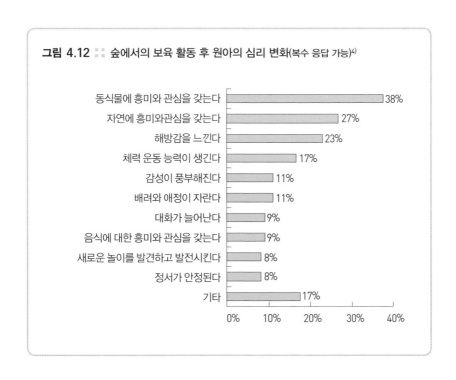

그림 4.12 ::: **숲에서의 보육 활동 후 원아의 심리 변화**(복수 응답 가능)[4]

항목	비율
동식물에 흥미와 관심을 갖는다	38%
자연에 흥미와관심을 갖는다	27%
해방감을 느낀다	23%
체력 운동 능력이 생긴다	17%
감성이 풍부해진다	11%
배려와 애정이 자란다	11%
대화가 늘어난다	9%
음식에 대한 흥미와 관심을 갖는다	9%
새로운 놀이를 발견하고 발전시킨다	8%
정서가 안정된다	8%
기타	17%

3. 다른 임내 활동 프로그램에 의한 심리적 효과의 차이

산림에서 산책이나 경관 감상을 실시하는 것만으로도 기분이 개선되는 효과가 나타난다는 것은 이미 밝혀진 사실이지만, 효과적인 활동 프로그램에 의해 나타나는 심리적 효과에 대해서는 관련 연구가 거의 이루어지지 않고 있다. 그래서 NPO법인 '물과 숲과 사람 IN 칸자키(神崎)'와 공동으로 치바현 칸자키초의 산림에서 연구를 실시했다. 일반 공모로 참가자를 모으고, 연간 4회의 강습회를 개최하여 다양한 산림 활동 프로그램을 실시했다.

실시된 프로그램의 개요 및 프로그램 실시 전후에 나타난 참가자의 기분 변화를 〈표 4.1〉에 정리했다. 총 여섯 종류의 프로그램을 실시한 결과 많은 사람들에게 호응을 얻은 프로그램은 '대지에 눕기', '산림 정비', '자신의 마음에 드는 나무 찾기'였다. 또 모든 프로그램에서 프로그램 실시 후에 '긴장-불안, 우울-기분이 가라앉음'과 같은 부정적 기분척도 점수가 감소하고 '활기'와 같은 긍정적 기분척도 점수가 증가했다는 사실을 알 수 있었다. 이로써 산림에서 실시된 프로그램을 통해 기분 개선 효과가 나타난다는 사실을 확인할 수 있었다. 또한 그중에서도 산림치유에 효과적인 프로그램은 '대지에 눕기', '좋아하는 나무 찾기와 체조' 프로그램으로 이를 실시한 경우에서 기분 변화가 가장 크게 나타났다. 다만 기온이 낮거나 바람이 강하게 불 때는 '대지에 눕기'와 같은 정적인 활동을 하는 것이 적절하지 않기 때문에 동절기에 프로그램을 실시할 경우에는 '산림 정비'와 같은 동적인 활동을 많이 도입하는 것이 바람직하다고 할 수 있을 것이다.

산림치유의 심리적 효과는 산림욕의 코스나 그것을 수행하는 대상자에 따라 다르게 나타난다는 사실이 밝혀지고 있다. 또한 잘 정비된 산림 내에서 활동하는 사람에게 기분 개선 효과를 가져다준다는 사실도 분명해졌다. 하지만 산림 내의 어떤 요소가 그러한 효과를 유발하는지에 대해서는 아직

표 4.1 :: 산림 내 활동 프로그램의 개요 및 프로그램에 대한 주관평가

실시일	실시 프로그램	프로그램 내용	심리적 효과 (심리상태평가서 T 득점의 평균 변화량)						설문조사 결과
			긴장 불안	우울 기분이 가라 앉음	분노 적의	활기	피로	혼란	좋았다고 응답한 비율(%)
2006/ 07/01	마음에 드는 나무를 찾기	나무 옆에서 나무가 살아온 과정이나 역사를 생각한다.	-8.5	-5.0	-5.4	5.6	-8.5	-6.1	61
2006/ 09/16	대지에 눕기	고요함 속에 누워 수목을 바라보고 귀를 기울인다.	-10.3	-10.9	-9.8	6.9	-11.1	-10.5	80
	좋아하는 무 발견하기와 체조	오감을 통해 나무를 관찰하며 스트레칭을 한다. 흙의 감촉을 느끼면서 걷는다.							40
2006/ 11/11	셀프 카운슬링	숲 속의 다양한 소리를 마음의 귀로 듣는다. 자기 자신에게 편지를 쓴다.	-8.1	-6.4	-5.5	1.9	-7.5	-6.5	36
	산림 속 보물찾기	평소에는 신경 쓰지 않는 숲 속의 다양한 것들을 발견한다.							43
2007/ 01/20	산림 정비	산책로를 정비한다. 대나무를 제거하거나 계단을 만든다.	-7.7	-5.6	-3.5	4.0	-5.0	-7.0	74

명확한 근거가 밝혀지지 않고 있으며, 계속적인 연구를 통해 그 실체를 파악해나갈 필요가 있다. 그리고 이러한 일들을 통해 스트레스를 받으며 살아가는 현대의 많은 사람들이 산림에서 정신적 건강을 되찾을 수 있도록 만들어나가야 할 것이다.

_ 가세타니 다마미(綛谷珠美)

제3장

산림치유의 환경 설계

사람들이 산림치유를 활용하기 위해서는 걷기 쉬운 로드(산림욕 보도)가 반드시 필요하다. 현재 일본 전 지역에 걸쳐 산림치유 기지와 로드가 있고, 장기적으로도 이용자의 요구에 맞춘 로드의 수가 증가할 것으로 예상된다. 또한 현재 산림치유는 예방의학이나 재활의 목적으로 고령자나 어린이, 여성에게 많이 활용되고 있으며, 생활습관병이나 대사증후군 등을 예방하기 위한 이용자도 많아질 것으로 예상된다. 하지만 경사가 심한 등산로에서는 이용자가 피로를 느끼기 쉬우며 대부분 밑을 보면서 걷는 경우가 많기 때문에 오감을 충분히 활용하여 산림욕을 실시하기가 어렵다. 따라서 치유 로드는 등산로와 같이 산의 정상을 단시간 내에 오르기 위한 목적으로 만들어진 길이 아니라, 오감을 충분히 활용하여 산림욕을 할 수 있도록 완만한 경사지가 되어야 한다. 그리고 이러한 산림치유 로드를 장기적으로 유지·관리하는 일도 중요하다고 할 수 있다.

다른 선진국에 비해서 일본에는 피로를 느끼지 않는 운동강도로 천천히 산림욕을 실시할 수 있는 숲길이 적은 편이다. 독일 등에서는 방문지 숙박시설이나 요양지 병원에서 도보로 시가지를 통과하여 목초지나 밭을 가로질러 독일가문비, 유럽 너도밤나무, 졸참나무 숲을 둘러볼 수 있는 완만한 길이 정비되어 있다. 독일은 일본과는 달리 대부분의 지형이 완만한 경사를 이루고 있기 때문에 산림욕을 활용하기에 유리한 입지 조건을 지니고 있다. 또한 산악지역에도 비교적 경사가 완만한 길이 잘 정비되어 있으며, 초보자가 가벼운 복장으로 산림욕을 즐길 수 있는 코스도 많다. 주요 시설 주변에는 짧은 거리지만 휠체어를 타고 이용할 수 있는 유니버설 디자인 로드가 정비되어 있는 곳도 있다. 일본에도 산 정상까지 올라가지 않고 등고선을 따라서 산림욕을 하는 것만으로도 숲 분위기를 느끼면서 치유 효과를 얻을 수 있는 곳이 있다. 앞으로 이러한 숲길을 정비해나가는 일이 필요하다.

산림치유를 효과적으로 활용하기 위해서는 이용자가 본인의 건강이나 체력, 기호에 따라 서로 다른 치유 로드를 선택할 수 있도록 해야 한다. 예를 들면 완만한 경사의 안정된 치유 로드, 다소 경사가 있는 중거리 치유 로드, 트래킹을 할 수 있는 장거리 치유 로드 등으로 나누어 이용자가 자신의 상황에 맞게 선택할 수 있도록 할 수 있을 것이다. 또한 각각의 산림치유 로드가 그 지역의 매력과 특색을 잘 나타내도록 만들어진다면, 지역 경제를 활성화시키는 데에도 많은 도움이 될 수 있을 것이다. 실제로 최근 들어 이러한 요건들을 갖춘 산림치유 로드를 정비하고 있는 마을이 점점 증가하고 있다. 하지만 오감을 활용하여 산림치유 효과를 얻을 수 있도록 산림치유 로드를 만드는 일은 아직 충분한 발전이 이루어지지 않은 상태다. 따라서 본 장에서는 홋카이도 쓰루이무라(鶴居村), 야마자키(山崎) 산림, 야마가타 현 오구니마치, 누쿠미다이라, 나가노현 사쿠 시, 히라오야마(平尾山), 고치 현 쓰노초의 덴구 고원처럼 산림치유 로드 환경을 선진적으로 설계하고 있는 지역을 살펴보고, 산림치유 로드의 환경을 설계를 할 때 유의해야 하는 사항들에 대해서 설명하고자 한다.

치유 로드에 조성되는 보도는 서로 지나가면서 마주치는 이용자가 불편함을 느끼지 않게 폭을 1.2~1.5m 정도가 되도록 만드는 것이 좋다. 그리고 노면을 평탄하고 완만하게 비포장으로 만들어 걸을 때 낙엽과 같은 자연의 감촉을 느낄 수 있게 하거나, 지역의 산림자원을 활용하여 우드칩(wood chip)을 만들어 도로에 깔아두는 것도 산림치유 로드를 효과적으로 활용하기 위한 좋은 방법이 될 수 있다. 또한 로드에 가까울수록 풀을 짧게 깎고 덩굴이나 나무 잔가지 등을 제거하여 이용자가 쾌적한 전망을 보면서 안심하고 치유 로드를 활용할 수 있도록 관리하는 것이 좋다.

한편 산림욕에 의해 나타나는 생리적·심리적 릴랙스 효과는 걸을 때보다 경관 감상을 할 때에 더 크다는 연구 보고도 있다. 그렇게 때문에 걸으면서 경관 감상을 할 수 있는 치유 로드나 경관 감상 체험을 할 수 있는 휴게 장소나 소광장이 있으면 산림욕을 훨씬 폭넓게 활용할 수 있다. 그리고 이때의 경관 감상 장소는 치유 로드에서 숲의 전체적인 경관을 감상할 수 있는 곳으로 설정하는 것이 적절하다.

산림치유 기지에 있는 로드는 이용자의 다양한 요구에 대응하기 위해 몇 가지 유형으로 나눌 수 있다. 예를 들면, 휠체어로 15분 정도 야외 활동을 할 수 있도록 만든 유니버설 디자인 로드, 초보자가 30분 정도(약 1~2km) 걸을 수 있는 평탄하고 완만한 로드, 1시간 정도(약 3~5km) 걸을 수 있으며 약간의 경사지로 구성되어 운동의 강도가 조금 있는 로드, 2시간에서 반나절 정도(5~10km) 걸을 수 있으며 운동강도가 다소 높은 장거리 로드 등을 들 수 있다. 그리고 이러한 로드는 지역의 특성에 맞게 조성될 수도 있다.

산림치유 로드에는 이용자가 쉴 수 있는 벤치나 소광장과 같은 시설을 조성하는 것이 좋다. 또한 여성 이용자도 많기 때문에 청결한 화장실을 만들 필요도 있다.

다음으로 치유 로드의 입구(게이트)와 경관 감상 장소, 소광장 등의 디자인 설계 지침에 대한 설명을 하고자 한다.

1) 치유 로드의 입구 디자인

치유 로드의 입구는 이용자에게 치유 로드의 기본적인 지식을 제공하고 치유 로드 체험에 대한 기대감을 줄 수 있는 공간이기 때문에, 산림치유에 있어서 중요한 역할을 한다. 그렇기 때문에 입구(게이트)는 산림치유 기지와 로드의 전체적인 이미지, 장점 및 매력을 정확하게 알 수 있도록 만들어야 한다. 예를 들어 입구에 시설물에 관한 정보, 시점장(視點場, 바라보는 지점 주변의 공간)과 랜드 마크에 관한 정보, 계곡과 같은 자원의 위치와 내용 등의 정보가 있으면 좋다. 또한 로드에서 볼 수 있는 동식물, 자연 생태 정보, 로드의 거리나 경사 및 운동량 등을 표시하면, 이용자가 목적이나 기호에 따라 산림치유 가이드와 상의를 하거나 코스를 선정하기가 편리하다. 시점 장으로는 멀리 보이는 장소, 호수나 계곡과 같은 물가에 접해 있는 장소, 건너편 언덕이 보이는 장소 등이 좋은 위치이다. 랜드 마크로서 대표적인 것은 호수나 폭포, 눈에 띄는 바위, 거목, 마가목과 같은 단풍이 드는 나무, 벚나무와 같은 꽃나무, 노각나무나 자작나무처럼 선명한 나뭇결을 지닌 나무, 물파초나 얼레지와 같은 야생화초 등의 자연 자원을 들 수 있다. 또 고분 흔적 등의 문화 자원이나 시설물을 활용할 수도 있다.

치유로드 입구 주변에는 스트레칭이나 준비운동을 할 수 있는 소광장을 조성하는 것이 좋다. 특히 고령자나 평소 운동량이 부족하거나 재활과 요양이 필요한 이용자들이 준비운동 등의 사전준비를 할 수 있는 공간을 마련하는 것이 좋다.

2) 치유 로드의 경관 감상 장소와 휴게 장소 디자인

숲 속 걷기를 할 때는 산림욕뿐 아니라 운동에 의해 나타나는 효과가 발생한다. 하지만 숲 속에서 경관 감상을 통해 오감을 활용하여 조용히 앉아 경치를 조망하고 시냇물이나 새소리를 들으며 숲의 향기를 맡는 것은 순수한 산림욕의 효과를 얻을 수 있는 방법이라고 할 수 있다. 산림욕에 의해 나타나는 생리적, 심리적 릴랙스 효과는 걸을 때보다도 오히려 경관 감상과 같은 정적인 활동을 할 때에 더 크다는 연구 보고도 있다. 따라서 이러한 경관 감상 체험을 할 수 있는 휴게 장소와 소광장 등이 마련되면 산림욕을 훨씬 폭넓게 활용할 수 있다.

경관 감상 장소를 선정할 때는 로드에서 숲의 매력적인 장소를 볼 수 있는 공간이나 숲 전체적인 경관을 감상할 수 있는 공간을 선정하는 것이 중요하다. 그리고 경관 감상 장소에는 최소한 3~5명 정도가 벤치 등에 앉을 수 있는 규모의 소광장을 조성하는 것이 좋다. 물졸참나무나 단풍나무가 많은 숲의 치유 로드에는 물졸참나무 거목이나 단풍나무의 잎이 잘 보이는 장소 경관 감상 장소로 선정하는 것이 좋다. 또한 계곡 주변에 너도밤나무가 많이 있는 숲이라면 계곡 주변이나 너도밤나무의 수림대가 잘 보이는 곳을 경관 감상 장소로 선정하는 것이 적절하다.

한편 산림치유 기지와 로드 인증을 받은 곳에는 실제로 실시한 실험 결과가 있으므로 생리적·심리적 효과나 음이온과 피톤치드 수치 정보를 표시하는 것도 좋다. 가이드는 이를 활용해 이용자들에게 산림치유 효과에 대한 과학적 근거를 객관적이고 수량적으로 제시할 수 있다. 또한 가이드가 이용자들에게 산림치유의 효과에 대해 설명하고 15분 정도 경관 감상을 직접 하면서 실제 효과를 체험할 수 있도록 유도할 수 있다.

3) 치유 로드의 픽토그램

산림치유의 인체에 대한 생리적·심리적 효과는 산림이 가지고 있는 다양한 자연 요소들이 인체에 복합적으로 영향을 주면서 나타난다. 이러한 자연 요소인 바람이 지나는 계곡이나 피톤치드가 풍부한 장소, 음이온이 많은 물가, 잎의 색이 아름다운 단풍나무 등을 픽토그램(그림 문자)으로 만들어 치유 로드에 적절하게 배치하면, 이용자들이 치유 로드를 좀 더 효과적으로 체험할 수 있다.

픽토그램에 들어가는 그림으로는 랜드 마크나 시점장을 활용하는 것이 적합하다. 예를 들어 전나무 거목이 그려진 픽토그램은 시각적으로 웅장한 인상을 주고, 먼 봉우리들을 조망하는 듯한 그림이 그려진 픽토그램은 개방적인 인상을 줄 수 있다. 또한 폭포나 계곡이 그려진 픽토그램은 시원하고 상쾌한 인상을 줄 수 있고, 야생 동식물이 그려진 픽토그램은 편안하고 마음이 치유되는 듯한 인상을 줄 수 있다. 피톤치드는 후각적 요소로서, 픽토그램으로 만들어 편백림이나 소나무림에 배치하면 상쾌한 느낌을 줄 수 있을 것이다. 이처럼 치유 로드의 공간 특성을 나타내는 픽토그램을 효과적으로 배치하면, 가이드가 이용자에게 치유 로드의 효과에 대해 설명하거나 이용자가 가이드 없이 치유 로드를 이용할 경우에 유용하게 쓰일 수 있을 것이다.

2. 치유 로드의 환경 디자인 설계 사례

1) 야마자키 산림치유 로드 디자인

야마자키 산림(홋카이도 쓰루이무라)은 구시로 습원에 인접한 곳에 위치해 있으며, 낙엽활엽수 2차림이 조성되어 있어 물졸참나무, 너도밤나무, 느릅나무, 자작나무 등과 같은 홋카이도에서 느낄 수 있는 산림 경관이 펼쳐진 곳이다. 또한 분비나무 등이 식재된 침엽수림도 섞여 있다.

치유 로드의 전체 길이는 약 25km 정도이며, 비교적 평탄한 지형(평균 경사도 약 5도)으로 조성되어 있다. 따라서 산림치유 가이드는 이용자의 요구에 맞게 코스를 선정하여 산림치유 프로그램을 진행할 수 있다.

① 입구 디자인

입구에는 이용자를 환영하는 표지판이 설치되어 있다(그림 4.13). 일반적으로 표지판의 디자인은 치유 로드나 숲의 특징을 잘 나타내면서도, 이용자에게 치유 로드가 시작된다는 기대감을 줄 수 있도록 만드는 것이 바람직하다. 입구에서는 가이드가 표지판을 보며 이용자에게 치유 로드의 코스 및 주의사항 등을 설명해주면서 이용자와 소통을 하는 것이 좋다. 또한 입구에 소광장을 마련하면 스트레칭 등의 준비운동을 하는 것도 가능해진다.

그림 4.13 :: 야마자키 산림 입구

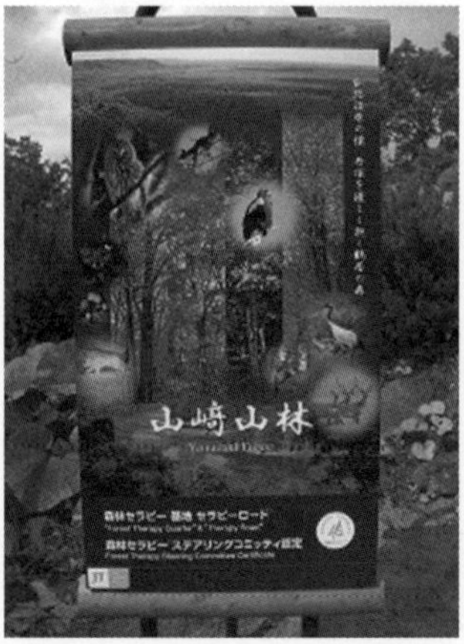

(사진 제공 : 야마자키 산림)

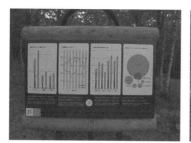 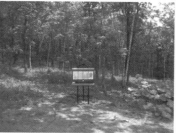

(사진 제공 : 야마자키 산림)

② 경관 감상 장소와 소광장 디자인

이 구역의 치유 효과를 나타낸 표지판은 연구 팀이 실제로 경관감상실험을 실시했던 장소에 설치했다. 이러한 장소는 소규모의 열린 공간으로 휴게 장소로도 활용될 수 있기 때문에 벤치 등과 같이 앉아서 쉴 수 있는 환경을 조성하는 것이 바람직하다. 〈그림 4.14〉의 지점은 치유 로드의 하이라이트가 되는 곳으로 표지판에 이 치유 로드에서 얻을 수 있는 효과와 야마자키 산림치유 로드의 생리적·심리적 효과, 물리·화학적 환경에 대한 정보들을 표시했다. 예를 들어 산림에서 경관 감상을 하면 도시에서 활동할 때보다 몸속 코티솔 농도가 낮아져 스트레스 경감 효과를 얻을 수 있다는점, 부교감신경이 활성화되어 생리적·심리적 긴장, 불안감 등이 감소한다는 점, 피로감이 줄고 활기가 높아진다는 점, 숲에는 아이소프렌이나 a-피넨과 같은 피톤치드(향기 성분)가 많다는 점 등이 표시되어 있다. 가이드는 이용자와 함께 숲 속을 걷는 도중에 이러한 장소에서 휴식을 취할 수 있다. 또한 이용자에게 경관 감상을 할 수 있도록 돕거나 로드에서 얻을 수 있는 치유 효과와 로드의 물리적 화학적 환경을 설명해줄 수도 있다.

③ 치유 로드 정비

로드의 지형은 비교적 평탄하며 사람이 지나다니기에 충분한 폭으로 만들어져 있다. 그렇기 때문에 고령자나 아이들도 큰 불편함 없이 이용할 수 있고, 위치도 호수 주변이라 이용자가 걸으면서 호수를 둘러볼 수도 있다(그림 4.15③). 또한 보도 주변의 잡초나 수목의 밀도가 적절히 관리되어 있기 때문에 위험한 느낌은 들지 않는다(그림 4.15①).

하지만 장기적으로는 생물의 다양성을 높이고, 활엽수 및 침엽수를 대경목(大莖木)으로 키울 수 있도록 관리하는 것이 바람직하다. 그리고 로드 주변의 초목은 낮게 제벌하여 이용자가 안심하고 다닐 수 있도록 정비해야 하며, 로드에 가까울수록 낮게 깎는 것이 좋다.

한편 이용자들이 재방문하고 장기간 머무를 수 있도록 하려면 다양한 로드를 정비하여 이용자들이 본인의 상황에 맞게 치유 로드를 선택할 수 있도록 만드는 것이 좋다. 예를 들어 숲 안의 로드, 물가 주변의 로드, 약간의 고지대에 위치하고 있으면서 원경이 잘 보이는 로드 등을 만들어 이용자들 선택의 폭을 넓히는 것이다. 또한 치유 로드를 따라 조성된 소광장에는 현지의 간벌재 같은 재료들을 활용하여 벤치를 설치하는 것이 효율적이다(그림 4.15②). 그리고 경우에 따라서는 간단한 시설 정비나 숲을 관리하는 작업을 운동요법(프로그램)으로 도입하여 이러한 휴게 장소에서 실시해볼 수도 있다.

④ 시점장

이 로드의 대표적인 시점장으로서 구시로 습원을 바라볼 수 있는 곳이 있다(그림 4.16). 이러한 장소에는 휴식이나 경관 감상을 할 수 있도록 벤치나 간단한 휴게시설을 만드는 것이 바람직하다.

그림 4.15 :: 야마자키 산림의 치유 로드

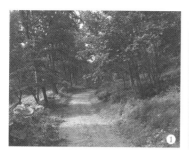
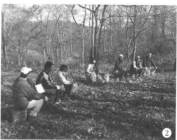

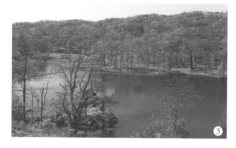

① 전망이 좋은 낙엽 활엽수림에 위치한 치유 로드
② 숲의 소광장에 설치된 간단한 통나무 벤치
③ 호수 주변에 위치한 완만한 경사의 로드
　(②, ③사진 제공 : 야마자키 산림)

그림 4.16 :: 구시로 습원의 시점장

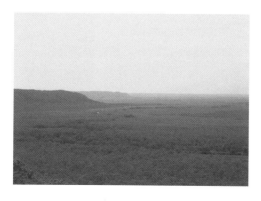

⑤ 랜드 마크

두루미(그림 4.17①)처럼 지역을 대표하는 생물이 살고 있는 장소는 치유로드의 랜드 마크로서도 적절하다고 할 수 있다. 또한 물졸참나무, 느릅나무 등과 같은 거목이나 호수, 고분과 같은 역사유산, 로드 주변의 소광장이나 휴게시설도 랜드 마크로 활용할 수 있다. 그리고 이러한 랜드 마크에서는 가이드가 랜드 마크에 대한 설명을 하거나 호흡법과 같은 간단한 프로그램을 진행할 수도 있다.

〈그림 4.17③〉의 연령초 군락은 홋카이도의 산림 내부를 시각적으로 밝게 만들어주는 효과가 있는 장소로 랜드 마크로서 적절하다고 할 수 있다. 물졸참나무의 거목(그림 4.17②)은 보는 사람을 압도하여 신성한 느낌을 갖게

그림 4.17 ▪▪ 랜드 마크

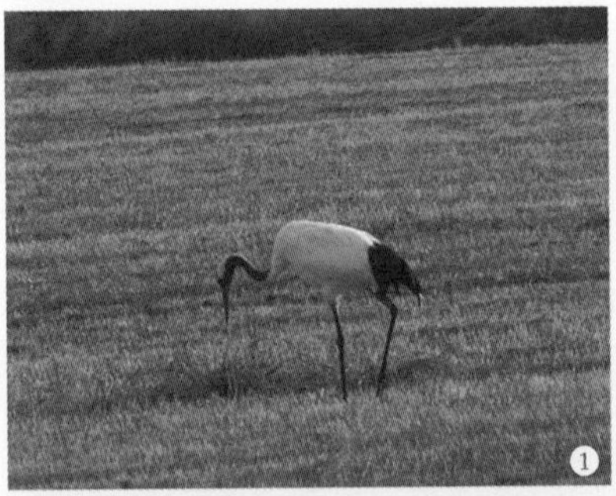

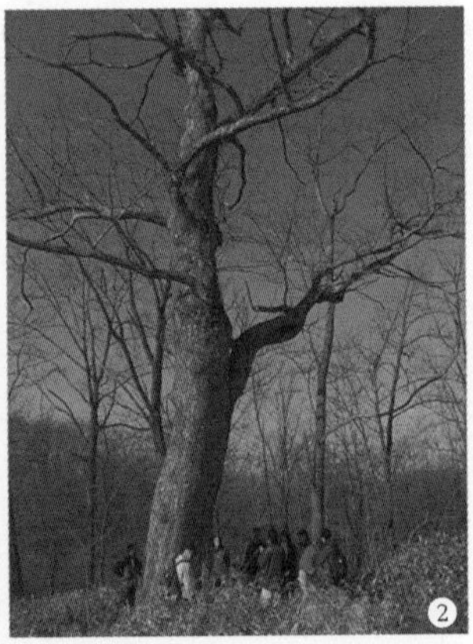

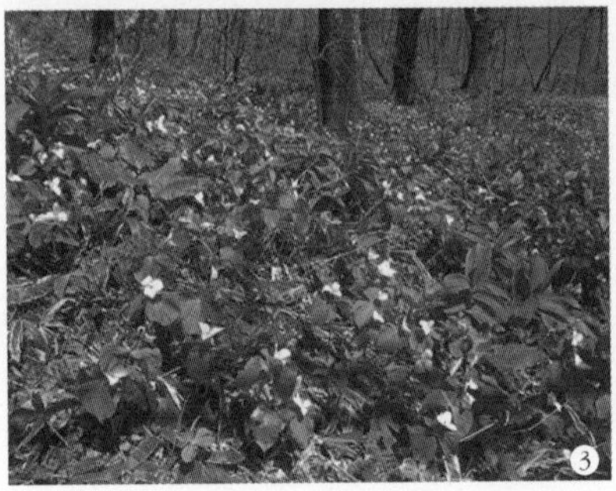

① 두루미
② 물졸참나무 거목(사진 제공 : 오구니마치)
③ 연령초

하며, 나무의 줄기에 닿는 촉감을 통해 쾌적한 느낌을 갖게 만들기도 한다.

2) 누쿠이다이라 치유 로드 디자인

야마가타 현 오구니마치의 누쿠이다이라(温身平) 기지 내에는 총 연장 5.5km, 평균 경사도 2.8%에 이르는 총 다섯 가지 완만한 경사의 치유 로드가 정비되어 있다. 메인 루트는 수령이 200년 이상인 너도밤나무 천연림 내부를 빠져나가는 약 1.3km는 평균 경사도 2.8% 정도에 도보로 이동시 편도 30분가량 소요되는 거리의 로드로서, 이이데(飯豊) 연봉의 등산로로 연결되는 로드이기도 하다. 도중에 되돌아가서 산림 내의 보도를 도는 루트를 선택하면 3km의 거리를 도보로 1시간 정도 이동하면서 산림치유 효과를 체험할 수 있다. 그 밖에 치유 기지 내에는 있는 어린 너도밤나무림 속 로드나 거리가 긴 로드 등과 같은 다양한 루트를 가이드와 함께 산림욕을 즐기면서 산림치유 효과를 만끽할 수 있다.

① 입구 디자인

누쿠이다이라 치유 로드 입구에 있는 표지판(그림 4.18)에는 로드 전체의 이미지, 거리, 고저 차, 랜드 마크 정보가 포함된 로드맵, 단풍나무나 산수국과 같은 특징적인 수목이나 들풀의 일러스트 등이 표시되어 있다. 하지만 이 지역은 겨울에 폭설이 자주 내리는 지역이라는 점을 감안하여 동절기에는 표지판을 설치하지 않는다.

가이드는 이러한 표지판을 활용하여 코스나 식생 등에 대한 개략적인 설명을 하고 이용자와 의견을 교환하여 걷기 코스를 결정한다.

② 경관 감상 장소 및 소광장 디자인

누쿠이다이라 로드에 실제로 경관감상실험을 실시한 장소에 치유 로드의

그림 4.18 ：： 누쿠이다이라의 입구

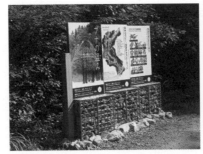 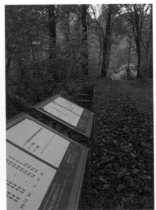

(사진 제공 : 사쿠 시)

효과 등을 설명해놓은 표지판(그림 4.18)이 설치되어 있다. 이곳은 너도밤나무 거목에 둘러싸여 이용자에게 신성한 느낌을 주는 공간으로, 표지판에는 숲 속 걷기나 경관 감상을 할 때가 도시에서 활동할 때보다 스트레스 호르몬인 코티솔의 농도가 내려가고 부교감신경이 활성화되어 편안한 느낌을 준다는 내용이 쓰여 있다. 또한 심리적으로도 긴장감, 피로감, 혼란과 같은 부정적인 감정이 감소하고 활기가 높아진다는 사실이나 아이소프렌, a-피넨 등의 피톤치드가 많이 검출된다는 사실도 표지판에 설명되어 있다.

벤치 등의 휴게시설이나 소광장을 조성함으로써, 이용자가 가이드로부터 산림치유의 효과에 대한 설명을 듣거나 경관 감상을 체험해보면서 좀 더 효과적으로 산림치유를 활용할 수 있다.

③ 치유 로드의 정비

주요 로드는 두 명이 마주쳐 지나갈 때 불편하지 않도록 충분히 넓은 폭으로 만들어져 있다. 또한 주변의 너도밤나무림은 거목이 많아 시야가 트여 있어 위험한 느낌은 들지 않는다(그림 4.19).

그림 4.19 :: 너도밤나무림 내부에 조성된 치유 로드

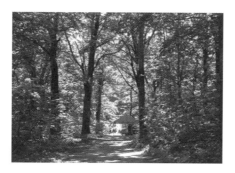

그림 4.20 :: 이이데 연봉의 시점장

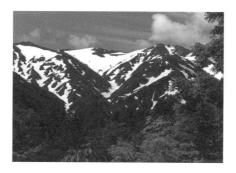

한편 너도밤나무림 내부를 통과하는 코스처럼 길의 폭이 좁은 경우는 되도록 평탄하게 길을 만들어 발에 닿는 지면의 안정성을 높여야 한다. 또 로드 주변에 무성하게 자라난 초목이 시야를 가리지 않도록 정기적으로 잡목을 베어주는 것이 좋다.

④ 시점장

이 로드의 대표적인 시점장으로는 계류 너머에 있는 산과 들, 온천 여관이 보이는 고지대와 이이데 연봉이 한눈에 보이는 곳(그림 4.20)을 들 수 있

다. 계류를 따라 형성된 시점장에서는 시각적인 효과와 함께 바람, 물소리와 같은 촉각·청각적 효과도 얻을 수 있다. 이러한 시점장에서는 가이드가 이용자에게 휴식을 취할 수 있도록 하면서 숲이 가지고 있는 감각(오감)적 요소의 특징 등을 설명해주는 것이 좋다. 그리고 이를 위해서는 경관 감상이나 휴식을 취할 수 있는 간단한 시설을 조성하는 것이 좋다.

⑤ 랜드 마크

이 치유 로드의 대표적인 랜드 마크는 온대 낙엽활엽수 거목과 이이데 연봉에 포함되어 있는 설산(雪山)이다. 물졸참나무(그림 4.21)나 너도밤나무 거목은 시각적인 요소뿐 아니라 줄기에 닿는 느낌이나 바람에 나무가 흔들리면서 내는 소리와 같은 촉각적·청각적 요소도 지니고 있다.

랜드 마크는 그 자체가 길은 아니지만 이용자에게 길이 되어주기도 한다. 또한 단풍나무 거목이 가을에 붉은색으로 물들고, 숲 속의 청개구리 알은

그림 4.21 ⁚⁚ 랜드 마크로서의 물졸참나무 거목

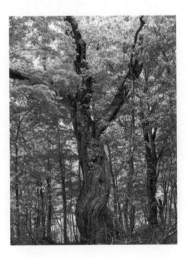

부화하는 시기가 정해져 있는 것처럼 특정 시기에만 나타나는 특징들도 그 공간을 대표할 수 있는 랜드 마크가 될 수 있다. 이러한 관점에서 이이데 연봉의 설산도 랜드 마크가 될 수 있다.

3) 히라오 숲 치유 로드 디자인

나가노 현 사쿠 시에 있는 히라오 숲 기지 내에는 700~2,000m에 이르는 6가지 완만한 경사의 치유 로드가 조성되어 있다(평균 경사도 2~8%). 그중 히라오 숲에 있는 로드는 초보자에게 매우 적합한 코스이다. 등고선 상에 보도를 만들어서 생긴 루트로서 전형적인 산림치유 로드라고 할 수 있다. 연장 2,000m, 평균 경사도 5%의 지형에서 산책할 수 있는 코스이며, 가이드와 함께 약 1시간 정도의 산림욕을 할 수 있다. 또한 소나무나 졸참나무의 2차림 속을 둘러싸고 있으며 우드 칩으로 포장된 이 치유 로드에서는 연령이나 성별에 상관없이 누구나 편안하고 가벼운 마음으로 숲 속을 걸으면서 산림치유 효과를 얻을 수 있다.

① 입구 디자인

가이드가 동행할 경우, 입구에서는 우선 가이드가 이용자에게 산림치유와 로드의 특징에 대해 표지판에 나타난 정보를 활용하여 개략적으로 설명을 해주면서 이용자와 정보를 공유하는 것이 좋다. 히라오 치유 로드의 입구 표지판(그림 4.22)에는 치유 로드 전체의 이미지, 거리, 고저의 차이, 로드맵, 주변의 식생 등에 대한 정보들이 쓰여 있다.

② 경관 감상 장소와 소광장 디자인

히라오 숲 치유 로드의 중간 지점에는 산림치유 기지의 생리적 효과를 설명하기 위한 표지판(그림 4.23①)이 설치되어 있고, 이용자가 경관 감상을 실

그림 4.22 :: 히라오 숲의 입구 표지판

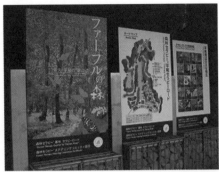

(사진 제공 : 사쿠시)

그림 4.23 :: 산림치유 효과에 대한 정보를 나타낸 표지판

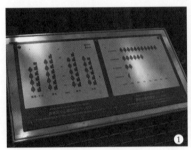

산림치유 효과에 대한 정보를 나타낸 표지판
(사진 제공 : 사쿠 시)

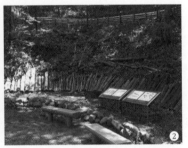

경관 감상 장소로도 활용 가능한 소광장
(사진 제공 : 사쿠 시)

시하거나 휴식을 취할 수 있는 벤치가 마련되어 있다(그림 4.23②). 벤치에 앉아 15분 정도 정적인 산림욕을 하는 동안 소나무 숲을 바라보면서 새소리를 듣고, 나무 사이로 스쳐지나가는 바람을 느끼며, 숲의 향기를 맡을 수 있다. 표지판에는 숲에서 산림욕을 하면 도시에서 활동할 때보다 몸속 코티솔 농도가 낮아져 스트레스 경감 효과를 얻을 수 있다는 사실, 부교감신경이 활성화되어 생리적·심리적 긴장과 불안감 등이 감소한다는 사실, 피로감이 감

그림 4.24 :: 등고선을 따라 조성된 치유 로드

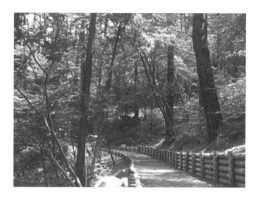

소하고 활기가 높아진다는 사실, 숲에는 α-피넨·캠펜·리모넨과 같은 피톤치드(향기 성분)가 많다는 사실 등이 나타나 있다. 이러한 장소에서는 가이드가 이용자에게 경관 감상을 해볼 수 있도록 하거나 로드에서 얻을 수 있는 치유 효과와 로드의 물리적 화학적 환경에 대한 설명을 해줄 수 있다.

③ 치유 로드 정비

치유 로드로 신설된 코스는 약 2km 정도로 히라오 숲의 등고선을 따라 조성되었다(그림 4.24). 로드를 정비할 때는 되도록 자연 경관을 손상시키지 않아야 한다. 예를 들면, 인공적인 경사면을 만들지 않고 산림 경관과 조화를 이루도록 로드를 정비하는 것이 바람직하다고 할 수 있다.

보도의 폭은 1.5m 정도이며 두 사람이 서로 마주쳐 지나가기에 충분한 넓이가 확보되어 있다. 우드 칩을 깔아놓은 보도는 걷기 편할 뿐 아니라, 흙길 보도와는 달리 비가 와도 물이 고이지 않고 소나무림의 산림 풍경과도 잘 어울린다. 또한 간벌이나 제초작업도 적절하게 실시해 나뭇잎 사이로 비치는 햇빛과 같은 산림 경관을 체험할 수가 있다. 적당한 장소에 벤치나 휴게

장소가 조성되어 있어 여유롭게 산림치유를 체험할 수 있다.

4) 덴구 고원 치유 로드 디자인

고치 현 쓰노초에 있는 덴구 고원 치유 로드는 해발 1,000~1,484m 높이의 아고산대에 위치하고 있으며, 시코쿠(四国) 카르스트 현립자연공원의 초원과 원시림을 잇는 로드이다(그림 4.25). 로드에는 약 1km로 30분 정도 걸을 수 있는 평탄한 지형의 초급 코스에서부터 2~3km 정도로 능선부를 경유하며 운동강도가 높은 코스, 5~6km로 반나절 정도 걸어야 하는 장거리 코스 등 다양한 루트가 조성되어 있다.

식생은 너도밤나무림, 소나무림, 차나무림, 전나무와 솔송나무 같은 활엽수와 침엽수의 혼합림으로 구성되어 있기 때문에 다양한 경관을 지니고 있다. 보도의 폭은 1~1.5m 정도이다. 또한 길 위에 편백 칩을 깔아놓은 코스가 있어 걷기 편하고 비가 와도 물이 고이지 않으며 피톤치드가 발산되는 효과도 있다. 귀중한 자연 자원인 수백 그루의 차나무가 군생하고 있는 곳에서는 차나무 특유의 붉은 빛깔을 띤 나뭇결을 감상할 수 있다.

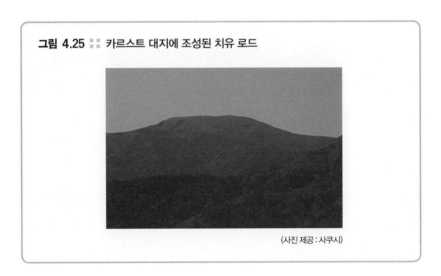

그림 4.25 :: 카르스트 대지에 조성된 치유 로드

(사진 제공 : 사쿠시)

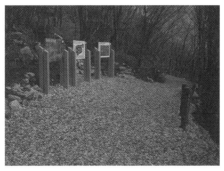

그림 4.26 ░░ 덴구 고원의 입구에 설치된 표지판

(사진 제공 : 츠노초)

① 입구 디자인

덴구 고원 치유 로드의 입구 표지판(그림 4.26)에는 시만토가와(四万十川)의 수원(水源)인 산 정상에 도달한 사람에게 하는 환영 인사말이 쓰여 있다. 그리고 이 치유 로드의 이미지, 거리, 고저 차, 로드맵, 주변 식생 등에 대한 정보들이 쓰여 있어서 가이드가 이용자들에게 치유 로드의 정보를 설명해 줄 수 있다. 그 외 덴구 고원만의 특징인 차나무림에 대한 설명을 추가하는 것도 좋을 것 같다. 입구 주변에 조성된 소광장에는 우드 칩이 깔려 있으며, 이곳에서 가벼운 준비운동이나 스트레칭을 할 수 있다.

② 경관 감상 장소와 소광장 디자인

입구를 출발하여 치유 로드를 1km 정도 걷다 보면 소광장에 도착하게 된다. 소광장에서는 이 로드에서 얻을 수 있는 생리적·심리적 효과, 이 로드 주변의 물리적 환경, 발산되는 피톤치드 종류와 특징 등에 관한 정보가 나타나 있는 표지판을 볼 수 있다(그림 4.27).

실제로도 경관감상실험을 실시한 소광장에서는 이용자가 앉아서 너도밤

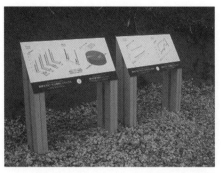

그림 4.27 ▓▓ 경관 감상 장소의 산림치유 효과에 관한 표지판

(사진 제공 : 츠노츠)

나무림이나 에이비즈 호모리피스(Abies homolepis) 숲 너머로 보이는 산을 바라보면서 산림치유 효과를 체험할 수 있다.

③ 로드 정비

이처럼 치유 로드가 아고산의 능선부에 위치해 있는 경우에는 보도의 폭을 넓게 만들기가 어렵다. 하지만 적어도 1m 정도의 폭은 확보하여 사람들이 지나다닐 수 있도록 만드는 것이 좋다. 특히 이용자들이 편리하게 이용할 수 있도록 편백 칩이 깔려 있는 로드(그림 4.28)를 좀 더 정비해야 한다.

너도밤나무, 물졸참나무, 전나무, 가문비나무의 침엽수와 활엽수가 혼합된 천연림을 통과하는 루트는 경관이 뛰어나며, 산림 내의 공기가 차다는 특징이 있다. 하지만 고령자나 여성 관광객, 혹은 재활이 필요한 관광객이 방문하는 경우는 우선 입구에서 30분 정도 소요되는 비교적 가까운 거리의 초보자 코스를 활용하는 것이 바람직하다.

산행에 익숙해지면 거리를 늘이거나 고저 차이가 있는 코스를 활용하여 서서히 운동강도를 높여가는 것이 좋다.

그림 4.28 편백 칩을 깐 치유 로드

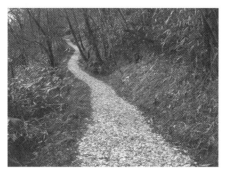

(사진 제공 : 츠노초)

④ 시점장

능선부를 구성하는 카르스트 대지는 이 로드를 특징짓는 시점장이다. 전망이 좋을 뿐 아니라, 방목지나 목초지의 경관도 볼 수 있기 때문에 친근감을 준다. 오픈 스페이스가 충분히 확보되어 있기 때문에 경관 감상을 실시하거나 휴식을 취할 수 있다. 또한 조성된 시설을 활용하여 스트레칭이나 운동요법을 실시할 수 있다.

로드의 중간 지점에는 산봉우리나 먼 바다를 바라볼 수 있는 시점장도 마련되어 있다. 이러한 시점장에서는 시야가 확보될 수 있도록 나뭇가지나 잎을 제거하는 수목 관리 작업을 해주어야 한다.

⑤ 랜드 마크

잘 정비된 차나무림의 옅은 붉은색 수피는 너도밤나무의 엷은 수피와 잘 어울려 아름다운 경관을 만들어낸다. 이러한 경관은 전국적으로도 희귀하기 때문에, 차나무림 일대를 랜드 마크로 설정해도 좋을 것이다(그림 4.29).

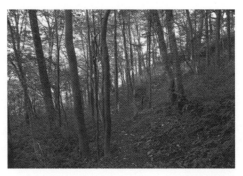

그림 4.29 :: 차나무림 경관을 감상할 수 있는 로드

(사진 제공 : 츠노초)

또한 차나무의 나뭇결을 만져보면서 촉각 자극 효과를 얻을 수도 있다.

한편 로드의 동선에서 조금 벗어나 차나무림 속으로 작은 길을 만들고 이러한 공간에 평탄한 지형이나 소광장을 마련하여 경관 감상이나 휴식을 취할 수 있도록 한다면, 이용자들이 이러한 차나무림의 특성을 더욱 가까이에서 편안하게 체험할 수 있을 것이다.

그리고 이러한 랜드 마크를 로드뿐이 아니라 산림치유 기지에도 설정하고, 랜드 마크를 활용하여 산림치유 기지를 체험해볼 수 있는 프로그램을 개발할 필요가 있다. 예를 들어 이 지역에 펼쳐져 있는 다원(茶園)은 문화적 자연 경관으로서 뛰어난 랜드 마크인 동시에 미각적 효과를 가져다줄 수 있는 훌륭한 자원이 될 수 있다.

_ 가가와 다카히데(香川隆英)

산림치유 기지 디자인 제4장

1. 경관 디자인

치유 로드 주변에서 볼 수 있는 산림 경관의 특징과 디자인에 대해서 너도밤나무림, 소나무·편백림, 삼나무 인공림, 조엽수림, 졸참나무 2차림을 사례로 활용하여 설명하고자 한다.

전국에 있는 수십 곳의 산림치유 기지의 경관은 너도밤나무·졸참나무·느릅나무와 같은 홋카이도의 특징적인 경관에서부터 도호쿠(東北)의 너도밤나무 천연림이나 자작나무·너도밤나무 2차림, 간토(関東)의 졸참나무 2차림, 간사이(関西) 신사 참도의 삼나무 거목림, 신슈(信州)의 편백 천연림, 시코쿠(四国)의 전나무·솔송나무·물졸참나무 혼합림, 주고쿠(中国)의 소나무·졸참나무 2차림, 규슈(九州)의 조엽수림, 오키나와(沖縄)의 아열대림에 이르기까지 일본 전국의 산림환경을 포함하고 있다.

산림 경관의 시각적 쾌적성을 확보하기 위해서는 우선 간벌을 통해 숲의 입목 밀도를 적절하게 조절하는 것이 중요하다. 직경 50cm 정도 크기의 나무들로 구성되어 있는 경우에는 1ha당 150~200그루가 되도록 관리하는 것이 좋다. 이렇게 하면 시야가 확보되고, 나무 사이로 햇빛이 들어와 아름답고 안정감 있는 경관이 형성된다. 또한 시점장에서는 시야를 확보하기 위해 덩굴과 잡목 솎아베기 등을 실시하는 것이 좋다.

1) 니가타 현 츠난마치

니가타 현 츠난마치(津南町)의 산림 경관은 너도밤나무 천연림과 온대낙엽 활엽수림의 2차림으로 구성되어 있다. 너도밤나무 2차림은 천연림만큼 굵은 나무는 아니지만, 생육이 양호하여 곧게 뻗은 모습이 건강해 보이는 경관을 이루고 있다. 로드의 경사지는 완만하여 걷기 편하고, 휴게시설이 설치되어 있으며 가능한 자연적인 모습을 살린 경관이 특징이다.

평균 직경이 30cm 정도인 어린 너도밤나무림인 경우에는 1ha당 400~500 그루 정도를 기준으로 관리를 하면 산림 내의 경관이 양호하게 유지된다. 〈그림 4.30〉에 소개한 숲은 입목의 밀도가 조금 높은 편이기 때문에 약간의

그림 4.30 :: 경관 감상 장소에서 바라본 너도밤나무림

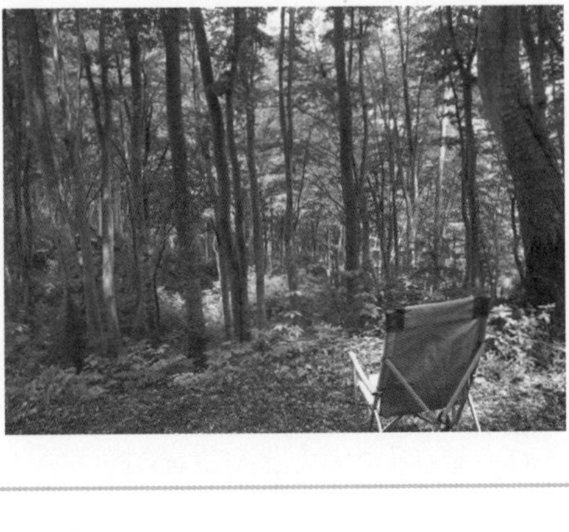

간벌이 필요한 경우라고 볼 수 있다. 너도밤나무림은 그 특유의 엷은 줄무늬 수간, 가지, 잎 그리고 하층식생이 서로 조화를 이루어 아름다움을 만들어낸다. 사진은 실제로 경관감상실험을 실시한 장소로서, 이렇게 숲을 내려다볼 수 있는 공간에 소광장과 휴게시설을 마련하면 시야가 확보되어 훨씬 효과적으로 경관을 감상할 수가 있다. 그리고 시야를 확보하기 위해 소광장 주변의 저목이나 하층식생을 솎아베기하는 것이 좋다.

2) 나가노 현 미나미미노와무라

신슈(나가노 현) 미나미미노와무라(南箕輪村)의 대표적인 마을 숲 경관으로서, 잘 자란 소나무와 편백 인공림으로 구성되어 있다. 또한 시가지에서 가깝기 때문에 사람들이 일상적으로 치유 로드를 활용하는 것이 가능하다. 로드는 평탄하여 걷기가 편하다. 그리고 인공림이기는 하지만 임령(林齡)이 높고 각각의 수목이 크기 때문에 자연림에 가까운 산림 경관을 지니고 있다. 관리도 잘되어 있어서 입목 밀도가 높지 않으며, 하층식생과 저목의 밀도도 적정 수준으로 유지되고 있어 생물 다양성이나 경관의 자연성이 비교적 높다.

하지만 시가지에서 가까워 도로의 소음이 임내에 유입되면서 청각 자극에 의한 쾌적감이 저하될 수도 있다. 때문에 숲의 가장자리에는 상록수 등을 식재하여 방음 기능을 높이는 것이 좋다. 또한 중저목의 밀도가 높아 경관이 좋지 않은 공간도 있다. 이런 곳은 중저목, 덩굴과 하층식생을 제거하여 밀도를 조절하고 경관을 개선시킬 필요가 있다. 〈그림 4.31〉과 같이 평균 직경이 35cm 정도 되는 편백·소나무림인 경우는 1ha당 300~400그루가 되도록 관리하는 것이 좋다. 이렇게 하면 나무와 나무의 거리가 적당해져 경관이 좋아지고 이용자가 안정감을 느낄 수 있다.

그림 4.31 :: 일상적인 활용이 가능한 마을 숲 치유 로드

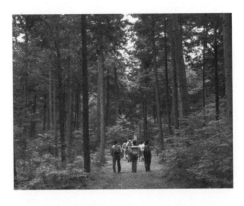

3) 시마네 현 이이난초

시마네 현 이이난초(飯南町)는 일본의 일반적 삼나무 인공림의 경관과 성숙하고 관리가 잘 되어 있는 인공림의 아름다움을 자아내는 숲이다. 또한 치유 로드 가까이에 있는 계곡에서 맑은 물이 흐르기 때문에 음이온도 풍부하다.

로드는 비교적 평탄한 지형이며 로드 위에 삼나무 칩이 깔려 있어 안전하게 걸을 수 있기 때문에 밑을 보면서 걷지 않아도 된다. 또한 사람들이 서로 마주쳐 지나가도 불편함을 느끼지 않도록 넓이가 충분히 확보되어 있으며, 로드에 깔려 있는 삼나무 칩에서 상쾌한 향기도 발산된다(그림 4.32).

사진과 같이 평균 직경이 40cm 정도 되는 삼나무림인 경우는 1ha당 300 그루 정도가 되도록 관리하는 것이 좋다. 이렇게 적정 밀도를 유지하면 트인 시야를 확보할 수 있다. 또한 나무 사이로 햇빛이 들어와 아름답고 안정감 있는 경관이 형성되며, 하층식생이 자라나 인공림에 자연성을 더해준다. 하지만 하층식생이나 저목이 너무 무성하게 자라나지 않도록 솎아베기를 하거나 잡초를 제거하는 등의 관리를 할 필요가 있다.

그림 4.32 ┊┊ 관리된 삼나무 인공림의 치유 로드

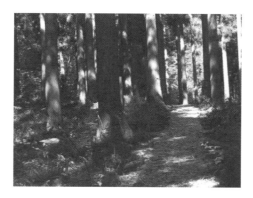

치유 로드의 종류를 다양화시켜 물가나 자연림 속을 걸을 수 있는 코스가 만들어지면 이용자의 만족도가 훨씬 높아질 것이다.

4) 미야자키 현 아야초

미야자키 현 아야초(綾町) 수림은 주로 메밀잣밤나무·떡갈나무로 구성된 상록활엽수 천연림이며, 조엽수림이기도 하다. 관동의 해안선이나 사찰의 진수(鎭守)의 숲(신사 주변 참배길 등의 주변을 감싸고 있는 숲)에서 볼 수 있는 조엽수림보다 밝고 수형이 곧게 뻗어 있다. 또한 신록의 계절(늦봄~초여름)에 형형색색의 새싹들이 만들어내는 경관이 아름다운 곳이다.

계곡을 따라 조성된 로드는 어느 정도 경사가 있기 때문에 초보자보다는 중급자에게 적합한 코스라고 할 수 있다. 하지만 로드를 걷기 편하게 정비하면서, 휴게시설과 같은 공간을 조성함으로써 좀 더 나은 치유 로드가 될수 있다.

〈그림 4.33〉과 같이 평균 직경이 30cm 정도 되는 조엽수림인 경우는 1ha당 400~500그루 정도가 되도록 관리하는 것이 좋다. 하층식생은 그림처럼

그림 4.33 :: 메밀잣밤나무와 떡갈나무로 구성된 밝은 조엽수림

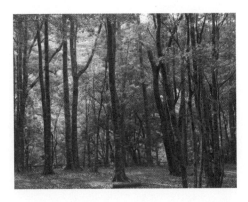

강하게 제거할 필요 없이 로드 주변을 안심하고 다닐 수 있도록 유지·관리하는 것이 좋다.

5) 미야자키 현 히노카게초

미야자키 현 히노카게초(日之影町)는 졸참나무나 단풍나무 등의 낙엽활엽수 2차림과 함께 삼나무 인공림도 조성되어 있는 곳이다. 궤도(軌度)를 치유로드로 활용한 곳으로서, 계류를 따라 로드가 정비되어 있으며 경사가 완만하여 초보자도 이용하기에 편리하다. 전국적으로 사용하고 있지 않은 궤도길이 많은데, 이러한 길은 경사가 완만하고 보도의 폭이 넓은 편이며 뛰어난 주변 경관을 지니고 있어 치유 로드로 활용하기에 좋은 조건을 가지고 있는 경우가 많다. 이런 길을 발굴하여 치유 로드로 재이용하는 방법은 매우 효과적이라고 생각한다.

2차림과 인공림은 간벌이나 하층식생 관리를 함으로써 시야를 확보하고 공간을 너무 어둡지 않게 만들지 않는 것이 좋다. 계곡을 따라 조성된 로드의 경관 관리를 위해서는 개벌을 실시하여 시야를 확보해야 한다. 청각적으

그림 4.34 ::: 전망 개선을 위한 개벌 전후 비교

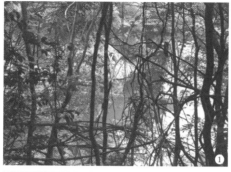

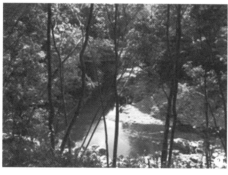

로 물소리가 들리지만 시각적으로 물가가 보이지 않는 경우가 있다. 이러한 로드는 저목이나 덩굴류가 무성해지기 쉬운 환경인 경우가 많기 때문에 경관 관리를 위해서는 반드시 개벌이 필요하다. 〈그림 4.34①〉와 같이 벌개(伐開) 전에는 덩굴류로 인해 물가 주변이 잘 보이지 않을 뿐 아니라 어둡고 음울한 경관이었지만, 벌개를 한 후에는 〈그림 4.34②〉와 같이 시야를 가리던 덩굴이나 저목이 제거되어 계곡이 잘 보이고 밝은 경관으로 개선되었다.

_ 가가와 다카히데(香川隆英)

2. 픽토그램

1) 픽토그램이란 무엇인가?

픽토그램(pictogram)은 '그림문자'나 ' 그림 말'이라고 할 수 있는 그림기호 혹은 그래픽 심벌(graphic symbol)을 의미하며, 어떤 말의 의미나 개념을 전하는 형상(그림)을 말한다. '그래픽 심벌'이나 '그림기호'는 공업 기술의 표준화 분야에서 널리 사용되고 있는 용어이다.

세계화 시대에 살고 있는 현대인에게는 언어, 교육 수준, 연령, 경험 등의 차이를 넘어 누구나 보기만 해도 그 의미를 바로 알 수 있는 새로운 의사소통 도구가 필요하다. 그리고 어떤 말의 의미나 개념을 쉽고 재미있게 배울 수 있는 방법도 필요하다. 픽토그램은 이러한 시대적 요구에 대응하여 현대인들이 유용하게 활용할 수 있도록 만들어진 도구이다.

픽토그램은 그래픽 심벌의 대표이자 전형이지만 픽토그램과 그래픽 심벌의 개념에는 다소 차이가 있다. 예를 들어 호텔의 등급을 나타내는 ☆은 그래픽 심벌이기는 하지만, 실제로 밤하늘의 별을 나타내는 것은 아니기 때문에 픽토그램은 아니다. 수학 기호로 사용되는 +, −, ×, ÷도 픽토그램이 아니다. 픽토그램은 원칙적으로 학습 없이도 알 수 있는 것들이다. 픽토그램의 주요 기능 세 가지를 정리하면 다음과 같다.

①자동차의 운전석에서 볼 수 있는 각종 조작 마크나 컴퓨터의 아이콘처럼 장비나 기기를 조작할 수 있도록 해주는 기능

②비상구 표시와 같이 국제적으로 규격화·표준화되어 있으며, 안전을 위한 기능

③사람들에게 도시환경의 복잡한 구조와 기능에 대해서 안내해주고, 올바른 판단을 할 수 있도록 유도해주는 기능

일본에서 처음으로 실시된 국제 행사인 도쿄 올림픽에서 사용된 픽토그램은 ③의 기능을 위해 만들어졌으며, 이를 통해 언어의 차이를 극복할 수 있는 의사소통의 도구를 마련할 수 있었다. 또한 산림치유에 사용되는 픽토그램 디자인도 ③의 기능을 위해 만든 것이다.

픽토그램의 역사를 살펴보면, 인류 역사가 시작되는 시점까지 거슬러 올라간다. 프랑스의 라스코나 스페인의 알타미라 동굴 벽화에서 볼 수 있는 그림을 보면, 표현하고자 하는 대상의 형상과 벽에 그려진 그림이 서로 비슷하다는 것을 알 수 있다. 또한 이러한 벽화는 상징을 통해 표현되어 있다. 그렇기 때문에 이러한 벽화도 픽토그램의 일종이라고 볼 수 있으며, 현대에도 이와 유사한 방식으로 픽토그램을 활용하고 있다.

2) 픽토그램은 사인이다

사인(sign)이란 사물이나 상황을 일정한 형식으로 표시하는 것을 의미하며, 어떤 대상을 둘러싸고 있는 모든 물건(환경) 및 상황은 사인이 될 수 있다. 또한 여러 가지 사인 중에서도 상황이나 맥락에 따라 필요한 사인이 각각 달라질 수 있고, 이러한 사인이 생물 생존에 필요한 정보가 되기도 한다.

달리 말하면 사인은 하나의 정보라고 할 수 있다. 예를 들어 아메바에게는 온도, 빛, 산, 알칼리가 사인 혹은 정보가 되며, 생명을 유지하기 위해 필요한 것이 된다.

인간도 인간을 둘러싸고 있는 외부 환경에 존재하는 다양한 사인(빛, 형태, 소리, 움직임, 냄새 등) 중에서 자신에게 필요한 사인을 선택한다. 또한 여러 가지 사인이 복합적으로 형성되면 이러한 사인(주변 환경)을 '통합된 정보'로 파악하여 인식한다. 픽토그램은 여러 가지 복합적인 사인 중에서도 시각적인 요소를 형상화하여 나타낸 사인으로서, 인간이 환경을 좀 더 쉽게 이해할 수 있도록 해주는 도구가 된다.

사인에 대해서 좀 더 살펴보면 특정 장소나 상황과 같은 환경 속에서 발생하는 '시그널(기호)이나 심벌(형상)의 복합체'라는 것을 알 수 있다. 이러한 사인은 생물이 직접적·행동적으로 감지하고 반응하는 시그널 사인(signal sign)에서부터 언어와 같은 간접적 심벌 사인(symbol sign)까지 포함한다.

심벌 사인은 인류만이 가지고 있는 특별한 도구로서, 간접적·사유적(思惟的)이라는 것이 특징이다. 인류는 심벌 사인을 활용함으로써 자연과의 직접적인 대응을 피하고 간접적으로 경험과 지식을 축적·공유시켜 왔으며, 추론에 의한 선택권을 가질 수 있게 되었고, 예측을 통해 위험에 대처하기 위한 준비를 할 수 있었다. 그리고 이러한 심벌 사인 덕분에 개개인이 자신의 의식이나 의사를 훨씬 정확하고 세밀하게 전달할 수 있게 되었다. 그렇기 때문에 심벌 사인은 인류사적 관점에서 종의 보전에 유리한 효과를 가져다주는 요인의 하나라고도 할 수 있다.

한편 이미지가 즉각적인 행동을 유발하는 경우, 그 이미지는 시그널이 된다. 심벌 시스템인 문자나 이야기와 비교하면 그래픽 심벌은 그보다 직접적이고 행동적 효과를 나타낸다고 할 수 있다. 특히 픽토그램은 의미하는 대상의 형상을 상징적으로 나타내기 때문에 일반적인 그래픽 심벌보다도 '생각하고 있는 이미지'와 일치되기 쉽다고 할 수 있다. 어떤 것을 생각하거나 갖고 싶어 하면, 그 사람의 의식에는 그 의도나 욕구의 대상에 대한 이미지가 그려진다. 픽토그램은 상징적이기는 하지만 그러한 이미지를 주변 환경에 이미 존재하는 것과 비슷한 형태로 만들어놓은 것이다. 그렇기 때문에 픽토그램으로 표시된 내용은 그 내용을 필요로 하지 않는 사람에게도, 그것을 생각하고 의도하고 있는 사람에게도 자연스럽게 인식될 수 있다. 또한 심벌 사인처럼 추론에 의한 선택권이 발생하지는 않지만, 같은 픽토그램을 보면서도 서로 다른 발상을 할 수도 있기 때문에 개개인의 의식이나 개성이 나타날 수도 있다.

3) 산림치유 픽토그램

산림치유 기지와 치유 로드를 안내하는 사인을 표시하는 데에 이미 오래 전부터 픽토그램의 중요성이 인식되어 왔으며, 최근에는 타마 미술대학 조형표현학부 디자인학과에서 픽토그램 디자인에 대한 연구나 개발을 수행하기도 했다.

많은 사람들이 자연과의 일체를 바라는 마음을 가지고 치유의 숲을 방문한다. 하지만 문자로 환경의 의미를 이해하는 경우에는 추상적인 개념으로 환경을 인식하게 된다. 그리고 이는 구체적인 환경을 몸으로 체험한 후, 그 환경을 추상적인 개념으로 해석하여 이해하고, 이해한 내용을 다시 현실에 맞추어 확인하는 작업, 즉 추론을 통해 환경에 대응하는 방식을 의미하고 있다. 하지만 픽토그램을 활용하면 이렇게 복잡한 과정을 거쳐 환경을 인식하는 것이 아니라 있는 그대로 직감적으로 이해할 수 있다. 산림치유 프로젝트 관계자들은 픽토그램의 이러한 본질을 당초부터 잘 파악하고 있었다. 그렇기 때문에 인위적인 문자의 사용을 억제하고 픽토그램을 중심으로 숲을 안내하는 사인을 만들고자 했다.

나가노 현 이이야마 시 치유의 숲을 직접 학생들과 함께 방문하여, 이러한 픽토그램 디자인(그림 4.35)을 만드는 일을 더욱 구체적으로 진행하였다. 학생들은 너도밤나무림으로 둘러싸인 공간, 시냇물소리가 들리는 곳, 산들바람이 부는 길을 방문해보거나, 혹은 새들이 지저귀는 소리에 귀를 기울여보고 이러한 경험을 활용하여 픽토그램 디자인을 만들었다. 그리고 디자인을 할 때 학생들에게 '자신의 독창적인 생각을 제외시키고 표현하고자 하는 대상과 일체가 되도록 하는 것이 좋다'는 말도 해주었다. 그 결과 '너도밤나무 천연림'만으로도 몇 가지 자연스러운 픽토그램 디자인을 만들 수 있었다.

앞으로 픽토그램 디자인을 추가하는 작업과 기존의 픽토그램 디자인을 발전시키는 작업을 병행해야 한다. 그리고 이렇게 만들어진 픽토그램 디자

그림 4.35 :: 픽토그램 디자인

자연의 소리

시냇물

설산

간결하고 분명한 밝기

시내가 있는 숲

산악 경관

거목

산 줄기

나뭇가지

밝기

아침

맑은 물

맨발로 걷다

천연림

눈이 녹은 물

그림 4.36 :: 너도밤나무 뒷산의 샛길에 표시된 픽토그램

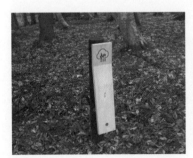
너도밤나무

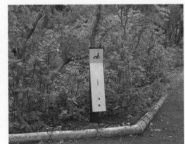
휴게 장소

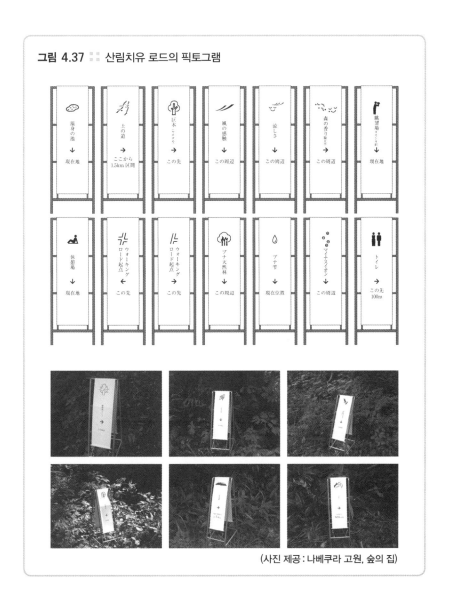

그림 4.37 산림치유 로드의 픽토그램

(사진 제공 : 나베쿠라 고원, 숲의 집)

인을 국제표준화기구(ISO, 쥬네브)에 등록하여 국제적으로 규격화·표준화시킴으로써 많은 사람들이 픽토그램을 활용할 수 있도록 해야 한다.

필자가 예전에 치유의 숲이 조성되고 있다는 소식을 듣고 나가노 현 사쿠시를 방문했을 당시 〈그림 4.36〉과 같은 사인 구조물을 본 적이 있다. 이 지역은 겨울에 눈이 많이 내리는 기후이기 때문에 현실적으로 픽토그램 구조

시인성
대상물의 존재 또는 모양
이 원거리에서도 식별이
쉬운 성질을 말한다. 유목
성 혹은 주목성과 구별되
며, 명도 차가 클수록 시
인성이 높다.

물을 유지·관리하기가 어려운 부분이 있다. 하지만 이러한 점을 고려한다
해도 필자 개인적으로는 이곳에 있는 픽토그램 디자인을 좀 더 확대·발전시
킬 필요가 있다고 생각한다.

픽토그램을 만들 때는 구조물보다도 시인성(視認性)에 중점을 두어야 한
다. 그래야 사람들이 오감을 통해 숲의 풍부함을 느끼고 마음의 안식을 얻
을 수 있는 환경을 조성할 수가 있으며, 최근의 산림치유 계획들도 이러한
환경 조성에 중점을 두고 이루어지고 있다.

이러한 기준들을 고려하여 만든 픽토그램 구조물들은 사람들에게 쉽게
보이지 않는 산림환경의 가치나 특징까지도 느낄 수 있게 해주며, 사람과 환
경과의 관계를 좀 더 새롭고 다양하게 인식하고 설정할 수 있도록 도와준
다. 또한 앞으로는 픽토그램을 통해 21세기의 새로운 인간과 환경과의 상호
관계(Man-space interface)가 형성될 수도 있을 것이라고 생각한다.

_ 오오타 유키오(太田幸夫)

대학과 산림치유

산림치유의 진흥과 발전을 위해서는 여러 가지가 필요하지만, 그중에서도 가장 중요한 두 가지 일은 산림치유의 효과를 과학적으로 검증하는 일과 그러한 효과가 나타나도록 산림치유를 수행하고 실천할 수 있는 인재를 육성하는 일이라고 할 수 있다. 그리고 이러한 일들을 수행하는 데 대학이 큰 역할을 담당하고 있으므로, 산림치유를 지속적으로 발전시키기 위해서는 산림치유 기지와 대학과의 연계가 반드시 필요하다.

전국 각지의 산림치유 기지에서는 관리자를 육성하거나 지역주민의 이해나 협력을 얻기 위해, 의료 종사자나 대학 연구자를 강사로 초빙하여 연수회나 강연회를 열고 있다. 그리고 이러한 산림치유 기지와 대학 연구자와의 연계는 해마다 증가하고 있어 앞으로 여러 가지 발전 가능성이 기대된다.

1. 전문교육을 담당하는 대학

현재 일본 국내에는 산림치유에 특화된 연구·교육 기관이 없는 실정이다. 하지만 아와지(淡路) 경관 원예학교의 '원예요법과정(2002년 개설, 학부 졸업자를 대상으로 하며 대학원 수준의 교육을 받을 수 있는 과정)', 도쿄농업대학의 '바이오테라피학과(2006년 개설)', 치바 대학의 '환경건강학프로그램(2007년 개설)' 등과 같은 자연요법(원예요법이나 동물치료 요법 등) 교육을 담당하는 전문적인 학문 분야나 교육과정이 신설되고 있으며, 하나의 학문 분야로서 산림치유에 대한 사람들의 관심이 높아지고 있다. 그리고 이러한 교육과정은 환경 분야(원예학, 동물학, 조원학, 도시계획학 등), 의료복지 분야(의학, 간호학, 사회복지학, 심리학 등)의 강의를 중심으로 이루어지고 있으며, 민간비영리단체, 자원봉사, 조직 경영 등에 대한 이론 교육이나 복지시설과 의료기관 등에서 실시하는 인턴십 활동도 함께 진행되고 있다.

이러한 전문적 교육과정에 입학하는 사람들 중에는 젊은 학생뿐 아니라 간호사나 약사와 같은 직업을 가진 일반적인 중장년층의 사람들도 많다는 것을 알 수 있다. 또한 대학을 중년층의 평생학습이나 사회교육의 장으로 만들기 위해 일반 시민을 대상으로 공개강좌나 교육 프로그램을 실시하고 있으며, 이러한 교육과정을 통해 배출된 인재들을 이 분야의 활동 담당자로 육성하는 일에도 노력을 기울이고 있다.

이렇게 전문학과나 교육과정이 설립된 것은 매우 의미 있는 일이라고 할 수 있다. 또한 이러한 연구·교육 기관들이 앞으로 관련 분야의 기초 연구와 인재 육성에 큰 역할을 담당하게 될 것이라고 생각한다. 원예 사회학자인 마츠오(末尾)[1]는 전국 최초로 설립된 아와지 경관원예학교의 '원예요법과정'을 예로 들며 다음과 같은 의견을 내놓았다.

①원예요법의 숙달을 위해서는 의료기관이나 복지시설에서의 실지(實地) 훈련이 필요하다.
②원예요법의 사회적 보급을 위해서는 치료 행위로서의 '전문성'을 명확하게 명시하여 사회적 직무 영역을 확립해야 한다.
 •의료 행위로서 원예요법의 위치나 독자성을 명확히 확립하는 일

- 의사나 간호사 같은 의료 관계자와의 연계 체제를 구축하는 일
- 건강 보건 분야에서 국가 자격화를 검토하는 일
- 근무 환경의 개선과 유자격자의 사회적 지위 향상을 위한 구체적 방안을 마련하고 실시하는 일 등이 필요하다.

③ 원예요법을 보급하기 위해서는 치료 행위로서의 '전문성'을 높이는 일 뿐 아니라, 의료 복지의 전문적 개입을 필요로 하지 않는 일반 시민들도 원예가 가져다주는 다양한 효용에 대해서 알 수 있도록 '원예복지'에 대한 개념을 제창하고 이를 다양한 방법으로 '실천', '보급'할 수 있도록 해야 한다.

이러한 의견은 산림치유의 진흥과 발전에 좋은 자료가 된다. 그리고 대학에 전문가를 육성하는 전문학과를 설립하는 일은 산림치유의 사회적 직무 영역을 확충하는 일과 불가분의 관계라고 할 수 있다. 그렇기 때문에 산림치유 분야와 대학과의 연계는 앞으로 더욱 증가할 것이다.

2. 녹지공간을 공유하는 대학 캠퍼스

산림치유 기지의 대부분은 중산간(中山間) 지역에 위치하고 있기 때문에 보양이나 이주요법 등에는 적합하지만, 도시 주민들이 일상적으로 활용하기에는 어려운 면이 있다. 이렇게 자연환경과 함께 하면서 자연이 지니고 있는 보건 휴양 기능을 활용할 수 있는 기회가 적은 도시 주민들을 위해 '스트레스 해소나 기분전환의 장으로서 공원을 활용하는 방법(공원욕)'[2]이나 '초등학교에 뒷산을 조성하여 이를 환경 교육이나 산림욕의 장으로서 활용하는 방법'[3] 등이 논의되고 있다.

이처럼 산림치유의 진흥과 발전을 위해서는 전국 각지에 있는 산림치유 기지의 질을 높이는 것뿐 아니라, 도시민들의 생활권에 있는 녹지공간을 확충하여 사람들이 산림을 '일상적', '계속적'으로 활용해나갈 수 있도록 하는 것이 중요하다. 그렇게 함으로써 산림치유에 대한 도시민들의 만족도를 높이고 산림치유 기지를 방문하도록 유도할 수 있을 것이다. 또한 이러한 일들이 산림치유에 대한 관심을 유지·발전시키고, 나아가 산림치유 분야를 발전시킬 수 있는 원동력이 될 수 있을 것이라고 생각한다.

이러한 관점에서 젊은이들이 만들어내는 활기로 가득 찬 대학 캠퍼스는 다른 녹지공간보다 더욱 매력적인 곳이다. 대학 캠퍼스 안팎에는 역사·문화적 유산이나 유명인의 연고지 등이 있다. 그리고 무엇보다 대학 캠퍼스는 도시민들의 생활권에 있는 귀중한 녹지공간으로서 다양하게 활용할 수 있는 가능성이 있다.[4] 교내의 도서관, 박물관, 식물원, 농장, 연습림과 같은 각종 교육 시설, 다목적 홀, 카페와 레스토랑 등의 부대시설 외에도 하드웨어적인 면들을 도시민들에게 개방하는 등의 활용이 가능하다. 그리고 일반인들에게 공개할 수 있는 공개강좌나 심포지엄과 같은 소프트웨어적인 면도 충실하게 갖춰져 있기 때문에 도시 공원이나 뒷산에서는 찾아보기 힘든 활용 가능성이 있다. 또한 대학 캠퍼스 내의 녹지공간은 비교적 관리가 잘 되어 있는 편이기 때문에 연구·교육의 도구로 활용할 수 있는 좋은 조건이며, 지역의 이미지나 소속감에도 긍정적 영향을 줄 수 있다. 그리고 「고령자·장애우 이동 원활화 촉진에 관한 법률」(통칭 베리어 프리 신법)에 의해 유니버셜 디자인이 도입되면서 장애우나 고령자들이 이러한 녹지공간에 좀 더 쉽게 접근할 수 있는 방법들도 마련되고 있다.

위에서 설명한 관점을 바탕으로 대학 캠퍼스를 활용하고 있는 사례를 소개하겠다.

1) 홋카이도 대학의 예

월리엄 클락(William Clark) 박사가 'Boys be ambitious(소년이여 야망을 가져라)'라는 유명한 말을 했던 장소로 잘 알려져 있는 홋카이도 대학의 삿포로 캠퍼스는, 도시의 중심 시가지에 위치하고 있으면서도 대학 캠퍼스 그 자체가 자연의 보고이자 삿포로 시가지를 대표하는 장소로 방문객이 끊이지 않고 있다. 넓은 대지에는 홋카이도 대학의 상징이라고도 할 수 있는 '포플러 가로수 길'이나 '은행나무 가로수 길', 중요 문화재이기도 한 '삿포로 농업대학교 제2 농장'(클락 박사의 〈대농경구상〉에 의해 만들어진 농장), '화목원(花木園)', '홋카이도 대학 종합 박물관' 등의 자연자원과 문화자원들이 있다. 또한 1998년에 입안된 〈에코 캠퍼스 추진 기본계획〉에 의해 2004년에 재생된 '사쿠슈코토니 천(當該河川)'은 토요히라가와(豊平川) 선상지(扇狀地)의 용수로 만들어진 하천으로 홋카이도 대학 삿포로 캠퍼스의 교내를 남북으로 가르고 있다. 사쿠슈코토니 천 유역에는 100채 이상의 움집(堅穴住居)이 발견되어 수렵·채취생활을 했던 조상들의 생활상을 읽을 수 있다. 예전에는 이 하천에 연어가 살 정도로 맑은 물이 흘렀지만, 쇼와 시대(昭和時代) 후기부터는 도시화와 캠퍼스 확대에 따른 유로 변경, 암거(暗渠) 등이 진행됨으로써 용수가 고갈되었다. 이 하천의 재생사업은 삿포로 시에서 설계한 〈물과 녹색의 네트워크 사업〉과 연계하여 추진되었다. 강변을 포함한 하천 공간의 생태계를 조기에 복원하기 위해 냇가와 연못을 활용한 수로를 구불구불하게 조성하여 생물 다양성을 확보하였으며, 기존의 강변 숲을 보전하고 습성 식물을 도입하는 등 다양한 생태학적 기법을 활용하였다. 또 사쿠슈코토니 천을 따라 산책로나 벤치를 설치하여 대학 캠퍼스 내에서도 자연 경관을 느낄 수 있도록 연출하였다.

그리고 홋카이도 대학 종합박물관에서 편찬한 《홋카이도 대학 에코 캠퍼스 독본-식물편·부속 조류 리스트》[5]는 캠퍼스 내의 동식물들에 대한 학술

선상지
산지와 평지 사이의 경사 급변점에서 유속의 감소로 인하여 모래와 자갈 등의 토사가 쌓여 형성된 부채꼴 모양의 퇴적 지형을 말한다.

암거
지하에 매설하든지, 지표에 있으면 복개를 해서 수면이 보이지 않도록 한 통수로(通水路)로 은거(隱渠) 또는 속도랑이라고도 한다.

적 내용을 담고 있으며 학생이나 교직원, 방문객들의 산책 코스 가이드로서도 편리하게 활용되고 있다.

훗카이도 대학은 하드웨어적인 면에서는 캠퍼스 내의 녹지 보전이나 자연 재생을 주도적으로 수행하고 있으며, 소프트웨어적인 면에서는 방문객들이 좀 더 질 높은 자연 체험을 할 수 있도록 연구를 계속하고 있다.

2) 도쿄 대학의 예

과거 가가반(加賀藩)의 무사의 집(武家屋敷)이었던 도쿄 대학의 홍고(本郷) 캠퍼스에는 아카몬(赤間), 산시로이케(三四郎池) 등의 역사적 유산과 다이쇼 시대(大正時代)부터 건축되어온 여러 건축물들이 남아 있다.[6] 또 캠퍼스 안팎에는 나츠메 소세키(夏目漱石)나 이시가와 다쿠보쿠(石川啄木)를 비롯한 저명인사들과 관계가 있는 장소도 많이 있다. 야요이(弥生) 캠퍼스가 있는 분쿄구(文京区) 야요이초(弥生町)에서 발견된 토기는 '야요이 시대'라는 명칭의 기원이 되기도 했다. 대학에서는 캠퍼스를 시민들에게도 개방하여 오전부터 점심때까지는 유치원생들이 야스다(安田) 강당 앞 잔디 광장에서 놀거나 휠체어를 타고 온 고령자 복지시설의 어르신들이 자연과 함께 어울리는 모습을 볼 수 있다. 산시로이케 주변의 숲은 어린이들에게 놀이터로, 학생과 방문객들에게는 휴식을 취할 수 있는 장소가 되기도 한다. 또 대학 캠퍼스 내의 녹지공간은 대학병원 환자들의 산책 코스로 활용되기도 한다.

《도쿄 대학 홍고 캠퍼스의 수목》(토다이구 내 수목 조사결과 보고서)[7]에 의하면, 56ha 규모의 대학 캠퍼스 내에는 직경이 30cm 이상인 나무가 1994년에는 3,845 그루, 1998년에는 3,557그루 정도 있었다. 수종은 은행나무, 느티나무, 구실잣밤나무, 종려나무, 팽나무 순으로 많았다. 1994~1998년까지 4년간 신규 조림과 자연번식으로 206그루의 나무가 증가했지만, 반대로 494그루의 나무가 벌채되어 결과적으로 288그루의 나무가 감소했다. 이 보고서에는 대학 캠퍼스 내에는 지역의 역사를 대변하는 대경목이 많다는 점, 시설 정비로 인해 교내의 수목이 감소하는 경향을 보이고 있다는 점, 그리고 사회적 환원이라는 관점에서 대학 캠퍼스 내 녹지공간의 가치가 높아지고 있다는 내용 등이 기록되어 있으며, 이러한 측면에 근거한 캠퍼스 정비의 중요성이 지적되고 있다.

한편 사람들이 대학을 친숙하게 느낄 수 있도록 하기 위해 대학을 지역민들에게 개방하는 방안이 활용되고 있다. 학생들이 운영하는 '도쿄 대학 캠퍼스 투어'(http://campustour.pr.u-tokyo.ac.jp/index.html)에는 캠퍼스 전체를 둘러볼 수 있는 '일반 투어', '역사 낭만 투어', '고등학생 투어', 박물관이나 연구소에서 연구 성과를 배우면서 교내를 산책할 수 있는 '아카데미 투어' 등이 인기를 끌고 있다. 산시로이케에서는 일반 시민들로 구성된 '환경 정비 자원봉사자'들이 주변의 환경미화 작업이나 환경 모니터링을 하고 있다.

도쿄 대학 창립 130주년 기념사업인 〈지식의 프롬나드 구상〉(2007년~)은 홍고·코마바·카시와·시로카네 각 캠퍼스 내에 교내 공모를 통해 선정된 기념물이나 벤치를 설치하여 사람들이 편하게 쉴 수 있는 공간을 정비하고, 캠퍼스에 관해 자랑할 만한 역사나 연구 성과에 대한 이야기를 학생이나 교직원, 시민들에게 전하는 일을 목적으로 수행되고 있다.

앞으로도 대학 캠퍼스는 시민들이 일상적으로 친숙하게 방문할 수 있는 도시 내의 녹지공간으로서 그 사회적 가치가 더욱 높아질 것이다.

3. 산림치유 기지와 대학의 제휴

대학과 산림치유 기지의 제휴를 통해 여러 가지 상승효과를 기대할 수 있다. 아직까지는 산림치유 기지와 대학 연구자 간의 제휴가 체계적으로 이루어지지 않고 있는 상황이지만 최근 들어 이러한 제휴가 점점 늘고 있다.

1) 학습 기회의 제공

대학에는 다양한 분야의 연구·교육자가 있다. 평생학습 시대를 맞이한 가운데 의료나 복지, 건강을 주제로 하는 강좌나 식물·산림·농업을 주제로 하는 강좌에 대한 관심이 높아지고 있다. 필자는 이러한 관심을 적극적으로 활용하여 산림치유 분야가 발전하는 데 도움이 될 수 있도록 만들어야 한다고 생각한다. 수강자는 산림치유 기지와 공개강좌의 연계를 통해 숲이나 환경에 대해 이론적으로 습득한 지식을 자연환경 속에서 실제로 확인해보거나, 건강 증진을 위한 운동을 생활습관으로 정착시킬 수 있는 실습의 장으로서 산림치유 기지를 활용함으로써 실천적으로 산림치유를 체험할 수 있다. 그리고 산림치유 기지에서 체험을 해본 사람들에게 일상생활 중에서 건강과 환경에 대해 생각할 수 있도록 교육을 실시한다. 또한 흥미와 관심이 깊어진 수강자에게는 전문적인 교육이나 조언을 받을 수 는 기회를 제공하여 산림치유 전문가를 육성할 수 있는 계기를 마련할 수도 있다.

2) 대학 관계자에 대한 보양·연수 기회 제공

교직원이나 학생을 위한 복리 후생의 일환으로서 그들의 건강이나 학습에 대한 의식 및 의욕을 유지·향상시키는 일은 대학의 큰 책무이자 관심사이기도 하다. 산림치유를 대학에서 실시하는 건강 진단이나 상담과 연계시켜 이들에게 보양·연수 기회를 제공하는 방법, 숲의 보전, 농·산촌 교류, 직원이나 신입생 연수, 기타 레크리에이션의 장으로서 산림치유 기지를 활용하는 일은 의미 있는 시도가 될 것이다.

_ 이시이 히데키(石井秀樹)

치바 대학 카시와노하 캠퍼스에서 수행하는 '원예요법' 연구

원예 식물이라고 불리는 일군의 재배 식물에 관련된 문화(원예 문화)를 치료나 건강 증진에 활용하는 방법론을 확립하는 학문을 '원예요법학'이라고 한다. 또한 여러 가지 문화 속에서 사람의 치료나 건강 증진에 활용할 가능성이 있는 자원, 즉 '건강 자원'을 발견하여 그것을 과학적인 요법으로 만들 수 있는 방법론을 확립하기 위한 학문의 총칭을 '문화요법학'이라고 부른다. 그리고 이 '문화요법학'은 '원예요법학'의 상위 개념이라고도 볼 수 있다.

이미 오래전부터 원예가로 불리는 것을 자연스럽게 느꼈던 필자는, 원예 작업에 건강 증진에 도움이 되는 요인이 포함되어 있다고 생각한다. 휴일에 원예 작업을 수행하는 것을 가리켜 '셀프 원예요법'이라고 부르기도 하는데, 계절과 시간에 맞춰 천천히 자라는 식물이 주는 여유로움은 피로를 치유해 줄 수 있는 최고의 '셀프 요법'이 될 수 있다고 생각한다.

한편 원예요법은 명칭에서도 나와 있듯 사람에게 영향을 주는 행위이기 때문에 원예요법 자격을 갖춘 '전문가'가 수행해야 한다. 하지만 일본 후생노동성에서 이러한 일을 담당하다 보니 원예요법이나 원예 복지를 '원예 전문가'나 '식물 전문가'만이 실시하고 있는데 이는 문제가 있다. 현재의 시점에서 원예요법을 수행할 수 있는 자격을 갖출 수 있는 직업은 의사, 간호사 그리고 작업요법사라고 생각한다. 이렇게만 보면 현재에도 원예요법을 실천할 수 있는 법적 환경은 정비되어 있다고 볼 수도 있다. 하지만 이러한 원예 요법 유자격자가 원예의 전문적인 실무 지식을 지니고 있다고는 말할 수 없는 실정이기 때문에, 현실적으로 이들에 의해 원예요법이 실천되는 모습을 볼 수 있는 기회는 적다.

위에서 말한 작업요법사는 원예 작업을 통해 사람의 신체적 재활을 도울 수는 있지만, 원예요법의 효과에는 신체적 효과뿐 아니라 정신적 효과도 있기 때문에 이런 정신적 측면을 담당할 수 있는 원예요법의 유자격자로서 '원예요법사'가 필요하다.

건강 증진에 도움이 될 수 있는 중요한 자원인 원예를 원예요법이라는 방법론으로 완성시키기 위해서는 원예요법 유자격자와 원예 전문가의 공동 작업이 필요하다. 그리고 이러한 공동 작업을 수행할 때 식물 자체에 대한 전문 지식보다는 식물을 활용한 원예 작업이 사람에게 어떠한 긍정적 영향을 미칠 수 있는지에 대해서 더 많은 고민을 해야 할 것이다.

또한 원예요법을 하나의 방법론으로 확립시키기 위해서는 무엇보다도 원예요법에 대한 과학적 근거를 마련하는 일이 필요하다. 하지만 안타깝게도 원예가에게는 이러한 과학적 근거를 마련할 수 있는 기술이 없다. 원예에는 과수 원예, 채소 원예(야채 원예), 화훼 원예의 세 종류가 있지만, 쌀이나 보리, 조원(造園), 수목이나 산림 등과 같은 다른 식물도 원예 식물의 범위에 포함될 수 있다고 본다. 필자의 개인적인 의견이기는 하지만, 원예는 농업에 비해 규모가 작고 일상적인 공간에서 수행할 수 있다는 점이 조금 다른 것뿐이다. 그리고 이러한 포괄적인 원예요법에 대한 개념으로서 원예요법 (horticultural therapy)이라는 용어를 사용해도 좋다고 생각한다.

치바 현 카시와 시 카시와노하(柏の葉)에 있는 치바 대학 카시와노하 캠퍼스는 원래 치바 대학 원예학부의 부속 농장이었지만, 교내 공동 이용시설로 활용하기 위해 2003년에 개조하여 '환경건강도시 원예 필드 과학교육연구센

터'(지금의 '환경건강필드과학센터', 이하 '센터'라고 표기)를 설치한 것이다.

센터의 가장 독특한 점은 전임 교원의 전문성에 있다. 구성원은 의학계 5명(동양의학 2명, 침구학, 해부학, 환경교육학 각 1명), 약학계 2명(약용자원식물학, 한방약학 각 1명), 교육학계 2명(기술교육, 스포츠교육 각 1명), 원예학계 10명(과수원예학 3명, 채소원예학 2명, 화훼원예학 3명, 작물학 1명, 녹지보전학 1명), 임학계 2명(생리인류학, 산림과학 각 1명), 환경공학계 2명(생물환경학, 농업환경공학 각 1명)으로 총 23명이며, 그 외에도 다양한 분야의 종사자들이 모여 있다 (2008년). 이를 다시 정리해보면, 센터에는 '사람에 대한 학문 분야를 연구하는 교원(의학, 약학, 교육학)'과 '식물에 대한 학문 분야를 연구하는 교원(원예학, 임학, 환경학)'이라는 두 분야의 교원이 있다. 그리고 이는 지금까지의 학문적 상식에서 봤을 때 매우 동떨어진 두 영역의 교원이 함께 조직을 구성하고 있는 것이라는 사실을 알 수 있다. 양자를 연결해주는 것은 식물이 자라는 환경(과수원, 야채밭, 온실, 산림), 식물이 생산해내는 것(과일, 야채, 화초, 재목), 식물을 기르는 작업(원예 작업 등)과 같은 요인들로서, 이러한 것들은 모두 옛날부터 존재하고 있던 것이다. 그리고 센터 관계자들은 이러한 것들이 바로 인류의 건강 증진에 도움을 주는 새로운 자원이 될 수 있다고 생각하고 있다. 또한 넓은 범위에서 의식주 중에 식과 주에 관한 환경을 정비하는 일, 그리고 정비된 환경을 건강 증진에 활용하는 일, 이 두 가지 관점에 의한 접근법이 새로운 학문 분야를 창출해낸다고 생각하고 있다.

센터의 또 다른 특징은 왕성한 활동이라고 할 수 있다. 사람에 대한 학문 분야를 연구하는 교원은 '카시와노하 진료소(센터 내)'와 '카시와노하 침구원(센터 앞 상업시설 내)'에서 동양의학의 쌍벽이라고 할 수 있는 한방진료(카시와노하 진료소)와 침술(카시와노하 침구원)을 실천하고 있다. 또한 아토피나 진드기, 환경 화학물질 등이 원인이 되는 질병의 대책을 마련하기 위해 주택(케미레스 하우스)을 짓고, 센터 내에 이러한 주택으로 구성된 모델 주택지(케미레스 타운)를 건설하였다. 그리고 이 시설을 활용하여 환경 화학물질 기인성 질병에 대한 진료도 시작할 예정이다.

식물을 연구하는 학문 분야의 교원은 센터 내에 설치된 '도시환경 원예농장(치바 현 카시와 시)'과 '산림환경원예농장(군마 현 누마타 시)', 그리고 '해변환경원예농장(시즈오카 현 히가시이즈초)'에서 실습교육을 실시해 과일·야채·화초 등을 생산하는 원예 생산을 실시하고 있다. 또한 이러한 활동으로 얻은 수입을 활용해 조수 3명, 업무보조원 1명, 사무보조원 1명을 고용하는 등 '정원 외'의 새로운 인재를 확보하기 위해 노력하고 있다. 참고로 2006년 이후 센터의 부수입은 1억 엔을 돌파하고 있다. 이러한 하이브리드 학술 조직이 관심을 갖는 학문 분야 중의 하나가 원예요법학이다. 현재 현행법상 원예요법 유자격자라고 할 수 있는 의사의 협력을 얻어 많은 교원들과 업무보조원들이 원예요법의 연구와 실천에 필요한 기본적 체제를 정비하고 있다.

이 센터의 독특한 특징은 진료소의 의사가 한방 전문가라는 점이다. 한방 약품 원료의 대부분이 식물이라는 점에서 비롯된 특징이다. 진료소의 약제사이기도 한 약용자원 식물학 전문가는 사람과 식물간의 상호작용에 대해서 연구하는 사람으로 센터 활동의 중요한 역할을 담당하고 있다.

'의식동원(醫食同源, 의약과 음식의 근원은 같다)', '심신일여(心身一如, 몸과 마음은 하나이다)'라는 말과 같이 일본인의 의식 속에 자리 잡고 있는 동양의학의 기본 개념들은 동양의학 의사를 중심으로 형성된 것이다. 그리고 센터에서는 의식동원의 상위 개념으로서 '의식농동원(醫食農同源)'이라는 용어를 만들었다. 이는 일본인이 지니고 있는 건강에 대한 전통적 의식 속에 있는 '농(農)'이라는 행위가 건강의 기원임을 인정하는 것이라고도 볼 수 있을 것이다. '농'이라는 글자를 가지고 원예요법의 유용성을 제창한 의식농동원은 심신일여와 어우러져, 센터에서 수행하는 원예요법 연구의 기반을 구성하게 되었다. 원래부터 원예요법은 서양의학에서는 찾아보기 힘든 부분에 해당하는 대체의료, 혹은 보완의료를 지향하는 것이라고 볼 수 있다. 그리고 이러한 점에서 원예요법은 동양의학의 다양한 영역과 비슷한 측면을 지니고 있다고 할 수 있을 것이다.

센터는 2007년도에 산림치유 연구자를 두 명 고용하고, 이로써 원예식물 외에도 밭작물이나 산림 등 식물이 생산하는 모든 것을 인류의 건강 증진에 활용할 수 있는 가능성이 열리고 있다.

교내 공동 연구시설에서 수행되는 원예요법에 관한 연구에는 전임 교원뿐 아니라 간호학부나 교육학부의 교원도 참가한다. 원예가인 필자의 입장에서 볼 때 사람을 연구하는 학문 분야 전문가가 원예요법 연구를 수행하는 일은 또 다른 차원의 과제로 보인다. 원예요법의 과학적 근거를 마련하는 기술은 사람을 연구하는 전문가가 할 수 있는 일이지 식물을 연구하는 전문가가 하기에는 어려운 일이라는 점을 실감한 것이다. 또한 서로 다른 분야의 연구자들의 머릿속에는 서로 다른 개념이 들어 있기 때문에, 이들이 사용하는 용어는 같은 일본어를 사용한다고 해도 이해하기 어려운 부분이 있다. 하지만 이러한 어려움에도 불구하고, 필자는 서로 다른 분야가 만나 창출되는 새로운 학술 영역의 존재와 가치에 대한 힘을 느끼고 있다.

본격적인 원예요법 연구는 이제 막 시작하는 단계에 있다. 과학적 근거를 마련하는 일과 과학적 근거에 입각한 원예요법의 방법론을 만드는 일이 현실적으로 이루어지기까지는 앞으로도 상당한 시간이 걸릴 것이라고 생각한다. 하지만 센터를 치바 대학의 교내 공동시설로만 활용하는 것이 아니라 외부 다양한 참여를 유도하여 활용한다면, 진정한 의미에서의 원예요법에 대한 연구와 실천이 수행되는 조직으로서 건강한 일본을 만드는 데 큰 역할을 담당할 수 있을 것으로 기대한다.

_ 안도 도시오(安藤敏夫)

일본의 산림의학연구회 발족

조용한 분위기, 아름다운 경관, 온화한 기후, 청정한 공기 등의 환경 요소를 갖춘 산림은 옛날부터 사람들에게 친숙한 존재로 여겨져 왔다. 독일은 100년 이상에 걸친 경험을 활용하여 효과적인 자연요법 프로그램(산림욕을 포함)을 마련하였으며, 전문 자격을 갖춘 의사나 요법사가 전국 65곳 이상의 보양지에서 활동하고 있다. 또한 이 요법에는 건강보험제도가 최장 13일까지 적용된다. 이러한 이유로 독일인들에게는 보양지에서 자연요법을 받는 것이 하나의 당연한 권리로서 인식되고 있다.[1]

보양지
건강을 증진하기 위한 목적으로 마련된 지역 또는 시설

한편 산림욕은 1982년 당시 일본 임야청 장관이었던 아키야마 치에가 제창한 것으로서, 나가노 현 아카자와 자연휴양림에서 처음으로 전국 대회가 개최되었다. 이후 서서히 일본 내에 보급되어 지금은 누구나 알고 있는 말이 되었다. 하지만 초창기에는 산림이 지니고 있는 쾌적성 증진 효과나 치유 효과에 관해서 명확하게 설명할 수가 없었기 때문에, 객관적이고 과학적인 분석과 근거를 기반으로 산림의 효용을 평가하고 치유 프로그램을 마련하는 일이 필요했다.

그러던 중 농림수산성은 2004년부터 3년 동안 〈첨단 기술을 활용한 농림수산연구 고도화사업〉을 수행하였다. 이에 따라 각 분야의 전문가로 구성된 산림욕 연구 프로젝트팀이 결성되고 '산림환경이 인간의 생리적 측면에 미치는 영향'에 대해서 과학적인 검증을 실천하는 연구가 시작되어 많은 연구 성과를 얻을 수 있었다. 그리고 앞으로 산림의학 연구를 일본에 정착시키기 위해서는 산림치유의 효과뿐 아니라 스트레스 관리나 질병예방을 위한 산림욕의 활용 가능성에 대해서도 연구할 필요가 있었다.

이러한 흐름에 발맞추어, 2007년 제77회 일본위생학회총회(이사장 모리모토 가네히사 오사카 대학 대학원 의학연구과 교수)에서 산림의학 연구에 종사하고 있는 일본위생학회의 회원이 다른 학회의 회원과 공동으로 '산림의학연구회'를 발족시켰다. 또한 '산림욕의 치유 효과에 대한 과학적 검증'이라는 의제를 가지고 처음으로 산림의학 심포지엄도 개최했다. 이 심포지엄은 산림욕의 효과를 과학적으로 검증하고 산림치유의 가능성을 살펴봄으로써 일본에 산림욕 관련 연구를 정착시키기 위해 계획되었다. 행사 진행은 일본의과대학의 리 게이 교수와 치바 대학의 미야자키 요시후미 교수의 사회로 이루어졌으며, 다음과 같은 강연 발표가 있었다.[2]

①〈산림·환경 정책과 산림치유〉_ 히라노 히데키(平野秀樹)

②〈자연과 쾌적성〉_ 미야자키 요시후미(宮崎良文)

③〈치유 공간 만들기에 관한 숲으로부터의 메시지〉_ 고바야시 아키오(小林昭雄)

④〈산림치유의 생리적 효과-전국 24곳의 산림치유 기지에서 실시된 실험으로부터〉_ 박범진(朴範鎭)

⑤〈쿠마노(熊野) 옛길의 치유 및 건강 증진 효과에 대해서〉_ 모하라 오사무(茂原治)

⑥〈산림욕의 생체 면역기능 활성화 효과〉_ 리 게이(李卿)

심포지엄에는 약 100여 명이 참가하였으며 성공리에 마무리되었다. 그리고 발표 후에는 수많은 질문과 설명들이 오가며 활발한 논의가 이루어졌다. 심포지엄 후에는 킥오프 미팅이 개최되었으며 회의를 통해 〈표 4.2〉와 같은 조직구성으로 '산림의학연구회'가 발족되었다.

이 산림의학연구회는 산림욕과 산림치유에 관한 연구를 추진하여 산림의학의 발전을 도모하기 위해 설립되었다. 활동 내용은 임야청, 산림총합연구소 및 그 외의 관련 학회와 연계하여 산림의학에 관한 연구, 자료 수집, 편찬, 교육, 연수 등을 실시하는 것이다. 또한 기업·대학·자치단체 등 각 분야에 산림욕과 산림치유에 대한 토론을 할 수 있는 기준을 제시하여 산림욕과 산림치유를 널리 보급하는 것을 목적으로 하고 있다. 그리고 일본의 산림을 국민의 건강 유지·증진·재활과 연결시켜, 스트레스를 받으며 살아가는 많은 사람들에게 치유 효과를 가져다줄 수 있기를 기대하고 있다.

최종적으로는 산림의학 연구에 관한 데이터를 구축하고 산림에 의해 나타나는 건강 유지·증진 효과에 대한 작용기작을 명확히 밝혀, 산림욕·산림치유를 질환의 예방법으로 확립시키는 것을 목표로 하고 있다. 또 장기적으로는 독일처럼 산림욕과 산림치유를 보험 적용이 가능한 요법으로 발전시켜 나갈 수 있기를 기대하고 있다.

앞으로 산림이 지니고 있는 여러 가지 효과가 암을 포함한 각종 질환의 예방과 치료에 활용된다면, 국민의 의료·보건·복지 수준이 향상될 수 있을 것이다. 또한 장기적으로는 의료비 지출 감소 효과로도 연결될 수 있을 것이다. 이러한 의미에서 '산림의학연구회'의 발족은 산림욕·산림치유 역사의 이정표라고도 할 수 있다.

현재 일본위생학회(1920년에 일본의학회의 일부로서 발족됨, 1949년부터 일본위생학회로 명칭 변경)에서는 18개의 연구회가 활동하고 있고,[3] 산림의학연구회는 그중의 하나로서 활동을 전개하고 있다.

표 4.2 ▏▏ 일본 산림의학연구회 조직*

대표 추천인		
성 명	**소 속**	**직 책**
리 게이	일본위생학회	일본의과대학 공중위생학 강좌강사

추천인		
성 명	**소 속**	**직 책**
우에다 아츠시	일본위생학회	쿠마모토 대학 대학원 환경보건 의학 분야 교수
오오츠키 타케시	일본위생학회	카와자키 의학대학 위생학강좌 교수
타케시타 토시카즈	일본위생학회	가가와야마 현립의학대학 의학부 공중위생학강좌 교수
모토하시 유카타	일본위생학회	아키다 대학 의학부 건강 증진 의학 분야 교수
모리모토 가네히사	일본위생학회	오사카 대학 대학원 의학계 연구과 사회 환경 의학강좌 교수
요시다 타카히코	일본위생학회	아사히카와 의과대학 건강과학강좌 교수
가가와 다카히데	일본산림학회	(독)산림총합연구소 환경계획 연구실장
고바야시 아키오	일본농예화학회	오사카 대학 공학연구과 생명첨단공학 전문 교수
히라노 히데키	환경 어센스먼트학회	농림수산성 중부산림관리국장
미야자키 요시후미	일본생리인류학회	치바 대학 환경건강필드과학센터 교수
모하라 오사무	일본산업위생학회	(재)와가야마 건강센터 이사장

* 2008년 말 기준

■ 일본위생학회에 포함된 연구회

유전자건강행동연구회, 에피제네틱스연구회, 환경리스크연구회, 면역감작

기구연구회, 건강경제연구회, 게놈메디컬리서치코디네이터제도연구회, 실내

공기질연구회, 식품위생연구회, 산림의학연구회, 수면학연구회, 스트레스연구회, 생식차세대영향연구회, 생체응답연구회, 섬유·입자상물질연구회, 뇌·신경학연구회, 분자예방환경의학연구회, 포괄적톡시콜로지연구회, 라이프스타일연구회

_ 리 게이(李卿), 히라노 히데키(平野秀樹)

산림의학연구회 사무국
113-8602 도쿄도 분쿄구 센다기 1-1-5
일본의과대학 위생학 공중위생학교실 내
TEL 03-3822-2131(내선 5259)
FAX 03-5685-3065
일본 의학 연구회 홈페이지 http://forest-medicine.com

산림테라피스트

산림치유에 대한 신뢰를 바탕으로 좀 더 많은 이용자들이 산림치유를 활용할 수 있게 되기를 희망한다. 여기서 말하는 신뢰성이란 '산림이 지니고 있는 치유 효과에 대한 과학적 실증'과 '숲을 안내하고 그 효능을 설명해주는 산림의 지식이나 식견'을 의미한다.

전자는 이미 전국적으로 수행된 생리실험에 의해 어느 정도 그 신뢰성이 구축되었으며, 이에 근거한 산림치유 기지 인증과 평가 시스템이 완성되어 가고 있다. 그리고 산림치유 연구가 시작되던 시기부터 산림테라피스트의 자격에 대한 자격제도가 마련되어야 한다는 의견이 있었다. 이에 따라 2007년에 드디어 산림테라피스트에 관한 제도를 마련하기 위한 조직이 창설되어 2009년부터 산림테라피스트의 자격시험이 실시되었다. 하지만 산림테라피스트의 자격에 대해서는 아직 보완해야 할 점들이 많다고 할 수 있는 상황이다.

여기에서는 산림테라피스트가 갖추어야 할 자격 요건에 대해서 설명하고자 한다.

1. 세계의 테라피스트 자격

독일에서는 19세기 말부터 물요법(온랭수욕), 운동요법(산림 산책 등의 지형요법), 식물요법(허브·약초요리, 아로마테라피), 조화요법(심신과 자연의 조화) 등의 자연요법을 활용하여 결핵 환자나 소화기계 환자에게 치유 효과를 가져다주었다는 사례가 보고되고 있다. 이와 같은 역사 속에서 현재 독일의 자연요법은 자연에서 비롯된 여러 가지 요법이 효과적으로 결합되어 이용자에게 제공되고 있다. 캐나다에는 자연요법을 실시하는 의사에 대한 교육과정이 마련되어 있으며, 이러한 과정을 수료한 의사들로 구성되어 있는 캐나다 자연의학박사협회(Canadian Association of Naturopathic Doctors)가 있다.

독일에는 이러한 자연요법을 실천하고 지도하는 사람으로서 테라피스트의 위치가 확립되어 있으며, 하일프락티커(Heilpraktiker)와 같이 세계적으로 저명한 테라피스트들이 실제로 활동하고 있다. 1939년에 제정된 「Heilpraktiker 법(의사면허를 취득하지 않고 의료 행위를 실시하는 것에 관한 법률)」에 의하면, 자연요법의 수험 자격자는 25세 이상이며 심신이 건강한 사람이라고 명시되어 있다. 또한 하일프락티커가 활용하는 주요 요법은 아로마테라피, 호메오파시, 원예요법, 심리요법, 수욕요법, 족욕요법 등이다.

호주에도 자연요법사(Natural Therapist, Naturopath) 제도가 있기는 하지만 의사 이외의 사람이 자연요법을 실시하는 것이 제도적으로 인정되어 있는 나라는 많지 않기 때문에, 전 세계적으로 보면 이러한 사례는 적은 편이라고 할 수 있다.

일본의 산림치유는 산림환경을 활용하여 심신의 건강을 유지·증진시키고 질병을 예방하는 것을 목적으로 하고 있다. 그리고 산림에 머무르며 산림의 지형을 활용한 걷기운동, 산림 내 레크리에이션, 온랭수욕, 영양 및 생활습관 개선 지도 등의 방법을 통해 이러한 목적을 달성하고자 한다. 장기

하일프락티커
'아르츠(Artz)'로 불리는 일반 의사와 달리 자연치료법을 시행하는 독일의 전통의를 일컫는 말이다. 특히 독일은 하일프락티커 전문대학과 국가공인 시험이 있는 등 자연치료법을 공식적으로 인정하는 유일한 유럽국가. 우리나라에 양의(洋醫)와 한의(韓醫)가 있는 것과 비슷하다.

적으로는 자연 의학나 자연요법의 하나로서 의학 분야에서 활용하고 있는 약초요법, 물요법, 운동요법 등이 포함될 가능성도 있다. 하지만 그 전에 먼저 이러한 요법에 대한 과학적 근거를 확립해야 하며, 근거가 확립되기 전에 그와 같은 요법을 직접적으로 활용해서는 안 된다. 산림치유는 이와 같은 기본적인 상식을 지키면서 실천되어야 한다.

2. 일본의 테라피스트 자격

일반적으로 일본에서 테라피스트라는 용어는 '여러 가지 자연요법을 수행하는 사람'이라는 의미로 사용되어 왔다. 하지만 「이학요법사 및 작업요법사법(1965년)」이 시행되고 난 이후부터는 주로 이학요법사(physical therapist), 작업요법사(occupational therapist), 언어청각사 등의 재활 전문직을 나타내는 용어로 사용되어 왔다.

하지만 오늘날 테라피스트라는 말은 상당히 폭넓게 활용되고 있다. 구글 검색창에 '테라피스트'라는 말을 입력하면 약 274만 건(테라피는 약 718만 건)의 검색 결과가 나타난다(2008년 12월 기준). 이러한 점을 볼 때 테라피스트라는 단어는 이미 사람들에게 친숙하고 다양하게 활용되고 있다고 말할 수 있을 것 같다.

산림치유는 기본적으로 의학이나 의료 시스템을 바탕으로 수행되는 활동이지만, 아직까지는 산림치유에 대한 과학적인 근거가 완전하게 확립되어 있지 않은 상황이다. 때문에 산림치유에 대한 과학적 근거와 구체적인 산림치유 활동을 담당하는 유자격자에 대한 합리적·공통적 평가 지표를 마련하는 일에 노력을 기울여야 한다.

일반적·사회적 통념상 의료 행위는 '의사의 의학적 판단 및 기술을 가지고 수행되지 않으면 인체에 위험을 미칠 우려가 있는 행위'라고 여겨지고 있다. 그리고 의사법에 의하면 '의사가 아니면 의업을 시행해서는 안 된다(제17조)'고 규정되어 있다. 또한 '의업(醫業) 유사 행위'는 의사가 아닌 사람이 실시하는 의업 또는 유사한 진료·치료 행위이지만, 안마·마사지, 침, 뜸, 접골은 법률에 의해 공인된 자격(국가 자격)을 가진 사람만이 담당할 수 있게 되어 있다.

이러한 이유로 인해 일본의 산림테라피스트 관련 제도에서는 산림테라피스트의 접촉 대상자를 '건강한 사람과 미병자'로 삼고, 그 역할에 대해서는 '접촉 대상자가 산림욕을 효과적으로 실천해가기 위한 지도를 실시하는 것, 또 산림치유를 통해서 몸과 마음의 건강을 유지하고 체력을 증진시킬 수 있도록 보조·조언을 실시하는 것'이라고 정의하는 것이 타당할 것이다. 그리고 이와 같은 관점에서 보면, 현 단계에서는 산림테라피스트가 직접적으로 의료라는 행위를 담당하는 것은 직무 영역 밖의 일이라고 보는 것이 적절하다고 생각한다.

3. 테라피스트 자격의 종류와 내용

산림치유의 근거를 구성하는 분야로서는 식물학, 생리학, 인간행동학 등이 있다. 그렇기 때문에 산림테라피스트의 자격으로 '산림과학 분야'에 대한 지식이 필요하다. 또한 '산림의학·생리인류학 분야', '산림약학 분야', '건강·심리학 분야'에 대한 지식도 빼놓을 수 없다. 더욱이 야외에서 실제로 사람과 접촉해야 한다는 점을 고려하면 '안전·구급'이나 '커뮤니케이션' 능력을 충분히 갖추어야 한다.

이러한 것들이 필기시험(산림테라피스트 자격검정)에 의해 검증되어야 하고,

그 후에 강의나 산림현장을 활용한 '강습'을 통해 실무적인 내용을 습득할 수 있도록 해야 한다. 이러한 과정을 거쳐 산림치유에 대한 이론과 실무 경험을 체득하고 난 후에야 비로소 방문객들에게 산림치유와 그 효과에 대한 조언을 해줄 수 있는 것이다.

산림치유의 자격은 크게 두 가지로 분류할 수 있다. 한 가지는 '산림테라피 가이드'이다. 산림테라피 가이드는 산림에 대한 환경과학적 지식과 숲의 치유 효과에 대한 생리학적인 지식을 함께 가지고 있는 자로서, 방문객에게 올바른 산림치유의 방법을 설명하는 등 산림욕을 효과적으로 실천해가기 위한 지도를 수행하는 자이다. 산림테라피 가이드가 되기 위해서는 '산림테라피 검정 시험'을 통과한 후 소정의 '강습 과정'을 수료해야 한다.

다른 하나는 '산림테라피스트(한국에서는 산림치유 지도사로 불리고 있음)'이다. 산림테라피스트는 산림치유를 활용하여 몸과 마음의 건강을 유지·증진시킬 수 있도록 보조·조언을 해주는 자로서, 건강·심리학 분야에 대한 전문적인 지식과 높은 의사소통능력이 요구된다. 산림테라피스트가 되기 위해서는 '산림테라피 검정시험'으로서 필기시험과 실기시험을 통과해야 한다.

이렇게 산림테라피 가이드 및 산림테라피스트가 되면, 주로 치유 효과가 검증된 산림치유 기지나 산림치유 로드에서 업무를 수행하게 된다. 그리고 이를 통해 숲을 찾아오는 방문객에게 전국 공통의 능력 지표에 대한 검증을 받은 자가 신뢰할 수 있는 과학적 근거를 가지고 일정 수준 이상의 서비스를 제공할 수 있게 되는 것이다.

4. 산림테라피스트의 미래

산림테라피스트와 유사한 업무 영역을 지니고 있는 기존 자격제도들이 여러 가지 있다. 산림테라피스트와 업무 영역이 중복될 수 있는 집단은 국가 공인의 간호사, 보건사, 이학요법사, 작업요법사 등의 자격을 가진 자, 또는 민간 자격(공익 법인 등에게 인정받은 자격 포함)으로 임상심리사, 건강운동지도사, 아로마테라피스트, 산림 인스트럭터, 수목의(樹木醫), 그린세이버, 음악요법사, 원예요법사 등의 자격을 가진 자를 들 수 있다. 이들과의 업무 중복을 피하기 위해서 서로 어느 정도 업무 조정을 해야 할 필요가 있다. 그리고 이를 통해 가능한 한 많은 사람들이 산림치유 효과를 누릴 수 있도록 대처해 나가야 할 것이다.

산림테라피 가이드와 산림테라피스트는 방문객에게는 일종의 파트너라고 할 수 있다. 또한 효과적인 산림욕 실천을 위해 방문객을 지도하고, 산림치유를 통해 몸과 마음의 건강을 유지·증진시키기 위해 보조·조언을 해주는 사람이라고도 할 수 있다. 그리고 이러한 산림치유의 활동을 수행할 때 과학적·의학적 근거가 뒷받침되어야 하기 때문에 항상 신중한 자세로 임해야 한다. 이와 같은 기대에 부응하기 위해서는 관련 제도를 마련하고 실천하는 데 공정성과 투명성이 확보되어야 한다.

모든 사람들이 숲을 체험하고, 숲에서 치유를 받으며 원기를 회복할 수 있도록 앞으로도 관계자들이 연계·협력하여 인재를 육성하기 위한 노력을 계속 이어나가야 한다.

_ 히라노 히데키(平野秀樹)

산림치유에 관한
연구 성과와 확실한 실례

산림치유에 관한 연구가 시작된 지도 어느덧 5년이 지났다. 이 책은《산림치유》(2006년)의 속편으로 출판된 것이다. 전작에서는 처음으로 의학계와 산림학계에서 집필진을 선정하여, 숲이 가진 의학적 기능에 대해 현상을 중심으로 체계적으로 정리하였다. 이번에는 최첨단의 연구 성과와 산림치유의 발전 가능성에 대해서도 살펴보고자 주의를 기울였다.

지금에 이르기까지의 과정에 대해서 살펴보고자 한다.

산림치유의 시작

산림치유와 관련된 움직임은 일본 후생노동성과 농림수산성의 연계를 통해 만들어진 '산림테라피연구회'가 창설된 2004년부터 시작되었다. 이러한 움직임을 통해 산·학·관이 연계된 플랫폼이 탄생하고 폭 넓은 연구 활동이 시작되었다. 그리고 MEDLINE(세계적인 의학 논문 데이터베이스) 등을 검색하고 산림욕 관련 논문 1,100여 개를 수집하여 분류·체계화한 후, 한 권의 책으로 집대성하였다. 그것이 전작인 《산림치유》이다.

또 같은 해, 국가(농림수산성)는 '산림환경 요소가 인간에게 가져다주는 생리적 효과에 대한 과학적 해명'을 중점 연구 항목으로 채택하고, (독)산림총합연구소를 중심으로 산림치유에 관한 연구를 가속화하도록 만들었다.

2005년부터는 미야자키 요시후미가 중심이 되어 산림치유 기지 인증에 관한 생리실험을 실시하였다. 이 실험은 북쪽의 홋카이도부터 남쪽의 오키나와까지 전국 38곳에 이르는 산림현장에서 진행되었다. 실험의 무대가 된 산림의 기후는 아한대에서 아열대까지에 이르며, 식생분포도 다양하게 나타난다. 각지에서는 정형화된 동일 기법에 따라 생리실험을 반복적으로 실시하였다. 피험자는 4일 동안 산림에 머무르면서 실험에 참여하였고 1곳에 12명씩, 38곳에서 총 456명이 실험에 참가하였다.

한편 리 게이 팀은 '산림욕이 인체의 면역기능에 미치는 영향'에 대해서 NK 활성이나 스트레스 호르몬 지표를 활용하여 연구를 실시하였다. 이러한 연구 성과에 의해 수많은 결과 자료가 축적되었고, '숲에 가면 쾌적감이 높아진다는 사실'이나 '산림욕이 스트레스 호르몬 농도를 저하시켜 면역기능을 높여준다는 사실' 등이 밝혀졌다.

2007년에는 일본위생학회(이사장 모리모토 가네히사 오사카대학 대학원 의학연구과 교수)의 산하 조직으로서 '산림의학연구회(대표 추천인 리 게이 일본 의과대학 강사)'가 만들어졌다. 산림치유에 관한 연구는 최근 그 범위가 넓어지고 있다. 국제적으로는 국제 심포지엄(2005년 도쿄, 산림테라피연구회)이나 국제 학회(2007년 핀란드-IUFRO, 2008년 쿠마모토-일본위생학회, 2008년 모로코·마라케시-IUFRO)가 실시되었고, 핀란드나 독일과의 교류도 시작되었다.

한국에서는 2005년에 '(사)한국산림치유포럼'이 설립되어 한일 공동 연구가 진행되었다. 한국의 산림치유에 관한 제도 정비나 산림테라피스트 양성에 관한 내용들은 최근 수년 동안 급속하게 발전하고 있다.

산림치유의 제2단계

산림치유는 '과학적 근거를 바탕으로 산림욕의 효과를 활용하는 것'(본 책 제1부 2장, 미야자키 요시후미)을 의미하며, 산림환경을 활용하여 심신의 건강을 유지·증진시키고 질병을 예방하는 것을 목적으로 하고 있다. 그리고 이러한 목적을 달성하기 위해, 산림에 머무르며 산림의 지형을 활용한 걷기운동, 산림 내 레크리에이션, 온랭수욕, 영양 및 생활습관 개선 지도 등의 방법을 활용하고 있다.

또한 산림치유는 의학과 의료 시스템을 배경으로 하여 산림 내에서 수행하는 보양 활동의 일종으로 인식되고 있으며, 인체에 심신 안정 효과와 같은 긍정적 영향을 가져다준다고 알려져 있다. 이렇게 의료 분야와도 밀접한 관계를 맺고 있기는 하지만, 산림치유의 활동을 수행하는 데에 과학적·의학적 근거가 뒷받침되어야 하기 때문에 항상 신중한 자세로 임해야 한다. 장기적으로 볼 때, 산림치유는 의료 분야의 각종 요법과 연계될 가능성이 있다. 하지만 과학적·의학적 근거가 확실해지기 전까지는 그와 같은 요법을 의사의 지도 없이 수행할 수 없다.

산림의학은 이러한 활동의 기초가 되는 과학적·의학적 근거 또는 작용기작을 다양한 수단과 방법으로 밝혀가는 연구 영역을 말한다. 지금까지의 과정이 제1단계라고 볼 수 있으며, 전국에서 실시된 산림현장 실험의 결과를 국제화시키기 위한 발돋움을 하고 있는 지금은 제2단계로 들어서고 있다고 할 수 있을 것이다.

앞으로 해결해야 할 과제는 많다. 이용자들은 '숲을 방문하는 빈도가 인체에 미치는 영향'이나 '산림욕 효과의 지속 기간', '수종·임종의 차이가 유발하는 산림욕 효과의 차이' 등에 관한 정보를 얻고 싶어 하지만, 이에 대한 관련 자료 축적은 아직 충분히 이루어지지 않고 있다. '효과의 간편한 측정법', '평가 지표의 다양화', '지표의 평가 기법' 등도 앞으로의 연구 주제가 될 수 있을 것이다. 또한 이용자의 신뢰를 얻기 위해서는 구급의료, 관광사업 등 여러 가지 분야의 힘을 하나로 모은 통합적인 대처가 필요한 것이다.

국내 연구진이 참여·주도하는 국제적인 공동 연구의 폭을 넓히고 빈도를 늘림으로써 산림치유에 관한 연구 노력이 확대되기를 바란다. 이를 위해서는 우선 관련 자료 수집에 관한 국제적 정보 공유가 필요하다. 그리고 공동 연구를 수행하고 있는 한국뿐 아니라, 핀란드, 독일 등의 유럽 국가와도 더욱 제휴를 강화해 나가야 한다. 이러한 노력을 통해 '숲에서 얻을 수 있는 치유 효과'가 좀 더 구체적·과학적으로 규명되어 산림의 의학적인 활용이 확대되고 국제적인 협력관계가 확립되기를 기대한다.

산림치유에 대한 기대

1800년경에는 세계 총 인구 10억 명 중 약 2%만이 도시에서 살고 있었다. 그러나 200년 후인 2000년에는 세계 총 인구 65억 명 중 50% 가까이가 도시에 살고 있다. 일본에서는 이미 인구의 과반수가 30만 명 이상의 중핵도시에 살고 있다. 그리고 2050년에는 세계 총 인구 85억 명 중 약 75%가 도시에서 살 것으로 추정하고 있다.

도시환경은 산촌 마을보다 확실히 생활하기 편리한 점들이 많다. 하지만 도시환경이 사람이 생존하기에 유리한 환경인지에 대해서는 좀 더 고민을 해볼 필요가 있다. 생물 다양성이 결여된 채 사람들은 자연과 사람의 관계가 단절된 인공적인 환경 속에 갇혀서 살고 있다. 고층 빌딩이나 아파트는 '생산 효율'이라는 관점에서 보면 최고의 구조라고 할 수 있지만, '인체'의 관점에서는 부적합한 구조라고 할 수 있다. 그렇기 때문에 24시간을 도시에서 생활하는 사람들 사이에서 신체의 이상 반응을 호소하는 사람이 여기저기에서 나타나고 있는 것이다.

삶의 질이란 '전반적인 자신의 상황에 대한 만족감, 삶의 보람 등의 의식을 포함하는 주관적 행복도'(《종말기 의료Ⅱ》, 오오이 젠)를 의미한다. 경제적 격차가 점점 확대되어 가고 있는 오늘날, 정신적으로 만족을 모르고 살아가는 사람들이나 불안감을 안고 살아가는 사람들이 늘어나고 있다. 또한 일상적으로 과도한 스트레스를 안고 살아가거나, 이로 인한 정신 질환을 앓고 있는 사람도 많다. 급속하게 인구의 고령화가 진행되고 있는 일본에서도 진정한 행복을 느끼며 살아가는 일은 인생의 중요한 문제로 인식되고 있다.

생각해보면 누구나 병에 걸릴 가능성이 있으며, 현대의 의료·과학이 아무리 발달되었다 하더라도 늙는 것은 피할 수 없는 일이다. 산림치유는 이렇게 사람이 늙고 약해질 때, 비록 완전한 해결방법이 되지는 않더라도, 무언가 긍정적인 도움을 줄 수 있는 방법이라고 생각한다. 또한 산림치유는 자연과 사람과의 관계를 인식하며 살아갈 수 있는 계기를 제공해주기 위한 노력이기도 하다. 숲이라는 자연환경은 우리의 선조들이 생활해온 공간이고 되돌아가야만 하는 안식처라고도 볼 수 있을 것이다. 그리고 필자는 사람들이 이러한 숲과의 만남을 좀 더 자주 가졌으면 하는 바람이 있다.

또한 경제적인 관점에서도 앞으로의 의료비나 사회보장비를 줄여나가기 위해서는, 질병 예방과 치유에 도움이 되는 산림의학을 적극적으로 추진해 나가야만 한다. 그리고 필자 개인적으로 산림치유는 '생물적'인 측면보다 '인간적', '사회적'인 측면에서 이루어져야 한다고 생각한다.

최신 연구 성과를 중심으로 이 책을 정리하였다. 하지만 본격적인 산림치유 연구는 이제 막 시작되고 있다고 볼 수 있다. 그리고 앞으로는 산림치유가 보완대체의료로서 사람들에게 확실하게 인식될 수 있도록 더 많은 연구자와 행정관계자들이 협력하고 노력해야 한다.

때마침 이러한 흐름에 따라 2008년에 특정비영리활동법인 '산림테라피 소사이어티(이사장 이마이 미치코(今井通子))'가 창설되어 다양한 활동을 담당할 수 있는 거점이 마련되었다. 일본위생학회에 설치된 '산림의학연구회' 활동과도 연계하여 발전해나가길 기대한다.

과학적 근거에 입각하여 신중하게 접근하는 태도는 산림치유를 수행하는데 필요한 기본적인 자세라고 할 수 있으며, 이러한 자세를 바탕으로 산림치유에 관한 연구 성과와 확실한 실례를 착실하게 늘려가야 한다. 필자는 숲이 인간의 건강을 유지·증진시키는 데 효과적으로 활용되기를 바란다. 또한 산림치유 기지가 있는 많은 지역들이 이러한 노력을 통해서 활성화되기를 진심으로 바란다.

마지막으로 이 책을 완성하는 데 도움을 주신 많은 분들께 진심으로 감사의 말씀을 올린다. 산림현장 실험에 도움을 주신 각 지방자치단체, 기업단체, (사)국토녹화추진기구 등의 많은 분들께 깊이 감사드린다. 또 전작인 《산림치유》에 이어 본서의 출간을 담당해주신 아사쿠라(朝倉) 출판사 편집부에도 감사의 말을 드린다.

2009년 2월

농림수산성 중부산림관리국장 히라노 히데키(平野秀樹)

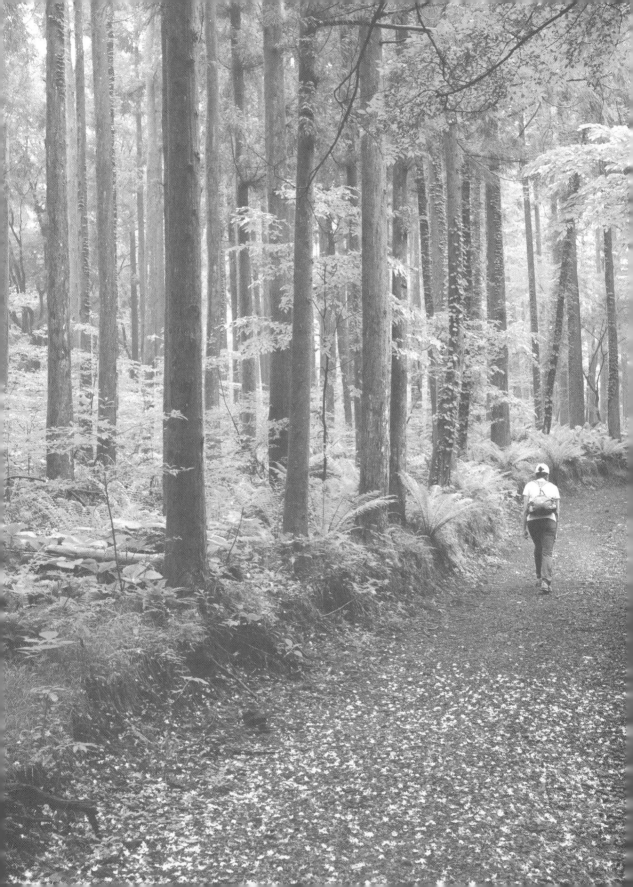

인용문헌
&
참고문헌

【제1부】 산림의학의 전망

제1장 _ 보완대체의료와 산림의학(22쪽)

1) 鈴木信幸, 代替医療の海外での現状(基調講演). 第2回日本代替医療学会学術集会要旨集, 1999(日本代替医療学会は, 2000年に日本補完代替医療学会へと学会名を変更しているが用語の定義は継承している).

2) Eisenberg DM. Unconventional medicine in the United States: prevalence, costs, and patterns of use. *N Engl J Med*, **328** (4) : 246−252, 1993.

3) Eisenberg DM. Trend in alternative medicine use in the United States. 1990−1997 result of a follow−up national survey. *JAMA*. **280** (18) : 1569−1575, 1998.

4) Zollman C and Vickers A. Users and practitioners of complementary medicine. *BMJ*, **319** : 836−838. 1999.

5) Zollman C and Vickers A. What is complementary medicine? *BMJ*, **319** : 693−696, 1999.

6) NCCAM は1992年に代替医療研究室(Office of Alternative Medicine : OAM)として NIHの所長の下に創設され, 1999年には陣容が拡充されセンターに格上げされた機構である.

7) http://nccam.nih.gov/health/whatiscam/, "CAMBASIC Are You Considering Using CAM?"を参照

8) 通常は「根拠」と訳すべきところであるが, 通常医療ではその訳語の意味するところを超えて用いられているため, あえて, エビデンスとする.詳しくは1.2節にべる.

9) http://nccam.nih.gov/camonpubmed/

10) http://www.library.nhs.uk/cam

11) Rees L (Editorials). Integrated medicine: imbues orthodox medicine with the values of complementary medicine. *BMJ*, **322** (20) : 119−120, 2001.

12) NIH News 2007. "Integrated Medicine Consult Service Established at the NIH Clinical Center".

Monday, May 14, 2007.

13) Tsutani K. Culture or global community?—Experience in systematic review from Japan—. At the Session of Cultural Difference in Doing and Interpreting Systematic Review. 6th International Cochrane Colloquium. Baltimore, US. 25 October 1998. In：津谷喜一郎ほか（編）. EBMのための情報戦略―エビデンスをつくる，つたえる，つかう―. 中外医学社，2000.

14) 景山 茂. 特集 / EBM(Evidenced-based Medicine) 巻頭言. 臨床藥理，**37** (1)：1-2, 2006.

15) Sacket. How to Practice and Teach EBM (2nd Edition). 2000 における再定義.

16) Guyatt GH. How to use an article about therapy or prevention. In Hp. Center for Health Evidence (http://www.cche.net/usersguides/tl~erapy.asp). "The Users' Guides to Evidence-based Medicine". *JAMA*, **270** (21)：2598-2601. 1993：*JAMA*, **270** (1)：59-63, 1994.

17) コクラン共同計面. http://www.cochrane.org/index.htm

18) 正本朋也，津谷喜一郎. エビデンスにづく医療 (EBM)の系譜と方向性. 日本評価研究，**6** (1)：3-20, 2006.

19) キャンベル共同計画. http//fuji.u-shizuoka-ken.ac.jp/~campbell/index.html(日本語版)

20) http://www.guideline.gov/

21) CONSORT Web site http//:www.consort-statement.org

22) GRADE システム, http://www.gradeworkinggroup.org/

23) 相原守夫. GRADE システムとSoF-エビデンスから推奨へ(Ⅱ). *Therapeutic Research*, **28** (12)：2335-2354, 2007.

24) ヨーク大学エビデンス評価普及センター. http://www.york.ac.uk/inst/crd/

25) Westwood. *et al. BMC Medical Research Methodology*, **2005**：5, 20 doi：10.1186/ 471-2288-5-20.

26) UMIN 臨床試験登録システム. http://www.umin.ac.jp/ctr/index-j.htm

27) (財) 日本医藥情報センター臨床試験情報. http://www.clinicaltrials.jp/result/ctr/ctrList.jsp

28) Jepson RG and Craig JC. Cranberries for preventing urinary tract infections. Cochrane Database of Systematic Reviews 2008, Issue 1. Art. No.: CD001321. DOL: 10.1002/14651858.CD001321. pub4.

29) http://nccam.nih.gov/health/stjohnswort/sjwataglance.htm

30) Zollman C and Vickers A. What is complementary medicine? *BMJ*, **319**：693-696, 1993.

31) Zollman C and Vickers A. Users and practitioners of complementary medicine. *BMJ*, **319**：836-838, 1999.

32) Zollman C and Vickers A. Complementary medicine in conventional practice. *BMJ*, **319**：901-904, 1999.

33) Zollman C and Vickers A. Herbal Medicine. *BMJ*, **319**：1050-1053, 1999.

34) Zollman C and Vickers A. Homoeopathy. *BMJ*, **319** : 1115−1118, 1999.

35) Zollman C and Vickers A. Massage therapies. *BMJ*, **319** : 1254−1257, 1999.

36) Zollman C and Vickers A. Hypnosis and relaxation therapies. *BMJ*, **319** : 1346−1349, 1999.

37) Zollman C and Vickers A. Unconventional approaches to nutritional medicine. *BMJ*, **319** : 1419−1422, 1999.

38) Zollman C and Viclters A. Complementary medicine and the patient. *BMJ*, **319** : 1486−1489, 1999.

39) Zollman C and Vickers A. Complementary medicine and the doctor. *BMJ*, **319** : 1558−1561, 1999.

40) Vickers A. Clinical review : recent advances complementary medicine. *BMJ*, **321** : 683−686, 2000.

41) Sood A, *et al*. Acritical review of complementary therapies for cancer−related fatigue. http://www.crd.york.ac.uk/CRDWeb/ShowRecord.asp?ID=12007001026 (Database Entry:30 Sept. 2008)

42) Meeks TW, et al. Complementary and alternative treatments for late−life depression. anxiety, and sleep disturbance: a review of randomized controlled trials. http://www.crd.yorlr.ac.uk/CRDWeb/ShowRecord.asp?ID=12007003987 (Database Entry:1 Dec. 2008)

43) WHO Regional Office for the Western Pacific. Guidelines for clinical research in acupuncture.1995. WHO/HQ. Geneva. (c.f. http://www.wpro.who.int/NR/rdonlyres/57322E14−5D8D−4C7F−9D28−31994D67F042/0/Guidelines_Clinical_Research_on_Acupuncture.pdf)

44) WPRO Working Group on Clinical Research Methodology. "Report of the Working Group on Clinical Research Methodology". (1) の ANNEX3. pp.41

45) NHS Center for review and dissemination. Acupuncture. *Effective Health Care*, **7** (2) : 1−14, 2001. http://www.york.ac.uk/inst/crd/

【제2부】 세계의 산림치유

제2장 _ 독일의 기후의학과 이를 활용한 일본의 산림치유(77쪽)

1) Schuh A. Angewandte Medizinische Klimatologie−Grundlagen und Praxis−, pp. 56−141, Sonntag Verlag, 1995.

2) Schuh A. Klima−und Thalassotherapie−Grundlagen und Praxis−, pp.2−9. 25−121, 145−154, Hippokrates Verlag, 2004.

3) Schuh A. Biowetter, pp.108−124, Verlag C. H. Beck. 2007.

4) 日本生気象学会 (編). 生気象学の事典, 朝倉書店, 1992.

5) Deutscher Bäderkalender, Deutscher Bäderverband e.V., Flottman Verlag, 1995.

6) Deutscher Tourismusverband e.V., Deutscher Heilbaderverband e.V., Begriffsbestimmungen−Qualitatsstandards für die Prädikatisierung von Kurorten. Erholungsorten und Heilbrunnen−12. Auflage. 2005.

7) 福井英一郎ほか (編). 日本の気候図, pp. 56−56, 東京出版社, 1985.

8) 吉野正敏, 生気侯による日本の地域区分. 地球環境, **8** (2)：126−130, 2003.

9) 気候影響·利用研究会 (編), 日本の気候 I—最新データでメカニズムを考える—, pp. 121−135, 二宮書店, 2002.

10) 堀口郁夫, 小林哲夫, 塚本修, 大槻恭一 (編著). 局地気象学, pp. 142−150, 184−195, 森北出版, 2004.

컬럼 2 _ 한일 공동 연구 – 산림 풍경이 뇌 기능에 미치는 영향(110쪽)

1) Hartig T, Mang M and Evans GW. Restorative effects of natural environment experiences. *Environment & Behavior*, **23** (1)：3−26, 1991.

2) van den Berg AE, Koole SL and van der Wulp NY. Environmental preference and restoration：(how) are they related? Journal of Environmental *Psychology*, **23** (2)：135−146, 2003.

3) Wells NM. At home with nature: effects of "greenness" on children's cognitive functioning. *Environment & Behavior*, **32** (6)：775−795, 2000.

4) Cimprich BE. Development of an intervention to restore attention in cancer patients. *Cancer Nursing*, **16** (2)：83−92, 1993.

5) Kuo FE. Coping with poverty: impacts of environment and attention in the inner city. *Environment & Behavior*, **33** (1)：5−34, 2001.

6) Kuo FE and Sullivan WC. Environment and crime in the inner city: does vegetation reduce crime? *Environment & Behavior*, **33** (3)：343−367, 2001a.

7) Kuo FE and Sullivan WC. Aggression and violence in the inner city: effects of environment via mental fatigue. *Environment & Behavior*, **33** (4)：543−571, 2001b.

8) Kaplan S. Talbot JF and Kaplan R. Coping with daily hassles: the impact of nearby nature on the work environment. Project Report. USDA Forest Service, North Central Forest Experimental Station. Urban Forestry Unit Cooperative Agreement 23−85−08, 1988.

9) Sullivan WC, Kuo FE and DePooter SF. The fruit of urban nature: vital neighborhood spaces. *Environment & Behavior*, **36** (5)：678−700, 2004.

10) Taylor AF, Kuo FE and Sullivan WC. Views of nature and self-discipline: evidence from inner city children. *Journal of Environmental Psychology*, **22** : 49–63, 2002.

11) Kaplan R. Wilderness perception and psychological benefits: an analysis of a continuing program. *Leisure Sciences*, **6** (3) : 271–290, 1984.

12) Kaplan R. The nature of the view from home: psychological benefits. *Environment & Behavior*, **33** (4) : 507–542, 2001.

13) Kaplan S and Talbot JF. Psychological benefits of a wilderness experience. In I. Altman & J. F. Wohlwill (Eds.), Human Behavior and Environment (Vol. 6), pp.163–203, Plenum, 1983.

14) Talbot JF and Kaplan S. Perspective on wilderness: reexamining the value of extended wilderness experiences. *Journal of Environmental Psyclzology*, **6** (3) : 177–188, 1986.

15) Taylor AF, Kuo FE and Sullivan WC. Coping with ADD: the surprising connection to green play settings. *Environment & Behavior*, **33** (1) : 54–77, 2001.

16) Wells NM and Evans GW. Nearby nature: a buffer of life stress among rural children. *Environment & Behavior*, **35** (3) : 311–330, 2003.

17) Ulrich RS, Simons RF. Losito BD, Fiorito E, Miles MA and Zelson M. Stress recovery during exposure to natural and urban environments. *Journal of Environmental Psychology*, **11** (3) : 201–230, 1991.

18) van den Berg AE, Koole SL and van der Wulp NY. Environmental preference and restoration: (how) are they related? *Journal of Environmental Psychology*, **23** (2) : 135–146, 2003.

19) Hartig T, Evans GW. Jamner LD, Davis DS and Garling T. Tracking restoration in natural and urban field settings. *Journal of Environmental Psychology*, **23** (2) : 109–123, 2003.

20) Parsons R. Tassinary LG. Ulrich RS. Hebl MR and Grossman-Alexander M. The view from the road: implications for stress recovery and immunization. Journal of *Environmental Psychology*, **18** (2) : 113–140, 1998.

21) Laumann K, Garling T and Stormark KM. Selective attention and heart rate responses to natural and urban environments. *Journal of Environmental Psychology*, **23** (2) : 125–134, 2003.

22) 孫普勛. 森林写真を眺めることが感性に及ぼす影響：機能性 MRIによる研究.「森林セラピー」国際シンポジウム抄録集, 4–1~4–30, 2005.

23) Sohn JH. Eom JS. Jang EH and Suk JA. Development of protocols for inducing emotions using sudio-visual film clips. *Journal of Korea Psychology*, **17** (1) : 69–85, 2005.

24) Blood AJ, Zatorre RJ. Bermudez P and Evans AC. Emotional responses to pleasant and unpleasant music correlate with activity in paralimbic brain regions. *Nature Neuroscience*, **2** : 382–387, 1999.

25) Buchanan TW, Lutz K, Mirzazade S, Specht K. Shah NJ. Zilles K and Jancke L. Recognition of emotional prosody and verbal components of spoken language: an fMRI study. *Cognitive Brain*

Research, **9**：227-238, 2000.

26) Goel V and Dolan RJ. The functional anatomy of humor: segregating cognitive and affective components. *Nature Neuroscience*, **4**：237-238, 2001.

27) Iidaka T, Omori M, Murata T and Kosaka H. Neural interaction of the amygdala with the prefrontal and temporal cortices in the processing of facial expressions as revealed by fMRI. *Journal of Cognitive Neuroscience*, **13**：1035-1047, 2001.

제1장 _ 일본 산림의학 연구의 흐름과 전망(124쪽)

1) 須田理恵, 山口政人, 畠山英子, 菊池敏夫, 宮崎良文, 佐藤方彦. 自然風景の視覚刺激が中枢神経活動と自律神経活動に及ほす影響 (I)一主観評価と生理応がない場合一. 日本生理類学会誌, **6** 特(1)：84-85, 2001.

2) 高倉潤也, 李貞美, 綿貫茂喜. 自然動画鑑賞時の生理心理反応の特徴—反應の差異に奇与する種々の要因に関する検討—. 日本生理類学会誌, **11** 特(1)：164-165, 2006.

3) 仲村匡司, 塘田稔. 壁面パネルのグルーブが心理的イメージに与える影響 (第1報) グルーブ感覚の影響. 木材学会誌, **36** (11)：930-935, 1990.

4) 仲村匡司, 塘田稔. まさ目パターンの濃淡むらの視覚特性. 木材学会誌, **41** (3)：301-308, 1995.

5) 仲村匡司, 塘田稔. 今道香織. 木材の視覚的粗滑感, 軽重感などに関与する因子の抽出と表現. 木材学会誌, **42** (12)：1177-1187, 1996.

6) 仲村匡司, 塘田稔. 生体計測による木材の視覚心理作用の究明 (II) アイマークレコーディングによる木目パターン上の注視点解析. 日本木材学会大会研究発表要旨集, **49**：196, 1999.

7) Tsunetsugu Y, Miyazaki T and Sato H. Visual effects of interior design om actial-size living rooms on physiological responses. *Building and Environment*, **40** (10)：1341-1346, 2005.

8) Tsunetsugu Y, Miyazaki T and Sato H. Physiological effects in humans induced by the visual stimulation of room interiors with different wood quantities. *Journal of Wood Science*, **53** (1)：11-16, 2007.

9) B·P·トーキ, 神山惠三. 植物の不思議な力=フィトンチッド—微生物を殺す樹木の誅をさぐる, 講談社, 1980.

10) 高木貞敬, 渋谷達明 (編). 匂いの科学, p.208, 朝倉書店, 1989.

11) 森川岳, 伊藤幸惠, 中田知里, 富田文一郎, 山本昇, 宮崎良文. 木材の香りが生体に及ぼす影響 (I) —主観評価ならびに血圧を指標として—. 日本木材学会大会第49回研究発表要旨集, p.183, 1999.

12) 宮崎良文, 森川岳, 伊藤幸惠, 山本昇, 中田知里, 富田文一郎. 木材の香りが生体に及ぼす影響 (Ⅱ) —脳血流量を指標として—. 日本木材学会大会第49回研究発表要旨集, p.184, 1999.

13) 森川岳, 恒次祐子, 宮崎良文. 濃度の異なる α−ピネンの吸入が生体に及ぼす影響—主観評価, 自律神経活動ならび脳活動を指標として—. 日本木材学会大会第55回研究発表要旨集, p.82, 2005.

14) 森川岳, 恒次祐子, 宮崎良文. リモネンの吸入が主観評価, 自律神経活動ならび脳活動に及ぼす影響. 日本木材学会大会第55回研究発表要旨集, p.192, 2005.

15) Dayawansa S, Umeno K, Takakura H, Hori E, Tabuchi E, Nagashima Y, Oosu H, Yada Y, Suzuki T, Ono T and Nishijo H. Autonomic responses during inhalation of natural fragrance of Cedrol in humans. *Auton Neurosci*, **108** (1−2)：79−86, 2003.

16) Umeno K, Hori E, Tsubota M, Shojaku H, Miwa T, Nagashima Y, Yada Y, Suzuki T, Ono T and Nishijo H. Effects of direct Cedrol inhalation into the lower airway on autonomic nervous activity in totally laryngectomized subjects. *Br J Clin Pharmacol*, **65** (2)：188−196, 2008.

17) Kagawa D, Jokura H, Ochiai R, Tokimitsu I and Tsubone H. The sedative effects and mechanism of action of cedrol inhalation with behavioral pharmacological evaluation. *Planta Med*, **69** (7)：637−641, 2003.

18) Sakuragawa S, Kaneko T and Miyazaki Y. Effects of contact with wood on blood pressure and subjective evaluation. *Journal of Wood Science*, **54** (2)：107−113, 2008.

19) 宮崎良文, 森川岳, 末吉修三. 木材への接触が生体に及ぼす影響. 日本生理人類学会誌, **4** 特 (1)：51−52, 1999.

20) 佐藤宏, 宮崎良文. 手足への建材の接触が生体に及ぼす影響 (Ⅱ) − 血圧ならびに脳血液動態をとして −. 日本木材学会大会研究発表要旨集, **50**：182, 2000.

21) Mishima R, Kudo T, Tsunetsugu Y, Miyazaki Y, Yamamura C and Yamada Y. Effects of sounds generated by a dental turbine and a stream on regional cerebral blood flow and cardiovascular responses. *Odontology*, **92** (1)：54−60, 2004.

22) 藤井敬久, 畠山英子, 森川岳, 宮崎良文. スギ樽貯蔵ウイスキーのとりが応答に及ぼす影響. 日本木材学会大会研究発表要旨集, **51**：179, 2001.

23) 宮崎良文, 竹内佐輝子, 本橋豊, 谷田貝光克, 平位敦, 大橋昭喜, 小林茂雄. 森林浴の心理的効果と唾液中コルチゾール. 日本生気象学会雑誌, **27**：48, 1990.

24) Ohtsuka Y, Yabunaka N and Takayama S. Shinrin−yoku (forest−air bathing and walking) Effectively decreases blood glucose levels in diabetic patients. *Int J Biometeorol*, **41** (3)：125−127, 1998.

25) 大平英樹, 高木静香, 増井香織, 大石麻由子, 小幡亜希子. 森林浴と健康に関する精神神経免疫学的研究東海女子大学紀要, **19**：217−232, 1999.

26) Kellert S and Wilson EO (Eds.). The Biophilia Hypothesis, Island Press, 484pp, 1993.

27) Ulrich RS. View through a window may influence recovery from surgery. *Science*, 224：420−421,

1984.

28) Ulrich RS. Natural versus urban scenes: some psychophysiological effects. *Environment and Behavior*, 13 (5)：523–556, 1981.

29) Ulrich RS, Simons RF, Losito BD, Fiorito E, Miles MA and Zelson M. Stress recovery during exposure to natual and urban environments. *Journal of Environmental Psychology*, **11**：201–230, 1991.

30) Lohr VI, Pearson–Mims CH and Goodwin GK. Interior plants may improve worker productivity and reduce stress in a windowless environment. *J environ hortic*, **14** (2)：97–100, 1996.

31) Lohr VI and Pearson–Mims CH. Responses to scenes with spreading, rounded, and conical tree forms. *Environment & Behavior*, **38** (5)：667–688, 2006.

32) Kaufman AJ and Lohr VI. Does plant color affect emotional and physological responses to landscapes? *Acta Horticulturae*, **639**：229–233, 2004.

33) Lohr VI and Pearson–Mims CH. Children's active and passive interactions with plants and gardening influence their attitudes and actions towards trees and the environment as adults. *Hort Technology*, **15**：472–476, 2005.

34) Lohr VI. Benefits of nature: what we are learning about, why people respond to nature. *J Physiol Anthropol*, **26** (2)：83–85, 2007.

35) Frumkin H. Beyond toxicity: human health and the natural environment. *Am J Prev Med*, **20** (3)：234–240, 2001.

36) Park BJ, Tsunetsugu Y, Kasetani T, Hirano H, Kagawa T, Sato M and Miyazaki Y. Physiological effects on Shinrin–yoku (taking in atmosphere of the forest) – Using salivary cortisol and cerebral activity as indicators. *Journal of Physiological Anthropology*, **26** (2)：123–128, 2007.

37) 恒次祐子, 朴節鎭, 石井秀樹, 古橋卓, 李妍受, 森川岳, 平野秀樹, 香川隆英, 宮崎良文. 生理指標を用いた森林浴の評価 (1)-2) 唾液中コルチゾールならびに分泌型免疫グロブリンAを指標として, 第57回森林学会関東支部大会発表論文集, **57**：35, 2006.

38) 朴節鎭, 石井秀樹, 古橋卓, 李妍受, 恒次祐子, 森川岳, 平野秀樹. 香川隆英, 宮崎良文. 生理指標を用いた森林浴の評価 (1)-1) HRV(心拍変動性) を指標として, 第57回森林学会関東支部大会発表論文集, **57**：33, 2006.

39) Tsunetsugu T, Park BJ, Ishii H, Kirano H, Kagawa T and Miyazaki Y. Physiological effects of Shinrin–yoku (taking in the atmosphere of forest) in an old–growth broadleaf forest in Yamagata Prefecture, Japan. *Journal of Physiological Anthropology*, **26** (2)：135–142, 2007.

40) 朴節鎭, 恒次祐子, 森川岳, 石井秀樹, 古橋卓, 平野秀樹. 香川隆英, 宮崎良文. 森林浴の生理的効果 (5) 全国24ケ所における森林浴実験から. 日本生理人類学会誌, **12** (1)：48–49, 2007.

1) Ohtsuka Y, Yabunaka N and Takayama S Shinrln—yoku (forest—air bathing and walking) effectively decreases blood glucose levels in diabetic patients. *Int J Biometeorol*, **41** : 125—127, 1998

2) Park BJ, Tsunetsugu Y, Kasetani T, Hirano H, Kagawa T, Sato M and Miyazaki Y. Physiological effects of Shinrin—yoku (taking In the atmosphere of the forest) : using salivary cortisol and cerebral activity as indicators, *J Physiol Anthropol*, **26** : 123—128, 2007.

3) Park BJ, Tsunetsugu Y, Ishil H, Furuhashi S, Hirano H, Kagawa T and Miyazaki Y. Physiological effects of Shinrin—yoku (taking In the atmosphere of the forest) : in a mixed forest in Shinano Town, Japan. *Scandinavian Journal of Forest Research*, **23** : 278—283, 2008.

4) 押見和夫, NK細胞, 基礎から臨床へ, 金原出版, 1993.

5) Li Q, Nagahara N, Takahashi H, Takeda K, Okumura K and Minami M. Organophosphorus pesticides markedly inhibit the activities of natural killer, cytotoxic T lymphocyte and lymphokine—activated killer : a proposed inhibiting mechanism via granzyme inhibition. *Toxicology*, **172** : 181—190, 2002

6) Okada S, LI Q, Whitin JC, Clayberger C and Krensky AM. Intracellular mediators of Granulysin—induced cell death. *J Immunol*, **171** : 2556—2562, 2003.

7) LI Q, Nakadal A, Takeda K and Kawada T. Dimethyl 2,2—dichlorovinyl phosphate(DDVP) markedly inhibits activities of natural killer cells, cytotoxic T lymphocytes and lymphokine—activated killer cells via the Fas—ligand/Fas pathway in perforinknockout (PKO) mice. *Toxicology*, **204** : 41—50, 2004.

8) LI Q and Kawada T. The mechanism of organophosphorus pesticide—induced inhibition of cytolytic activity of killer cells. *Cell Mo1 Immunol*, **3** : 171—178, 2006.

9) LI Q, Nakadai A, Ishizaki M, Morimoto K, Ueda A Krensky AM and Kawada T. Dimethyl 2,2—dichlorovinyl phosphate (DDVP) markedly decreases the expression of perforin, granzyme A and granulysin in human NK—92CI cell line. *Toxicology*, **213** : 107—116, 2005.

10) LI Q, Morimoto K, Nakadai, A, Qu Tianli, Matsushima H, Katsumata M, Shimizu T, Inagaki H, Hirata Y, Hirata K, Kawada T, Lu Y, Nakayama K and Krensky AM. Healthy lifestyles are associated with higher levels of perforin, granulysin and granzymes A/B—expressing cells in peripheral blood lymphocytes. *Prev Med*, **44** : 117—123, 2007.

11) Li Q, Kobayashi M and Kawada T. DDVP markedly decreases the expression of granzyme B and granzyme 3/K in human NK cells. *Toxicology*, **243** : 294—302, 2008.

12) Li Q, Nakadai A, Matsushima H, Miyazaki Y, Krensky AM, Kawada T and Morimoto K, Phytoncides(wood essential oils) induce human natural killer cell activity. *Immunopharmacol Immunotoxico*, **28** : 319—333, 2006.

13) Komori T, Fujiwara R, Tanida M, Nomura J and Yokoyama MM. Effects of citrus fragrance on immune function and depressive states. *Neuroimmunomodulation*, **2**∶174-180, 1995

14) Li Q, Morimoto K, Nakadai A, Inagaki H, Katsumata M, Shimizu T, Hirata Y, Hirata K, Suzuki H, Miyazaki Y, Kagawa T, Koyama Y, Ohira T, Takayama N, Krensky AM and Kawada T. Forest bathlng enhances human natural killer activity and expression of anti-cancer proteins. *Int J Immunopathol Pharmacol*, **20**∶3-8, 2007.

15) 李卿. 森林浴がセトNK(ナチュラル・キラー) 細胞を活性化. 森林技術, **768**∶13-17, 2006.

16) 李卿. 森林浴が生休免疫機能を高める. 日本衛生学会誌, **62** (2)∶284-287, 2007.

17) 李卿. 森林セラピーによる免疫能の向上. 農林水産技術研究ジャーナル, **30** (7)∶34-39, 2007.

18) Li Q, Morimoto K, Kobayashi M,. Inagaki H, Katsumata M, Hirata Y, Hirata K, Suzuki H, Li YJ, Wakayama Y, Kawada T, Park BJ, Ohira T, Matsui N, Kagawa T, Miyazalti Y and Krensky AM. Visitilig a forest, but not a city, increases human natural killer activity and expression of anti-cancer proteins. *Int J Immunopathol Pharmacol*, **21**∶117-127, 2008.

19) Li Q, Morimoto K, Kobayashi M, Inagaki H, Katsumata M, Hirata Y, Hirata K, Suzuki H, Li YJ, Wakayama Y, Kawada T, Ohira T, Takayama N, Kagawa T and Miyazaki Y. A forest bathing trip increases human natural killer activity and expression of anticancer proteins in female subjects. *J Biol Regul Homeost Agcnts*, **22**∶45-55, 2008.

20) 李卿. 森林浴による生休免疫機能への影響. 日本衛生学雑誌 **63** (2)∶219, 2008,

21) 李卿. 森林浴の生休免疫機能への効果. 日本医事新報, **4389**∶66-68, 2008.

22) 李卿, 小林麻衣子, 川田智之. 鳥取県智頭町の慶長スギの森における森林浴効果. 日本衛生学雑誌, **63** (2)∶412, 2008.

23) Angeli A. Circadian rhythms of human NK cell activity. *Chronobiologia*, **19**∶195-198, 1992.

24) Mori H, Nishijo K, Kawamura H and Abo T. Unique immunomodulation by electro-acupuncture in humans possibly via stimulation of the autonomic nervous system. *Neurosci Lett*, **320**∶21, 2002.

25) Yamaguchi M, Deguchi M and Miyazaki Y. The effects of exercise in forest and urban environments on sympathetic nervous activity of normal young adults. *J Int Med Res*, **34**∶152-159, 2006.

26) Zorrilla EP, Luborsky L, McKay JR, Rosenthal R, Houldin A, Tax A, McCorkle R, Seligman DA and Schmidt K. The relationship of depression and stressors to immunological assays: a meta-analytic review. *Brain Behav Immun*, **15**∶199-226, 2001.

27) Li Q, Liang Z, Nakadai A and Kawada T. Effect of electric foot shock and psychological stress on NK, LAK and CTL activities, NK receptors and mRNA transcripts of granzymes and perforin. *Stress*, **8**∶107-116, 2005.

제3장 _ 산림치유의 생리적 효과 평가 시스템(174쪽)

1) 山口政人, 畠山英子, 須田理恵, 菊池敏夫, 宮崎良文, 佐藤方彦. 自然風景の視覚刺激が中枢神経活動と自律神経活動に及ほす影響 (Ⅱ)一主観評価と生理応がない場合一. 日本生理類学会誌, **6**特 (1)：86-87, 2001.

2) Park BJ, Tsunetsugu Y, Kasetani T, Hirano H, Kagawa T, Sato M and Miyazaki Y. Physiological effects of Shinrin-yoku (taking in the atmosphere of the forest)：using salivary cortisol and cerebral activity as indicators. *J Physiological Anthropology*, **26**(2)：123-128, 2007.

3) 山口昌樹. 唾液のストレスマーカーを見る. ファルマシア, **43** (1)：49-54, 2007.

4) 恒次祐子, 宮崎良文, 森川岳, 上脇達也. タイプA行動パターン, 特性不安, 性役割パーソナリティと脳血液動態の関係-チョコレート刺激を例として-. 日本生理類学会誌, **8** (4)：105-107, 2003.

5) Wilder J. The law of initial value in neurology and psychiatry; facts and problems. *J Nerv Ment Dis*, **125** (1)：73-86, 1957.

6) 恒次祐子, 朴節鎭, 森川岳, 小田元樹, 山下豊, 高丸幸一, 西田信博, 山中高史, 田沼繁, 宮崎良文. 大型スクリーンに免よる視覚刺激に村する生理応答-多点NIRS による前頭前野Hb濃度絶村値計測一. 日本生理人類学会誌, **11**特 (1)：166-167, 2006.

7) 恒次祐子, 宮崎良文. 唾液中コルチゾール·免疫グロブリンAにあける安静時濃度と刺激時濃度変化量との関係.日本生理人類学会誌, **12**特 (1)：134-135, 2007.

8) Kristenson M, Olsson AG and Kucinskiene Z. Good self-rated health is related to psychosocial resources and a strong cortisol rcsponsc to acute stress：the LiVicordia study of middle-aged men. *Int J Behav Med*, **12** (3)：153-160, 2005.

제4장 _ 산림치유의 생리적 효과 연구를 위한 일본 내 생리실험(189쪽)

1) 朴節鎭, 石井秀樹, 古橋卓, 李妍受, 恒次祐子, 森川岳, 平野秀樹, 香川隆英, 宮崎良文. 生理指標を用いた森林浴の評価 (1)-1) HRV(心拍変動性) を指標として, 第57回森林学会関東支部大会発表論文集 33-34, 2006.

2) 恒次祐子, 朴節鎭, 石井秀樹, 古橋卓, 李妍受, 森川岳, 平野秀樹, 香川隆英, 宮崎良文. 生理指標を用いた森林浴の評価 (1)-2) 唾液中コルチゾールならびに分泌型免疫ダロブリンAを指標として, 第57回森林学会関東支部大会発表論文集, pp. 35-36, 2006.

3) Tsunetsugu Y, Park BJ, Ishii H, Hirano H, Kagawa T and Miyazaki Y. Physiological effects of Shinrin-yoku (taking in the atmosphere of the forest) in an old-growth broadleaf forest in Yamagata prefecture. Japan. *Journal of Physiological Anthropology*. **26**：135-142, 2007.

4) 宮崎良文, 朴節鎭, 恒次祐子, 森川岳, 石井秀樹, 古橋卓, 李妍受, 上田佳那子, 田中理恵, 平野秀樹. 香川隆英, 森林浴の生理的効果 (3) コルチゾール, 血圧, 脈拍数, 心拍変動性を指標として. 日本生理類学会誌, **11** (1) : 154-155, 2006.

5) 朴節鎭, 李妍受, 石井秀樹, 絽谷珠美, 藤橋亜失子, 森川岳, 恒次祐子, 平野秀樹. 香川隆英, 宮崎良文. 生理指標を用いた森林浴の評価 (2) 唾液中コルチゾールならびに分 泌型免疫グロブリンAを指標として, 第57回森林学会関東支部大会発表論文集, pp. 37-38, 2006.

6) Park DJ, Tsunetsugu Y, Ishii H, Furuhashi S, Hirano H, Kagawa T and Miyazaki Y. Physiological effects of Shinrin-yoku(taking in the atmosphere of the forest) in a mixed forest in Shinano Town, Japan. *Scandinavian Journal of Forest Research*, **23** : 278-283, 2008.

7) 朴節鎭, 恒次祐子, 森川岳, 石井秀樹, 古橋卓, 平野秀樹. 香川隆英, 宮崎良文. 森林浴の生理的効果 (5) 全国24ケ所における森林浴実験から. 日本生理人類学会誌, **12** (1) : 48-49, 2007.

제6장 _ 기업에서 수행하고 있는 산림치유에 대한 연구(234쪽)

1) Park BJ, Tsunetsugu Y, Kasetani T, Hirano H and Kagawa T, Sato M and Miyazalti Y. Physiological effects of Shinrin-yoku (taking in the atmosphere of the forest) : using salivary cortisol and cerebral activity as indicators. *J Physiol Antheropol*, **26** (2) : 123-128, 2007.

2) Tsunetsugu Y, Park BJ, Ishii H, Hirano H, Kagawa T and Miyazaki Y. Physiological effects of Shinrin-yoltu (taking in the atmosphere of the forest) in an old-growth broadleaf forest in Yamagata Prefecture, Japan. *J Physiol Atzthropol*, **26** (2) : 135-142, 2007.

3) 田中麻由子, 田村明. 中村浩彦, 篠田一三. ミルクカゼイソ由来ペプチドの疲労軽減効果. 健康創造研究会誌, **2** (2) : 131-137, 2003.

4) Miclo L, Perrin E, Driou A, Papadopoulos V, Boujrad N, Vanderesse R, Boudier JF, Desor D, Linden G and Gaillard JL. Characterization of alpha-casozepine, a tryptic peptide from bovine alpha (s1)-casein with benzodiazepine-like activity. *FASEB J*, **15** (10) : 1780-1782, 2001.

5) Henschen A, Lottspeich F, Brantl V and Teschemacher H. Novel opioid peptides derived from casein (beta-casomorphins). Ⅱ. Structure of active components from bovine casein peptone. *Hoppe Seylers Z Plzysiol Chem*, **360** (9) : 1217-1224, 1979.

6) Villringer A, Planck J, Hock C, Schleinkofer L and Dirnagl U. Near infrared spectroscopy (NIRS) : a new tool to study hemodynamic changes during activation of brain function in human adults. *Neurosci Lett*, **154** : 101-104, 1993.

7) Oda M, Yamashita Y, Nakano T, Suzuki A, Shimizu K, Hirano I, Shimomura F, Ohmae E, Suzuki T and Tsuchiya Y. Near infrared time-resolved spectroscopy system for tissue oxygenation monitor. *Proc Optical Tomography and Spectroscopy of Tissue Ⅲ*. *SPIE*, **3597** : 611-617, 1999.

8) Nakazato K and Mizuguchi T. Development and validation of Japanese version of state−trait anxiety inventory : a study with female subjects. *Shinshin−Igaku*, **22** : 107−112, 1982.

9) Mackay C, Cox T, Burrows G and Lazzerini T. An inventory for the measurement of self−reported stress and arousal. *Br J Soc Clin Psyclzol*, **17** : 283−284, 1978.

10) Nakamura H, Iwamoto M, Ogata T, Washida K, Sekine K, Takase M, Park BJ, Morikawa T and Miyazaki Y. Effects of milk casein−derived peptides on absolute oxyhaemoglobin concentrations in the prefrontal area and on work efficiency after mental stress loading in male students. *J Int Med Res*, **36** (4) : 638−647, 2008.

11) Pagani M. Lombardi F, Guzzetti S, Rimoldi O. Furlan R, Pizzinelli P, Sandrone G, Malfatto G. Dell'Orto S and Piccaluga E et al. Power spectral analysis of heart rate and arterial pressure variabilities as a marker of sympatho−vagal interaction in man and conscious dog. *Circ Res*, **59** : 178−193, 1986.

12) Akselrod S, Gordon D, Ubel FA. Shannon DC, Berger AC and Cohen RJ. Power spectrum analysis ol heart rate fluctuation: a quantitative probe of beat−to−beat cardiovascular control. *Science*, **213** : 220−222, 1981.

13) 小林彰夫, 齋籐洋ほか. 天然食品・藥品・香粧品の事典, 朝創書店, 1999.

14) Sasabe T, Kobayashi M. Kcondo Y, Onoe H, Matsubara S, Yamamoto S, Tsukada H, Onoe K, Watabe H. Iida 1−1. Kogo M, Sano K, Hatanaka A, Sawada T and Watanabe Y. Activation of the anterior cingulate gyrus by 'Green Odor' : a positron emission tomography study in the monkey. *Chem Senses*, **28** : 565−572, 2003.

15) Dayawansa S. Umeno K, Takakura H. Hori E, Tabuchi E, Nagashima Y, Oosu H, Yada Y. Suzuki T, Ono T and Nishijo H. Autonomic responses during inhalation of natural fragrance of Cedrol in humans. *Auton Neurosci*, **108** : 79−86, 2003.

16) Park BJ. Moriltawa T. Ogata T. Washida K. Iwamoto M. NaKamura H and Miyazaki Y. Physiological effects of ingesting eucalyptus essential oil with milk casein peptide. *Silva Fennica*, in press, 2009.

17) Yokoyama K, Aralti S, Kawakami N and Takeshita T. Production of the Japanese edition of profile of mood states (POMS) : assessment of reliability and validity (in Japanese). *Nippon Koshzl Eisei Zasshi*, **37** (11) : 913−918, 1990.

18) Li Q, Nakadai A. Matsushima H. Miyazaki Y. Krensky AM. Kawada T and Morimoto K.. Phytoncides (wood essential oils) induce human natural killer cell activity. *Immunopharmacol Immunotoxicol*, **28** (2) : 319−333, 2006.

19) 総務省統計局. 日本の将来推計入口−平成 14年1月推計, 2002.

20) 独立行政法人労働政策研究・研修機構. 人口減少社会における人事戦略と職業意識に関する調査 (労働者調査・企業調査結果報告), 2005.

칼럼4 _ **산림치유와 피톤치드(248쪽)**

1) B·P· トーキ, 神山惠三. 植物の不思議な力=フィトンチッド. 講談社, 205pp, 1986.

2) 谷田貝光克. フィトンチッドと森林浴. 林業科学振興所, 66pp, 1986.

3) Yatagai M, Ohira M, Ohira T and Nagai S. Seasonal variations of terpene emission from trees and influence of temperature light and contact stimulation on terpene emission. *Chemosphere*, **30** (6) : 1137−1149, 1995.

4) 谷田貝光克, 大平辰朗, 雲林院源治, A.K.アシゾール, 林良興, 大原誠資, 樹木が放出するテルペン類 (第2報) 森林大気中のテルペン類. 木村学会誌, 34 (1) : 42−47, 1988.

5) 大平辰朗, 松井直之, 高山節理, 香川隆英, 小山泰弘, 藤澤翠, 政木志帆, 谷田貝光克: 森林が放出する揮発性物質 (4) 広葉樹林, 針葉樹林の特徵について. 日本木村学会研究発表要旨集, **56** : 107, 2006.

6) Rasmussen RA. Isoprene: identified as a forest−type emission to the atmosphere. *Environmental Science Technology*, **4** (8) : 667−671, 1970.

7) Guenther A, Hewitt C, Erickson D, Fall R, Geron C, Graedel T, Harley P, Klinger L, Lerdau M, McKay W, Pierce T and Zimmerman PR. A global model of natural volatile organic compound emissions. *J Geophy Res*, **100** (D5) : 8873−8892, 1995.

8) Terry GM, Stokes NJ, Hewitt CN and Mansfield TA. Exposure to isoprene promotes flowering in plants. *J Exp Bot*, **46** : 1629−1631, 1995.

9) White CS. Monoterpenes: their effects on ecosystem nutrient cycling. *J Chem Ecol*, **20** : 1382−1406, 1994.

10) Loreto F, Mannozzi M, Maris C, Nascetti P, Ferranti F and Pasqualini S. Ozone quenching properties of isoprene and its antioxidant role in leaves. *Plant Physiol*. **126** : 993−1000, 2001.

11) Sharkey TD, Chen X and Yeh S. Isoprene increases thermotolerance of fosmidomycinfed leaves. *Plant Physiol*, **125** : 2001−2006, 2001.

12) Goldstein A, Schade W, Gunnar W, Lamanna M. Are monoterpene emission influenced by humidity. *Geophysical Research Letters*, **26** (14) : 2187−2190, 1999.

13) Yokouchi Y and Ambe Y. Factors affecting the emission of monoterpenes from red pine (*Pinus densiflora*). *Plant Physiol*, **75** : 1009−1012, 1984.

14) 大平辰朗, 森林の香り, 木村の香り, 八十一出版, 62pp, 2007.

15) Yokouchi Y, Hijikata A, Ambe Y. Seasonal variation of monoterpene emission rate in a pine forest. *Chemosphere*, **13** : 255−259, 1984.

16) Niinemets U and Reichstein M. Controls on the emission of plant volatiles through stomata: a sensitivity analysis. *J Geophy Res*, **108** (D7) : Art. No. 4211, 2003.

17) 工藤哲也. 森林の防風機能, 林業科学技術振興所, 46pp, 1986.

18) 上原巌. 森林療法のすすめ, コモンズ, 157pp, 2005.

19) 上原巌. 森林の特つ保健休養機能の新たな活用の方向性 ―「森林療法」の可能性を考える-森林科学, **48**：4-8, 2006.

제1장 _ 산림치유의 환경계측(262쪽)

1) 菅原明子. マイナイオンの秘密, PHP 文庫, 2003.

2) 高山節理, 香川隆英, 綛谷珠美, 朴節鎮, 恒次祐子, 大石康彦, 平野秀樹. 宮崎良文. 森林浴における光 / 温熱環境の快適性に関する研究. ランドスケープ研究, **68**(5)：819-824, 2005a.

3) 高山節理, 香川隆英, 恒次祐子, 朴節鎮, 大石康彦, 綛谷珠美, 中等度温冷感指標(PMV)を用いた夏季森林内外の温熱環境の測定と比較.日本森林学会関東支部論文集, **56**：21-24, 2005b.

4) 高山節理, 大平辰朗, 松井直之, 香川隆英, 小山泰弘, 藤澤翠, 政木志帆, 森林浴におけるイオン環境の快適性に関する研究. 日本森林学会関東支部論文集, **57**：29-32, 2006.

5) 高山節理, 大平辰朗, 松井直之, 香川隆英, 小山泰弘, 喜多明, 藤澤翠, 政木志帆, 森林環境における物理指標の日変化. 関東森林研究, **58**：79-82, 2007.

6) 万木良平. 環境適応の生理衛生学, 朝倉書店, 1987.

제2장 _ 산림치유의 주관평가(272쪽)

1) 綛谷珠美ほか. 里山林での森林浴による心理的効果について. 日本森林学会関東支部大会発表論文集, **56**：27-28, 2005.

2) 綛谷珠美ほか. 森林散榮路の光·温熱環境と森林浴における主観評価との関係. ランドスケープ研究, **71**(5)：713-716, 2008.

3) 綛谷珠美ほか. 様々な里山景観でのよる生理的·心理的効果の差異. ランドスケープ研究, **70**(5)：569-574, 2008.

4) 綛谷珠美ほか. 里山における幼児悟育がもたちす森林セラピー効果-里山保育をの実施状況と課頭-. 関東森林研究, **58**：79-82, 2007.

칼럼5 _ 대학과 산림치유(319쪽)

1) 松尾英輔. 日本における園芸療法の実際, グリーン情報, 230pp, 2002.

2) 岩崎寛. 緑地福祉学の構想と実践―医療·福祉への緑の活用. 「環境と福祉」の銃合 特続可能な福祉
   社會の実現にけて, pp. 103-122, 有斐閣, 341pp, 2008.

3) 香川隆英. 森林環境の設計. 森林医学, pp. 298-303, 朝倉書店, 370pp, 2006.

4) 日本建築学会編. キャンペスマネージメントハンドブック 21世紀をささえる大学像と都市連携, 丸善,
   147pp, 2004.

5) 北海道大学綜合博物館. 北大エコキャンペス読本―植物編·付 鳥類リスト―〈改訂版〉, 42pp, 2005.

6) 木下直之, 岸全省吾, 大場秀章. 東京大学本郷キャンペス案内, 東京大学出版会, 211pp, 2005.

7) 東京大学大学院農学生命科学研究科森林科学専改編. 東京大学本郷キャンペスの樹木(東大構内
   樹木調査結果報告書), 210pp, 2003.

칼럼7 _ 일본의 산림의학연구회 발족(332쪽)

1) 平野秀樹. 森林·環境政榮と森林セラピー(科学的視点かち森林浴の癒し効果を檢証すろ), 日衛誌, 62 (2)：
   269-271, 2007.

2) 李卿, 平野秀樹, 宮崎良文, 小林昭雄, 朴節鎮, 茂原治. 科学的視点かち森林浴の癒し効果を檢証す
   ろ. 日衛誌, 62 (2)：268-289, 2007.

3) 日本樹生学会ホームページ：http://nacos.com/jsh/main/index.html

저자

•**오오이 겐**(大井 玄)   도쿄(東京)대학교 명예교수

•**세가미 기요타카**(瀬上清貴)   복지의료기구(독립행정법인) 이사

•**미야자키 요시후미**(宮崎良文)   치바(千葉)대학교 환경필드과학센터 교수

•**하누 라이티오**(Hannu Raitio)   Finnish Forest Research Institue 소장

•**스네츠쿠 유코**(恒次祐子)   산림종합연구소(독립행정법인) 목질구조거주환경연구실 주임연구원

•**박범진**(朴範鎭)   충남대학교 산림환경자원학과 교수

•**미야지 마사노리**(宮地正典)   도야마(富山)대학교 대학원 의학약학연구부

•**카네야마 히토미**(釜山ひとみ)   전(前) 도야마대학교 의학부보건의학교실 조수

•**가가미모리 사다노부**(鏡森定信)   도야마대학교 이사, 부학장

•**이준우**(李峻雨)   충남대학교 산림환경자원학과 교수

•**손진훈**(孫晉勳)   충남대학교 심리학과 교수

•**석지우**(石持于)   충남대학교심리학과

•**이시이 히데키**(石井秀樹)   도쿄(東京)대학교 대학원 신영역창성과학연구과

•**리 게이**(李卿)   일본의과대학위생학 공중위생학강좌 교수

•**가가와 다카히데**(香川隆英)   삼림조합연구소(독립행정법인) 환경계획실 연구실장

•**미우라 다카시**(見浦 崇)   아게마츠마치(上松町) 총무과

•**차하라 도시테루**(茶原敏輝)   고야초(高野町) 세계유산정보센터장

•**와타누키 시게키**(綿實茂喜)   규수(九州)대학교 대학원 예술공학연구원 교수

•**이와모토 마리오**(岩本真梨緒)   삼영유업(森永乳業)(주) 영양과학연구실 연구원

•**오오히라 다츠로**(大平辰朗)   삼림종합연구소(독립행정법인) 수림유출성분연구실장

•**다카야마 노리마사**(高山範理)   삼림종합연구소(독립행정법인) 환경계획연구실 연구원

•**가세타니 다마미**(綛谷珠美)   치바 현 농림종합연구센터 삼림연구소 연구원

•**오오타 유키오**(太田幸夫)   다마(多摩)미술대학교 조형표현학부 교수

•**안도 도시오**(安藤敏夫)   치바(千葉)대학교 원예학부 교수

•**히라노 히데키**(平野秀樹)   농림수산성 중부삼림관리국장

(사)한국산림치유포럼

산림과학, 의학, 보건학, 대체보완의학, 환경과학 등 다양한 분야의 전문가들이 모여 숲이 지닌 보건의학적인 기능을 밝혀내 인간의 삶에 적용하고자 2005년에 결성되었다.

(사)한국산림치유포럼의 미션은 산림과 건강에 대한 과학적인 연구를 통해 객관적 근거를 확립하고 미래 지향적인 대안을 제시함으로써 사회가 건강하게 발전하는 데에 기여하는 것이다.

산림청의 지원하에 산림과학원과 공동으로 산림치유의 기틀을 확립하는 장기 기획 연구과제를 수행하고 있으며, 일본 산림테라피 소사이어티 등 국제적 연대를 통해 국제 심포지엄 등 학술행사를 개최하고 있다. 더불어 산림치유 프로그램을 개발·보급하고, 이를 안내하고 지도할 전문 인력을 양성하며, 산업화와 정책 대안을 제시하고 있다.

(사)한국산림치유포럼의 활동 내용

■ 연구 사업

산림이 지닌 건강 증진 및 치유의 효능을 검증하여 산림치유를 하나의 근거중심의학(EBM : Evidence Based Medicine)으로 자리잡도록 과학적 기작을 밝히는 연구를 진행하고 있다. 이를 통해 산림치유 프로그램을 개발 연구하며, '치유의 숲' 조성 방안을 제시하고 이를 지속적으로 확대하고 발전시키기 위한 법과 제도화 방안을 제시하고 있다.

■ 국제 교류

국외 선진국의 유사 단체와 활발한 교류를 통해 국제적인 연대를 모색하고, 산림치유에 관한 국제적인 동향과 사례를 국내에 소개하고 보급한다. 또한 국제 심포지엄을 통하여 산림의 건강적 이용에 대한 국내외의 실증적 연구 결과를 발표하여 산림의 건강 증진 및 질병 예방 기능에 대한 사회적 공감대를 확산시킨다.

■ 교육 사업

산림치유원과 치유의 숲이 조성됨에 따라 숲의 치유 인자와 기법, 심리학, 병리학 등의 보건지식과 의학에 대한 이해를 돕기 위한 강의 등산림치유 관련 전문 분야 교육을 실하고 있다.

■ 출판 사업

출판 사업을 계기로 산림치유와 관련된 모든 분야를 총체적으로 다루고, 과학적 검증을 거친 결과를 중심으로 객관적인 방법론을 제시한다. 국내외 연구 결과들 가운데 국민 건강에 이바지할 수 있는 새로운 연구 방법을 국내에 소개함으로써 산림치유의 실용화 방향을 제시한다.

역자

박범진

충남대학교 농업생명과학대학 산림자원학과를 졸업한 후 동 대학원에서 석사 및 박사학위를 받았으며, 일본 도쿄대학교에서 박사학위를 받았다. 일본 삼림총합연구소, 치바대학을 거쳐서 현재 충남대학교 산림환경자원학과 교수로 재직하고 있다. 관심 분야는 자연환경이 인간에게 미치는 심리적 생리적 릴랙스 효과의 측정과 치유 효과를 높일 수 있는 자연환경 계획 등이다. 《내 몸이 좋아하는 산림욕》, 《오감으로 밝히는 숲의 과학》, 《내 몸을 치유하는 숲》, 《숲·마음·행동 – 숲으로 간 심리학》 외 다수의 저서가 있다.

김기원

고려대학교 임학과를 졸업하였다. 서울대학교 환경대학원 조경학과에서 산림욕을 연구하여 조경학 석사학위를 받았고, 오스트리아 빈 농업대학교 산림·목재학과에서 산림도로를 연구하여 박사학위를 받았다. 현재 국민대학교 산림환경시스템학과 교수로 재직하고 있다. 관심 분야는 심미적 욕구를 만족시키는 산림경관 연구, 산림문화적 요소의 발굴과 프로그래밍이다.

김재준

경북대학교 농과대학 임학과를 졸업한 후 서울대학교 대학원에서 석사 및 박사학위를 받았다. 현재 국립산림과학원 산림정책연구부 산림복지연구과장으로 재직하고 있다. 관심 분야는 산림복지정책개발을 통한 국민의 삶의 질 개선과 지역 활성화, 산림치유 환경인자 통합분석을 통한 효과와 영향력 파악 및 사회복지 또는 보건의료와의 연계를 통한 지속적인 서비스 공급체계 마련 등이다.

우종민

서울대학교 의과대학 의학과를 졸업한 후 미국 존스홉킨스대학교 보건대학원에서 석사학위를 받았다. 미국 메릴랜드대학교에서 방문교수로 재직하였으며, 현재 인제대학교부속 서울백병원 정신건강의학과 교수 및 인제대학교 스트레스연구소 소장으로 재직하고 있다. 산림치유의 임상적 의학적 효과를 밝히는 연구를 꾸준히 수행하고 있다. 140여 편의 학술 논문과 《스트레스 힐링》, 《마음력》, 《티모스 실종 사건》 외 다수의 저서가 있다.

연평식

충북대학교 임학과를 졸업한 후 동 대학원에서 석사 및 박사학위를 받았다. 현재 충북대학교 산림치유학과 초빙 교수로 재직하고 있다. 관심 분야는 산림휴양 및 산림치유, 숲환경과 인간의 관계에 대한 연구로 어떻게 하면 숲환경을 통해 인간의 건강 증진을 할 수 있는지, 숲에는 어떤 치유인자를 가지고 있는지에 대한 연구를 수행하고 있다.

윤종현

가톨릭대학교 의과대학 의학과를 졸업한 후 동 대학원에서 석사 및 박사학위를 받았다. 현재 가톨릭대학교 의과대학 류마티스내과 교수로 재직하고 있으며 의정부성모병원 류마티스내과 분과장을 맡고 있다. 관심 분야는 자가면역질환 및 근골격 질환의 병태생리 및 치료물질 연구, 자연환경이 인간의 면역체계에 미치는 영향 및 자연환경을 이용한 질병 치유 등이다.

이정희

충북대학교 농업생명환경대학 산림학과를 졸업한 후 동 대학원에서 석사 및 박사학위를 받았다. 현재 국립산림과학원 산림정책연구부 산림복지연구과에서 임업연구사로 재직하고 있다. 관심 분야는 인간의 심신 안정을 위한 프로그램 및 공간 조성 등이다.

박수진

서울대학교 보건대학원에서 환경보건학 석사 졸업, 동대학원에서 보건학 박사과정을 수료하였다. 현재 국립산림과학원 산림정책연구부 산림복지연구과에서 산림치유 담당 연구사로 재직하고 있다. 관심 분야는 산림의 건강 증진 효과 및 보건학적 활용 등이다.

송초롱

송초롱은 충남대학교 농업생명과학대학을 졸업한 후 일본 치바대학에서 석사 및 박사학위를 수여했다. 현재 일본 치바대학 환경건강필드과학센터에서 조교수로 재직하고 있다. 자연환경이 인체에 미치는 생리적, 심리적 영향 및 이러한 인체 반응의 개인차에 대하여 연구를 진행하고 있다.

(사)한국산림치유포럼의 '산림치유' 시리즈

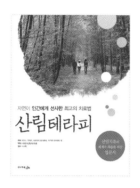

자연이 인간에게 선사한 최고의 치료법
산림테라피

그저 숲을 거닌다고 산림테라피의 효과를 볼 수 있는 것은 아니다. 무엇보다 중요한 것은 산림테라피로 심신의 균형을 얻기 위해서는 산림에서 무엇을 어떻게 해야 하며, 어떤 프로그램을 실시하느냐가 중요하다. 이 책은 국내에서 본격적으로 실시되고 있는 산림테라피와 관련된 구체적이면서도 과학적인 실험을 소개하고, 산림테라피를 기획하는 전문가들에게 꼭 필요한 테라피 로드 설계 방법, 효과적인 산림테라피 프로그램 설계에 대한 전문지식을 담고 있다.

히라노 히데키 외 지음 | (사)한국산림치유포럼 옮김 | 이시형 감수 | 272쪽 | 값 18,000원

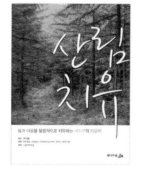

몸과 마음을 통합적으로 치유하는 대자연의 치유력
산림치유

인류의 가장 오래된 치유법이자 가장 과학적인 '면역력 강화'의 길인 산림치유에 대한 기초 이론부터 산림과 보완대체요법 등을 상세하게 설명한 책이다. 산림에서 하는 효과적인 운동법과 아로마테라피, 숲의 소리가 주는 치료 효과 등 산림치유가 건강에 미치는 영향을 알아보고, 자연과 인간의 관계, 산림치유를 위한 산림환경을 설계하는 법, 산림의 특성이 건강에 미치는 영향, 자연치유력을 되살리는 산림치유의 실제를 생생하게 소개하고 있다.

모리모토 가네히사 외 지음 | (사)한국산림치유포럼 옮김 | 이시형 감수 | 485쪽 | 값 30,000원

최신 산림치유개론

초판 1쇄 발행 ㅣ 2015년 12월 29일
초판 2쇄 발행 ㅣ 2022년 7월 25일

지은이 ㅣ 오오이 겐, 미야자키 요시후미, 히라노 히데키 외
감수 ㅣ 신원섭
옮긴이 ㅣ (사)한국산림치유포럼
펴낸이 ㅣ 강효림

편집 ㅣ 홍선영
디자인 ㅣ 채지연
마케팅 ㅣ 김용우

종이 ㅣ 화인페이퍼
인쇄 ㅣ 한영문화사

펴낸곳 ㅣ 도서출판 전나무숲 檜林
출판등록 ㅣ 1994년 7월 15일·제10-1008호
주소 ㅣ 03961 서울시 마포구 방울내로 75, 2층
전화 ㅣ 02-322-7128
팩스 ㅣ 02-325-0944
홈페이지 ㅣ www.firforest.co.kr
이메일 ㅣ forest@firforest.co.kr

ISBN ㅣ 978-89-97484-63-8 (03510)